D U
TRAITEMENT

ET

DE L'EXTINCTION

DE LA VARIOLE

ET

DE LA ROUGEOLE.

DU

TRAITEMENT

ET

DE L'EXTINCTION

DE LA VARIOLE

ET

DE LA ROUGEOLE,

SUIVI

D'UN DISCOURS AUX HOMMES

sur leur Santé.

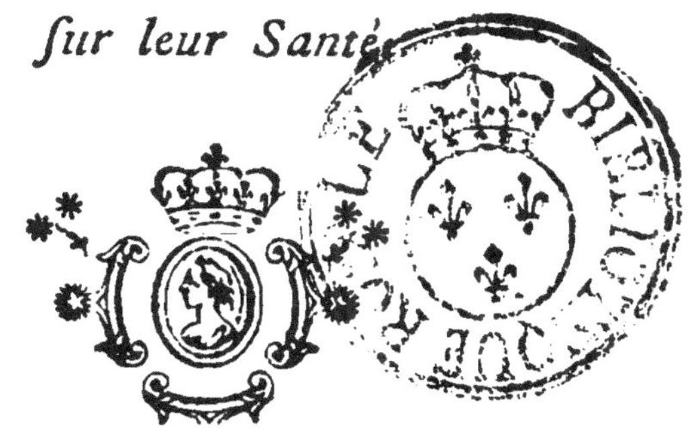

A LYON,

Chez G. REGNAULT, Imprimeur-Libraire,
grande rue Merciere.

M. DCC. LXVIII.

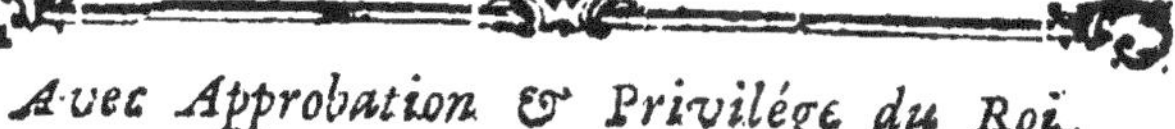

Avec Approbation & Privilége du Roi.

DU TRAITEMENT

ET

DE L'EXTINCTION

DE LA VARIOLE*,

ET DE LA ROUGEOLE.

CHAPITRE I.

PRÉLIMINAIRE.

PENDANT QUE, non-seulement tous les Médecins, mais même le reste des Citoyens, sembloient n'être occupés que de l'inoculation de la Variole, la plupart pour l'accréditer, les autres pour la combattre,

---

* Je me sers du terme de *Variole*, plutôt que de celui de petite Vérole, parce que cette maladie n'a aucun rapport avec celle qu'on appelle Vérole. Aussi les noms latins, *Variolæ* & *Morbus venereus*, de ces

fans ofer prendre aucun parti ni pour
ni contre, je mettois toute mon attention aux moyens de guérir la maladie.
Je penfois que, quelque avantage qu'ait
l'inoculation fur la maniere actuelle de
traiter cette maladie, elle ne fauroit
jamais être du goût de tout le monde,
fur-tout parce qu'il fe trouvera toujours
des parents d'une tendreffe affez aveugle, pour craindre de devenir les
auteurs de la mort de leurs enfants ; que
la Variole n'eft auffi meurtriere, &
l'inoculation auffi avantageufe, que
parce qu'on n'a pas encore une affez
bonne méthode de la traiter ; &, par
conféquent, que ce feroit rendre un
plus grand fervice à l'humanité, de
travailler à en découvrir une qui fût
auffi avantageufe qu'on prétend l'être
l'inoculation, & qui une fois bien confta-
tée par un certain nombre de Médecins,
feroit enfin adoptée de tous les autres,
fans aucune répugnance de la part du
Public, qui auffi fûr du fuccès de ce
traitement que de celui de l'inoculation,
aimeroit mieux attendre tranquillement

---

deux maladies, n'en préfentent-ils aucun entre elles.
Un homme qui ne fait pas le Latin, & pour lequel
on écrit en François, ne devine pas pourquoi l'adjectif
de l'une eft variolique, & celui de l'autre vérolique.
Il ne fera pas dans ce cas, quand il appellera *Variole*,
la maladie dont il eft ici queftion.

que la nature se déclarât elle-même,
que de la forcer d'anticiper son opération. Ma maniere d'envisager cette
maladie, conforme d'ailleurs aux sentiments des plus habiles Médecins de
tous les temps, m'a fait appercevoir
une telle méthode, & m'a engagé à
l'entreprendre ; & je suis parvenu par
degrés, au point de croire d'avoir fait
une aussi heureuse découverte, autant
que j'en puis juger par le grand nombre
de Varioles que j'ai eu à traiter depuis
vingt-deux ans que je fais la Médecine,
sans qu'elles m'aient enlevé aucuns malades (*a*). Parvenu à ce terme, j'y

---

(*a*) *Extrait du Regiſtre des Délibérations du
Conſeil des Pauvres de l'Hôpital général de Villefranche en Beaujollois. Fol. 213. v°.*

Du Dimanche 14 Juin 1767.

Le Bureau, après avoir entendu les déclarations
des Sœurs attachées à cette Maiſon, & notamment
de celles qui ont ſervi dans les ſalles depuis que
M. Gontard a commencé à traiter les Pauvres, voulant rendre hommage à la vérité, & juſtice à la méthode pratiquée par M. Gontard, pour le traitement
de la petite Vérole, atteſte & certifie que depuis le
commencement de l'année mil ſept cent quarante-cinq,
juſqu'à ce jour, M. Gontard a traité dans cet Hôpital,
les malades attaqués de la petite Vérole, avec un tel
ſuccès, qu'il n'en eſt décédé aucuns de cette maladie :
De laquelle atteſtation il ſera donné expédition audit
ſieur Gontard, pour en faire tel uſage qu'il jugera à
propos.

Signé, BARROT, Secretaire.

A 2

trouve encore des raisons assez fortes pour me persuader que, par cette même méthode, il est très-possible, & presque sûr d'extirper la Variole, & de garantir le genre humain d'un fléau aussi terrible. Mais il ne suffit pas d'avoir trouvé le bien, il faut encore le faire connoître aux autres, & les en faire jouir. Un homme est responsable à la Société de ses découvertes utiles. De quoi serviront au Public les succès que j'ai eus, si, bornés au nombre des malades que j'ai traités, & des spectateurs hors d'état d'en profiter, ils sont ignorés du reste des hommes, & sur-tout de ceux qui pourroient en tirer avantage & faire encore mieux ? Mais, d'un autre côté, de quoi leur servira de les en instruire, s'ils ne veulent les croire, ou s'ils n'osent les tenter ? Si, pour leur faire adopter une nouvelle méthode, il faut détruire des préjugés tant de la part des Médecins que de la part du Public, d'autant plus insurmontables les uns & les autres, que les premiers sont fondés sur des raisonnements qui ont pour eux toute l'apparence du vrai, & que les autres ont leur source dans une habitude aveugle, que les raisons les plus évidentes ne sauroient changer ? Comment enfin oser faire paroître un Ouvrage sur une maladie sur laquelle tant de célebres

Médecins avoient déjà écrit, avant que l'inoculation fût connue ou pratiquée en Europe ; & comment percera-t-il à travers la foule immense de ceux auxquels l'inoculation a donné naissance ? Combattu long-temps par des raisons aussi fortes, entre le desir d'être utile aux hommes & la crainte de n'en être pas écouté, le premier l'a enfin emporté : & j'ai dit que, quand même ma méthode ne seroit reçue & employée avec succès que par quelques-uns, j'aurois lieu de m'applaudir & de me féliciter d'avoir au moins fait ce bien ; que si elle étoit rejettée de tous, j'aurois néanmoins la satisfaction d'avoir rempli mon devoir, en ne retenant point la vérité cachée ; & que, même dans ce cas, je pourrois encore espérer que quelqu'un dans la suite, se mettant comme moi, & à mon exemple, au dessus des préjugés, pourroit l'employer, & que, plus heureux que moi, il pourroit la faire adopter aux autres. De façon que la postérité pourroit au moins se ressentir de mon travail & m'en savoir gré, quoiqu'il eût été inutile à mes Contemporains.

Je pourrois m'en tenir, ce semble, à la simple narration des faits, aux observations détaillées de l'état des malades, de l'effet des remedes, & des moyens

que j'ai employés. Mais comme les préjugés ont tant d'empire fur les efprits,
qu'il ne fuffit pas, pour les détruire, de
certifier des faits qui les combattent, &
qu'il faut encore faire voir, par de bonnes raifons, pourquoi & comment ces
faits s'opérent, & doivent néceffairement
s'opérer, pour ne laiffer aucun prétexte
de les éluder, ou d'en donner des expli-
cations forcées ; comme d'ailleurs une
pratique auffi oppofée à celle de tous les
Médecins, & qui, malgré cela, m'a
auffi-bien réuffi, en m'engageant à chercher la raifon d'un fait fi peu attendu,
n'a pu manquer de me faire faire bien
des réflexions fur la nature du levain
variolique, fur l'origine de la Variole,
& fur le traitement. J'expoferai ces
réflexions & ces raifonnements, toujours
fondés fur l'expérience & l'obfervation
qui les ont fait naître, pour faire voir
que la caufe propre & matérielle de la
Variole, eft un levain fi inhérant à la
condition humaine, que tous les hommes le portent en naiffant, & qu'il doit
être auffi ancien que le monde ; que la
Variole étant une maladie nouvelle, il
faut que ce levain, avant la naiffance de la maladie, fe diffipât par
d'autres voies que celles de la fuppuration des puftules qui la conftituent ; je
ferai voir quelle doit être cette voie que

la nature prenoit anciennement pour expulfer le levain, comment elle a été forcée de la changer, & enfin qu'il eft poffible de l'y ramener, & de détourner la maladie par les mêmes moyens que j'emploie pour la guérir. J'examinerai fi tout cela peut s'appliquer également à la Rougeole.

CHAPITRE II.

Définition de la Variole, & confidérations générales fur fa nature.

LA Variole eft une maladie exanthémateufe de la nature du phlegmon, avec fievre, qui attaque tous les hommes une fois dans la vie (*a*).

A ne confidérer la Variole que par les fymptômes qui lui appartiennent uniquement & effentiellement, elle ne confifte que dans l'éruption de puftules propres à venir à fuppuration, avec de la fievre plus ou moins remarquable. Tous les autres fymptômes qui l'accom-

---

(*a*) Si quelqu'un en eft exempt, ce ne peut faire qu'une petite exception à la regle, incapable de la détruire, & de rendre la définition défectueufe.

pagnent ordinairement, ne font pas
toujours les mêmes, & font communs
à d'autres maladies, ou ils en dépendent. La fievre même eft fouvent fi
peu fenfible, que les malades ne s'en
apperçoivent pas. Au mois de Novembre de l'année mil fept cent cinquante-
trois, je vis un Eccléfiaftique de vingt-
fix à vingt-fept ans, fanguin, robufte
& actif; âge & tempérament, où la
fievre varioleufe, ainfi que celle de
toute autre efpece, a coutume d'être
extrêmement fougueufe, s'en appercevoir fi peu, qu'il vaquoit à fes affaires,
comme à fon ordinaire, & qui fut fort
étonné lorfqu'on l'avertit, dans les
rues, qu'il étoit couvert de puftules
varioliques.

Tous les autres fymptômes qui la
rendent formidable, ne font donc qu'accidentels. Cependant ce font eux qui
dirigent, & qui doivent, avec raifon,
diriger le traitement. Car quand elle eft
affez fimple, comme dans l'exemple
cité, pour n'avoir que fes fymptômes
propres, je veux dire, éruption &
fuppuration des puftules, avec une
fievre feulement fuffifante pour ces deux
opérations, elle n'a befoin d'aucun
fecours. C'eft pourquoi il femble qu'il
importe peu, pour la guérifon, de
connoître la caufe matérielle de cette

Variole parfaitement simple; cause qui, étant commune à toutes les especes, doit pourtant être regardée comme la seule & véritable cause de la maladie en général. La plupart des Médecins, obligés de reconnoître que tous les hommes la portent en naissant, ont été d'accord sur ce point (*a*), quoique de sentiment différent quant à sa nature, à la maniere dont elle se contracte, & au siege principal qu'elle occupe. Mais on s'est peu arrêté à cette cause considérée comme antécédente, & encore sans action, ne la regardant que comme un objet de spéculation peu important pour la guérison de la maladie actuelle (*b*). On se contentoit de la supposer comme une chose incontestable. Aujourd'hui il y en a qui ne veulent pas la supposer, ou plutôt qui supposent que cette maladie dépend, comme les autres, des causes externes & accidentelles, dont on peut se garantir.

___

(*a*) Rhases, le premier qui a traité de cette maladie, en regarde la cause comme un levain commun à tous les hommes; & tous ceux qui sont venus après lui jusqu'à Sydenham, & presque tous jusqu'à présent, en sont également persuadés.

(*b*) Sed bonâ fide hæc ignorare potest Medicus etiam rationalis, dummodò pernicialem indolem ex effectibus, & quo pacto his obviam eundum, sciat. *Hoffm. de Feb. morbill.*

„ Sans suppoſer que le germe de la
„ petite Vérole réſide en nous, *dit un*
„ *habile Medecin de nos jours*, ſans
„ prétendre qu'il conſiſte en un vice
„ originel, & qu'il exige, pour pulluler
„ & éclore, des conditions prélimi-
„ naires, & des diſpoſitions particulie-
„ res relatives à chaque conſtitution,
„ il doit être regardé comme un miaſme
„ exceſſivement contagieux & incen-
„ diaire (*a*) „ ; un miaſme exceſſivement contagieux & incendiaire peut
être la cauſe d'autres maladies, & il y
a des Varioles dont le miaſme n'eſt pas
exceſſivement incendiaire. Quoi qu'il
en ſoit, pour le préſent, de ſa nature
& de ſon origine, il s'agit d'établir qu'il
y a une cauſe particuliere qui n'eſt
propre qu'à la Variole, qui eſt commune
à toutes les eſpeces, & dont aucun
homme n'eſt exempt. Mais la recherche
de cette cauſe paroît inutile à bien des
gens pour la guériſon de la maladie ;
elle le paroît également à M. M...
même pour faire voir la poſſibilité de
l'extirpation de la Variole, qui fait le
ſujet louable de ſa Lettre ſavante,
comme elle fait, en partie, celui de
cet Ouvrage. J'ai penſé au contraire,
que cette recherche donneroit un grand

(*a*) Journ. de Med. T. XVI. p. 119.

jour à ce même sujet que nous avons entrepris de traiter; & que, quelque néceffaire que foit, pour la guérifon, la connoiffance des caufes qui aggravent le mal en fe joignant à la caufe propre, la folution de la queftion, *en quoi confifte cette caufe propre*, étoit indifpenfable, non-feulement pour parvenir au moyen de prévenir la maladie, mais même pour la guérir avant qu'on ait trouvé ce moyen.

Si elle dépendoit uniquement de caufes externes, comme de celles d'une épidémie, il feroit poffible de fe mettre à couvert de leur action, & de prévenir la maladie, *en épurant & rectifiant les voies de la circulation, en en chaffant tout mélange inficié......* Ce feroit-là *les véritables difpofitions falubres dont approchent, à différents degrés, ceux qui la bravent & l'affrontent impunément* (a). Huxam dit qu'il femble que cela fe pourroit, ainfi que quelques-uns l'ont avancé, mais que c'eft fur un trop foible fondement (b). En effet, toutes ces

---

(a) Journ. de Méd. T. XVI. p. 121.

(b) Indè videri poffet, fi peculiarem quamdam fanguinis atque humorum indolem confervare aut excitare poffemus, vis quoque contagii eludi poffe. Et hoc fanè quorumdam fuit affertum, quod tamen infirmo admodùm inniti talo exiftimo. *Differt. de Var.*

A 6

précautions si *salubres* pour garantir des autres maladies, font inutiles à l'égard de la Variole. Le Sujet le plus fain qui n'auroit pas eu cette maladie, n'affronteroit pas impunément une épidémie variolique, à moins que le levain ne fe trouvât du tout point difpofé, puifque, hors l'épidémie, on en voit fouvent qui prennent la Variole fans aucun fymptôme qui dénote la préfence d'un mélange inficié dans le fang, fe portant auffi bien, aux puftules près, que s'ils ne l'avoient pas. Dans cette heureufe difpofition, ils prendroient également la Variole dans l'épidémie, mais ils n'en prendroient que cela, fans aucun mauvais fymptôme. Tandis que d'autres Sujets impurs prennent bien la maladie qui caractérife l'épidémie, mais ils ne prennent pas la Variole, s'ils l'ont déjà eue, ou que le levain n'ait pas encore acquis le point néceffaire de maturité. C'eft que ces précautions garantiffent de l'une, & ne peuvent pas garantir de l'autre. Tout ce qu'on peut en attendre, & qui eft d'ailleurs très-effentiel, c'eft qu'avec elles, fi l'on prend la Variole, elle ne fera pas dangereufe, dans le temps même qu'elle l'eft pour tous les autres; parce que l'épidémie ne peut exercer fa férocité fur des corps ainfi purifiés, & ne peut, tout au plus, agir

que sur le levain variolique pour produire une Variole simple & exempte
de ces accidents, qui ne dépendent pas
du levain, mais de la corruption étrangere qui se trouve dans le corps. Il faut
donc reconnoître une cause particuliere, indépendante des causes externes
& accidentelles.

CHAPITRE III.

La cause matérielle de la Variole a
toujours existé, & n'a pas toujours
produit la Variole.

Une maladie qui, depuis tout au
moins six siecles, attaque une fois seulement dans la vie tous les hommes,
sans égard au climat, au genre de vie,
ni au tempérament, doit avoir sa cause
dans la nature même de l'homme, indépendante de toutes sortes de circonstances.

Le silence qu'en gardent les Auteurs
jusqu'au XIIe. siecle, doit la faire regarder comme une maladie nouvelle.

Deux propositions, toute vraies qu'elles sont, très-difficiles à concilier, parce
qu'elles annoncent une maladie nou-

velle, produite par une cause aussi ancienne que le monde.

Les Anciens & presque tous les Modernes, qui ne peuvent pas méconnoître une telle cause, s'embarrassent fort peu de ce qui a pu la déterminer à produire un effet qu'elle ne produisoit pas auparavant, & comment a pris naissance une maladie qu'ils sont obligés d'ailleurs de reconnoître pour nouvelle. Mais ceux qui veulent tout expliquer & ne rien laisser d'indécis, prétendent, les uns, que la maladie est aussi ancienne que sa cause, c'est-à-dire, qu'elle a toujours existé ; les autres, que la cause, ainsi que la maladie, sont de nouvelle date. Mais ces deux opinions sont exposées à des difficultés qu'on ne sauroit résoudre. Nous ferons voir qu'elles sont fausses toutes deux ; que la maladie est nouvelle & que la cause a toujours existé. Cela importe au but que nous nous proposons, c'est-à-dire, à la véritable cure de la maladie & à son extinction. Les premiers, entre lesquels sont Riviere, Deidier, &c. veulent que le silence des Anciens sur cette maladie, ne soit pas une raison assez forte pour prouver sa nouveauté : ils n'en ont pas parlé, disent-ils, parce qu'ils n'en faisoient pas une maladie particuliere, qu'ils la regardoient comme un symptôme d'autres maladies. Pour la confondre avec d'autres maladies, il ne s'enfuit pas qu'elle n'exiftât de leur tems. Cela eft fi vrai, que ceux qui en ont parlé les premiers, Rhafes, Avicenne, &c. la donnent non-feulement comme une maladie ancienne, mais même ils la fuppofent exifter de tout tems, puifqu'ils lui donnent une caufe auffi ancienne que le monde, le fang menftruel.

Voici ma réponfe : fi elle avoit toujours exifté, quand même les Anciens l'auroient regardée comme un fymptôme d'autres maladies, ils n'auroient pas manqué, Hippocrate fur-tout, qui décrivoit fi exactement les maladies par leurs fymptômes, de la défigner parfaitement, quoique fous un autre nom. Ce qu'on ne reconnoît pas dans les defcriptions qu'il fait des maladies exanthémateufes & peftilentielles ; & cela feul fuffit pour rendre plus que certain qu'elle lui étoit inconnue. Que les Arabes, la décrivant telle que nous l'obfervons, même en la rapportant dans la claffe des maladies peftilentielles, en aient parlé comme d'une maladie ancienne, cela prouve feulement qu'elle l'étoit déjà de leur tems, mais non qu'elle fût connue du tems d'Hippocrate, de Celfe & de Galien, qui, la regardant même comme un symptôme de ces maladies, n'auroient pas manqué de la décrire aussi-bien que les Arabes. Au bout de deux ou trois siecles que cette maladie pouvoit avoir commencé de paroître chez ces derniers, ils pouvoient bien en parler comme d'une maladie qui n'étoit pas nouvelle, sans qu'ils crussent, pour cela, qu'elle avoit toujours été. Qu'ils lui aient donné une cause aussi ancienne que le monde, ce n'est pas parce qu'ils croyoient la maladie aussi ancienne, mais parce qu'ils ne pouvoient comprendre qu'une maladie, à laquelle tous les hommes sont sujets une fois seulement dans la vie, pût avoir sa cause ailleurs que dans la nature même de l'homme, & indépendante de celles qui sont accidentelles (a); se mettant peu en peine de savoir comment une cause aussi ancienne avoit pu ne produire cet effet que dans la suite des tems, ainsi que fait aujourd'hui le plus grand nombre, qui la fait dépendre de la même cause, & ne laisse pas de

---

(a) Eamque sententiam ex eo potissimùm confirmant (Arabes) quòd ferè omnibus semel in vitâ eveniant, eosque solùm invadant, qui eâ labe non sunt repurgati. *Perdulcis de Exanthem.*

la regarder comme une maladie nouvelle (*a*).

Sydenham, dont le crédit a dû lui
attirer des partisans, d'accord avec la
plus grande partie des Médecins, en
ce qu'il étoit persuadé que la maladie
n'existoit pas du tems d'Hippocrate &
de Galien, mais opposé à tous, quant
à ce qui lui a donné naissance dans la
suite, prétend la trouver dans la même
source qui produit les autres maladies;
& pour rendre raison de la production
d'une maladie nouvelle, il croit qu'il est
arrivé des révolutions dans les entrailles
de la terre, qui ont changé la constitution de l'air, & l'ont rendu propre à

(*a*) Les Arabes ont rangé la Variole & la Rougeole
dans la classe des maladies pestilentielles. Cela a pu
faire croire que les Anciens qui les avoient précédés,
avoient regardé ces maladies éruptives comme des
dépendances & des manieres d'être des maladies pestilentielles, & qu'ainsi ils n'avoient eu garde de les
désigner par des noms particuliers. Si on l'a cru ainsi,
on a tiré une conséquence sans principe, parce qu'on
a supposé que les Arabes en ont fait une dépendance
& des symptômes des maladies pestilentielles. Ce qui
est faux. Ce n'est pas pour cela qu'ils les ont placées
dans la même classe, mais parce que la Variole & la
Rougeole se répandent par la voie de l'épidémie &
de la contagion, comme les maladies pestilentielles.
Mais d'ailleurs ils les regardent comme très-différen-
tes & très-indépendantes en ce qu'elles ont de plus
essentiel, qui est leurs causes : ils font dépendre les
dernieres de l'air corrompu, & les autres du sang
menstruel. Je tire tout cela d'Avicenne même.

produire de nouvelles maladies inconnues autrefois, tout comme il y en avoit
autrefois qui n'exiſtent plus, & qu'il y
en a actuellement qui diſparoîtront
dans les ſiecles à venir (*a*).

Les défenſeurs de ces deux opinions
contraires ne font pas attention à ce qui,
dans la Variole, le mérite le plus, à
ſon attribut le plus eſſentiel & le plus
caractériſtique, qui eſt d'attaquer tous
les hommes une fois ſeulement dans la
vie. Sans cette prérogative, on pourroit
avoir, de part & d'autre, des raiſons à
peu près d'égale force. Les révolutions
arrivées dans les entrailles de la terre
ont changé la conſtitution de l'air dans
toute ſa ſurface, & l'ont rendu propre
à produire dans tous les climats, où
cette conſtitution de l'air eſt manifeſte-
ment très-différente & même oppoſée,
dans tous les hommes auſſi différemment
conſtitués, & vivans d'une maniere auſſi
différente, auſſi oppoſée, une maladie
conſtamment la même quant à ſes
ſymptômes eſſentiels, dans tous les

(*a*) Quocircà opinari mihi fas ſit, morbos certas
habere periodos pro occultis illis atque adhuc incom-
pertis alterationibus, quæ ipſius terræ accidunt viſce-
ribus, pro variâ ſcilicèt ejuſdem ætate ac duratione :
quodque, ſicut alii morbi jam olim extitere, qui vel
jam ceciderunt penitùs, &c. *Sydenh.*

hommes, une fois dans la vie ; c’eſt un paradoxe des plus incompréhenſibles, malgré les raiſons par leſquelles on croit le bien appuyer, en diſant qu’il y a eu des maladies qui n’exiſtent plus, comme il y en a qui n’exiſtoient pas autrefois. On comprend bien que des changements arrivés dans l’atmoſphere, & ſur-tout dans la conſtitution des hommes par leur genre de vie, ont pu faire diſparoître d’anciennes maladies, & en créer de nouvelles à leur place. Mais ces maladies anciennes étoient-elles de tous les climats, attaquoient-elles tous les hommes une fois dans la vie, comme la Variole ? Celle-ci, par conſéquent, peut-elle avoir pour cauſe des choſes auſſi variables, auſſi acciden-telles ?

Cette raiſon vaut également contre ceux qui croient que la maladie a toujours exiſté ; on comprend de même qu’une maladie quelconque a pu être regardée autrefois comme le ſymptôme de quelque autre, & être confondue avec elle. Mais ſi la Variole, telle qu’elle eſt aujourd’hui, attaquant tous les hommes une fois ſeulement dans la vie, avoit pu paſſer autrefois pour le ſymptôme d’une autre maladie, ce ſymptôme auroit été trop frappant pour avoir échappé à des obſervateurs auſſi exacts,

& qui ne décrivoient, comme on doit le faire, les maladies que par leurs symptômes. Dans la suppofition même que ce symptôme auroit paru quelquefois accompagner une fievre peftilentielle, il suffiroit qu'il ne fût arrivé que quelquefois & à quelques-uns, pour ne pas conftituer la Variole telle que nous l'obfervons aujourd'hui, qui, par-là, feroit toujours cenfée être une maladie nouvelle. Mais je fuis perfuadé qu'Hippocrate, par exemple, ne l'a jamais obfervée, même avec cette reftriction : qu'on life fes Epidémiques, où aucun fymptôme ne lui échappe, on y trouvera bien des bubons, des parotides, & autres exanthemes occupans fur le corps des places particulieres qu'il défigne, & fi ce font des éruptions vagues, & répandues fur l'habitude du corps, on voit qu'elles n'ont aucune reffemblance avec la Variole.

Que fi l'on entendoit que le levain variolique, ayant toujours exifté, s'évacuoit autrefois par des éruptions tantôt d'une efpece, tantôt d'une autre, & différentes de celles d'aujourd'hui ; quand cela feroit vrai, ce ne feroit rien dire. Les maladies ne font caractérifées que par des fymptômes conftants & toujours les mêmes ; & fi les fymptômes qui accompagnoient autrefois l'expulfion du levain, varioient entre eux, qu'ils fuffent différents de ceux de la Variole de nos jours, que tous les hommes, une fois dans la vie, n'y fuffent pas affujettis, c'eft plus que fuffifant pour prouver que la Variole n'a pas toujours exifté.

De ce que nous avons dit il fuit encore que, quoiqu'elle foit une maladie nouvelle, fa caufe a toujours exifté. Mais nous le verrons encore plus particuliérement dans le Chapitre fuivant, fondés toujours fur les mêmes principes.

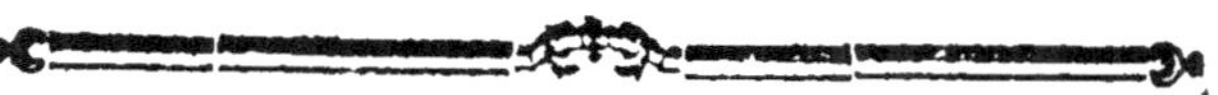

CHAPITRE IV.

La caufe matérielle de la Variole eft un levain inné avec nous, & indépendant des caufes externes.

UNE maladie qui attaque-tout le monde, mais une feule fois dans la vie (a), quelque différentes, quelque

---

(a) L'exception de quelques-uns qui en fo
exempts, & d'autres qui l'ont deux fois, ce qui eft
contefté, ne fait rien à la loi générale.

oppofées même que foient les caufes externes, auxquelles les hommes peuvent fe trouver expofés, telles que font la température de l'air dans les différents climats, la nourriture & la maniere de vivre, non-feulement fuivant cette différence de climats, mais encore dans le même, fuivant les différentes conditions, peut-on la fuppofer dépendre de caufes auffi difparates, auffi oppofées? Peut-on concevoir une caufe par-tout & toujours fi bien la même, qu'elle produife fur chacun le même effet, mais une fois feulement? Les difficultés infurmontables qu'il y auroit à répondre à ces queftions d'une maniere fatisfaifante, même par toutes les fuppofitions imaginables, fuffifent pour démontrer l'impoffibilité de l'exiftence d'une telle caufe. S'il y avoit une caufe externe toujours la même dans tous les lieux de la terre, capable de produire par-tout le même effet toutes les fois qu'on la voit en action, qu'eft-ce qui empêcheroit qu'elle ne le produisît auffi toutes les fois qu'elle agiroit manifeftement fur le même corps, fur lequel elle avoit déjà agi? On ne voit pas qu'une épidémie, par exemple, pleurétique, fi elle vient à reparoître quelques années après, ne reproduife plus la pleuréfie fur ceux qui avoient déjà effuyé la même maladie. Mais la

Variole a beau régner d'une maniere épidémique, elle n'attaque plus ceux qui l'ont déjà eue. Dira-t-on que c'est parce qu'ils n'ont plus de dispositions à donner prise à cette seconde épidémie ? Ne prenons pas le change : ils n'ont plus de dispositions à la Variole, il est vrai; mais d'où vient donc que la Variole qu'on a eue une fois, détruit si bien cette disposition, qu'on ne puisse plus la reprendre, tandis qu'une autre maladie, bien loin de détruire la disposition à la même maladie, est plutôt capable de l'augmenter ? Ne perdons pas de vue que la Variole épidémique doit être distinguée de l'épidémie même : ceux qui ont eu une fois la Variole, & perdu la disposition à la reprendre, ne laissent pas d'être attaqués souvent de la maladie épidémique qui se déclare dans la suite avec la Variole, sans prendre cette derniere ; ils n'ont donc pas perdu la disposition à donner prise à cette seconde épidémie. Qu'on donne raison de ce phénomene, sans reconnoître un levain variolique prééxistant à l'épidémie qui le met en action, mais qui ne peut plus le faire, quand il a été une fois dissipé, quoiqu'elle agisse assez sur le même corps pour lui causer la maladie qui en fait le caractere essentiel.

Il suit de-là que la Variole que nous

appellons épidémique, n'eſt dans le fond que co-épidémique; parce qu'elle accompagne, il eſt vrai, l'épidémie, mais elle n'en eſt pas l'effet néceſſaire & eſſentiel. Je m'explique : les cauſes générales ſont véritablement cauſes efficientes de l'épidémie, mais elles ne ſont que cauſes occaſionnelles de la Variole, c'eſt-à-dire, de l'éruption des puſtules, en quoi ſeul elle conſiſte eſſentiellement. Elles ne ſont, dans la Variole, cauſes efficientes que des ſymptômes qu'elle a communs avec l'épidémie qu'elle accompagne, ou avec laquelle elle ſe trouve compliquée, & qui ne lui ſont pas propres & eſſentiels.

Cette cauſe matérielle, ou ce germe de la Variole ne pouvant pas ſe donner, comme nous l'avons prouvé, par des cauſes étrangeres, il faut que nous le portions tous en naiſſant. Eſt-ce une eſpece de virus communiqué par les parents ? Non, il ſe contracte néceſſairement dans le ſein de la mere, mais elle ne le communique pas comme une choſe qu'elle poſſede. Il ſe forme dans le corps de l'enfant comme une choſe eſſentiellement attachée à la condition humaine. Les virus qu'on porte en naiſſant, ſont bien différents, puiſqu'ils ne ſont communiqués aux enfants que par des parents infectés eux-mêmes des mêmes virus;

virus; au lieu que le levain variolique
eſt donné aux enfants mêmes dont
les parents, ayant eu la Variole, &
ne pouvant plus la reprendre, ont été
néceſſairement purgés de ce levain, &
ceux qui le portent encore pour n'avoir
pas eu la Variole, ne le donnent pas
plus fort à leurs enfants, que ceux qui
ne l'ont plus.

CHAPITRE V.

*Ce levain n'a pas demeuré aſſoupi juſqu'à
la naiſſance de la Variole. Quelles
ſont les cauſes de ſon développement,
tant avant que depuis cette maladie.*

Puisque ce germe ne peut pas ſe
communiquer par des cauſes étrangeres, pas même par les parents, comme
un virus dont ils ſeroient atteints, il
faut qu'il ſoit ſi bien inhérant à la nature
humaine qu'elle ne puiſſe pas exiſter
ſans lui. Il ne peut avoir eu d'autre
commencement que celui du monde.
Cependant il s'en faut bien que la Variole ſoit auſſi ancienne. Il eſt ſûr qu'a-
vant le 7eme. ſiecle on ne la connoiſſoit
pas. Rhaſés même, qui eſt le premier

qui en ait donné la defcription , ne vivoit qu'au 9eme. fiecle. Hippocrate, le plus exact des Obfervateurs, qui nous a laiffé les defcriptions de toutes les maladies connues de fon tems , en garde un profond filence, & ceux qui font venus après lui jufqu'à Rhafés , dans l'efpace de plus de 1200 ans, n'en parlent pas plus que lui.

Dira-t-on que ce levain ait demeuré affoupi dans le corps jufqu'à cette époque, fans aucune qualité nuifible , & fans que rien ait pu le mettre en action pour lui faire produire quelque maladie, ou , tout au moins , pour le faire fortir du corps ? Ce feroit une prétention bien étrange. Il faudroit qu'alors il fût arrivé dans l'homme un grand changement. Mais ce changement n'auroit pu venir que des caufes auxquelles il fe trouve naturellement expofé. Il faudroit donc qu'à la naiffance de la Variole , & depuis , elles euffent été bien différentes de celles qui , auparavant , agiffoient fur lui, pour qu'elles euffent pu produire un effet que les autres étoient incapables de produire. Ont-elles changé en fi peu de tems , que , prefque tout d'un coup, elles aient inondé de leurs effets une grande partie de la terre, c'eft-à-dire , une partie de l'Afie , les Côtes d'Afrique , l'Efpagne , la France , &c. ?

Si l'on compare les tems les plus reculés avec les fiecles modernes, on comprend aifément que les hommes, par leur genre de vie, fe font attirés bien des maladies inconnues dans les premiers âges du monde (a). On pourroit concevoir qu'il a été un tems où rien ne donnoit lieu au développement de ce levain. Mais fi l'on compare la maniere de vivre des Grecs, des Romains, & des autres Peuples connus du tems d'Hippocrate, de Celfe, de Galien, avec celle de ces mêmes Peuples du tems de Rhafés, & même de nos jours, on ne verra pas une différence affez grande dans les caufes externes qui agiffent fpontané-ment & naturellement fur le corps humain, pour pouvoir produire le dé-veloppement du levain dans ce tems plutôt que dans l'autre. Ainfi, fi, lors de la naiffance de la Variole, ce font ces caufes qui ont produit le développe-ment du levain, & l'ont mis en aêtion, elles ont dû également le faire long-tems auparavant ; par exemple, du tems d'Hippocrate. Mais dans ce cas elles

---

(a) Cela doit même nous fervir bientôt pour rendre raifon de l'origine de la Variole, mais il ne s'agit encore ici que du développement du levain en général, abftraêtion faite de la Variole, qui en eft la fuite, ou l'effet accidentel.

auroient dû le faire de la même façon, c'eſt-à-dire, en l'attirant vers la peau, puiſqu'elles devoient agir de la même façon ſur le corps humain ; ce qui n'eſt pas. Ce ne ſont donc pas ces cauſes qui ont produit le développement du levain lors de la naiſſance de la Variole. C'eſt ce qu'on peut conclure en comparant le temps de la premiere invaſion de la Variole avec les temps qui l'ont précédée ; & ſi nous comparons les différents climats & les différentes façons de vivre des hommes, nous verrons que ce ne ſont pas non plus ces cauſes qui le développent aujourd'hui.

En effet, ſi l'on n'obſervoit ce développement que dans certains climats, ou parmi des hommes vivants autrement que les autres, on pourroit dire que ce n'eſt que dans ces climats, ou parmi ces hommes, que réſident les cauſes propres à ce développement, & que le levain, par-tout ailleurs, demeure toujours aſſoupi faute d'agents qui le mettent en mouvement ; & par conſéquent qu'il dépend de ces cauſes, étrangeres à la nature propre de l'homme. Mais comme tous les hommes, dans tous les climats, dans toutes les conditions, ayant des genres de vie différents, ſouvent oppoſés, ſont ſujets à ce développement une fois dans la vie, il faut qu'il dépende d'autres caufes, communes à tous les hommes, toujours, & par-tout les mêmes, telles qu'elles ont toujours & par-tout exifté, toujours propres à le produire, autant du temps d'Hippocrate & auparavant, que du temps de Rhafés & jufqu'à nos jours, & qui l'ont toujours réellement produit.

Ces caufes communes & toujours les mêmes, indépendantes des caufes générales externes qui varient fans ceffe, ne font autre chofe que les forces vitales (a), qui travaillent infenfiblement & fans' interruption au développement du levain, & qui, lorfqu'il eft fait, redoublent pour l'expulfer, comme une chofe nuifible à l'économie du corps humain.

(a) Cujus caufa eft res quafi naturalis faciens ebullitionem fanguinis ut expeilatur ab eo illud quod admifcetur ei de reliquiis nutrimenti fui menftrualis quod erat in horâ imprægnationis. *Avicen. de Variol.*

Caufa verò efficiens natura eft, quæ, &c. *Perdulcis de Exanth.*

CHAPITRE VI.

*Ces causes naturelles , toujours suffi-
santes , sont souvent augmentées par
les causes externes.*

CES causes naturelles du développement & de l'expulsion du levain suffisent toutes seules pour cette double
opération ; ce qui est prouvé par la
Variole éparse , ou sans épidémie &
contagion , qui arrive sans aucune autre
cause apparente , & sans que le Sujet
s'apperçoive presque d'être malade.
L'épidémie & les exceptions qu'elle
fait , confirment encore cette maniere
d'envisager le développement du levain
variolique : en stimulant les solides, en
augmentant le mouvement tant circulatoire qu'intestin des liqueurs , &
ajoutant ainsi de nouvelles forces aux
forces naturelles , l'épidémie accélere
& acheve dans plusieurs & presque en
même temps , le développement du
levain. Mais ce n'est qu'autant qu'il se
trouve commencé , & conduit jusqu'à
un certain point suffisant par les forces
naturelles , lors de l'invasion de l'épidémie ; puisque bien des Sujets , dans

qui cette condition ne se trouve pas, ne sauroient prendre la Variole, quoiqu'exposés, comme tous les autres à l'épidémie, & souvent même à la contagion, je veux dire, à l'action immédiate des miasmes varioliques, en approchant de fort près les malades, & qu'ils la prennent ensuite plutôt ou plus tard sans le concours d'aucune cause étrangere, lorsque le levain se trouve assez développé par les forces vitales toutes seules pour être expulsé par leur seul moyen. Ce que nous venons de dire de l'épidémie, doit s'entendre de quelque fievre humorale que ce soit, qui n'est pas épidémique, & qui attaquant un Sujet qui n'a pas eu la Variole, la fait déclarer & se complique avec elle, pourvu que le malade ait la disposition requise que nous venons d'indiquer.

Le levain n'a donc pas besoin du secours d'aucune cause étrangere pour se développer & être expulsé. Les forces vitales suffiroient toujours, & leur opération seroit beaucoup plus douce & tranquille, quoique très-souven, mais par accident, elles soient augmentées par des causes étrangeres qui les troublent en trop les accélérant, & qui rendent la maladie beaucoup ·plus dangereuse.

B 4

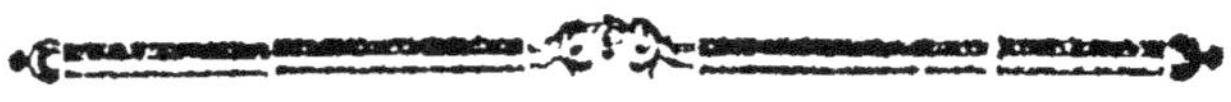

CHAPITRE VII.

Ce levain développé s'évacuoit autrefois par des voies différentes de celles d'aujourd'hui.

COMME les forces vitales, qui sont la cause propre & suffisante du développement, & de l'expulsion du levain, ont toujours existé telles qu'elles existent aujourd'hui, il faut conclure qu'elles ont toujours eu leur effet, qu'elles ont toujours produit le développement du levain, soit qu'elles aient agi toutes seules, soit qu'elles aient été augmentées par des causes étrangeres. Mais comme la Variole n'a pas toujours existé, il faut conclure en même tems que le levain, aujourd'hui cause matérielle de la Variole, suffisamment développé, étoit autrefois chassé hors du corps sous une autre forme, & par des voies différentes de celles que la nature suit aujourd'hui. Et alors, cette évacuation, quoiqu'elle ne pût se faire sans une espece de fievre, étoit accompagnée de symptômes à peine sensibles, lors, sur-tout, qu'aucune cause étrangere ne le mettoit de la partie ; ainsi qu'on

obferve encore aujourd'hui dans bien
des enfants, qui bien fains d'ailleurs,
& exempts de corruption par la falu-
brité de l'air, l'exercice, & la frugalité
d'eux & de leurs parents, ont une
Variole fi benigne, qu'ils ne paroiffent
pas être malades. Et plus nous remon-
terons dans les tems reculés, dans ces
tems d'innocence & de rufticité de nos
premiers Peres, plus nous aurons lieu
de pénfer que cette évacuation étoit
tranquille par le défaut des caufes étrangeres qui ont toujours augmenté jufqu'à
nos jours, où elles femblent être mon-
técs à leur comble. Et ce qui rendoit
encore cette opération & cette évacuation plus tranquilles, c'eft qu'elles fe
faifoient par une route plus naturelle,
& fans inflammation, ni fuppuration.

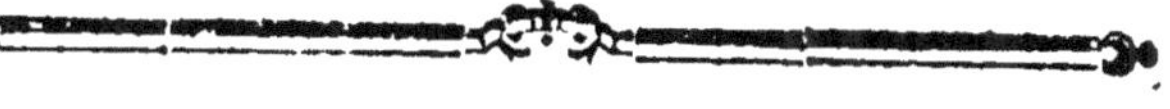

CHAPITRE VII.

*Examen des voies dont la nature fe
fert aujourd'hui, outre la fuppuration,
pour expulfer l levain.*

NOUS ne pouvons découvrir la voie
dont la nature fe fervoit pour expulfer
le levain avant la naiffance de la Variole, que par analogie avec ce qui fe

paſſe aujourd'hui dans cette maladie. Il y a des exemples de levain variolique entiérement diſſipé par d'autres couloirs que celui de la peau, quoiqu'il eût commencé de ſe porter ſur l'habitude du corps ; ce qui prouve que cette voie n'eſt pas l'unique par où il puiſſe être évacué. S'il en peut ſuivre d'autres, même encore aujourd'hui, malgré le cours que la nature ſemble s'être fixé par la longueur du temps qu'elle le ſuit, il l'a pu autrefois ; il l'a même dû néceſſairement, puiſqu'il falloit qu'il ſortît du corps, & qu'il ne prenoit pas cette route ; à moins qu'on ne voulût ſoutenir qu'il ſe diſſipoit par les ſueurs, ſans aucune inflammation, ni ſuppuration de la peau. Mais pour cela il faudroit qu'il fût arrivé à la peau un changement propre à lui faire contracter une diſpoſition à l'inflammation à l'abord du levain ; ou bien qu'il fût arrivé à celui-ci un changement propre à lui faire acquérir une qualité inflammatoire qu'il n'avoit pas. Mais ces changements n'ont pas pu arriver ſans une cauſe, & ce que nous avons déjà dit ſuffit pour faire voir qu'il n'y a aucune cauſe capable de produire cet effet plutôt dans un temps que dans un autre. De façon que, ſi de tout temps le levain s'étoit porté à la peau, il y

auroit toujours produit les mêmes ravages que nous lui voyons produire, &
la Variole ne feroit pas une maladie
nouvelle.

Bien plus, on a tout lieu de penfer
que de toutes les voies par où le levain
peut s'évacuer, il n'y en a point de plus
contraire à la nature que celle de la
peau, parce qu'on obferve que dans la
Variole les fueurs font toujours perni-
cieufes (a), tandis que les autres évacuations font falutaires, quoique la
maladie ne puiffe manquer d'être accompagnée d'une certaine tranfpiration, à
caufe de l'inflammation & de la fuppuration qui s'opérent dans le tiffu même
de la peau.

Les autres voies qui, dans cette
maladie, paroiffent les plus favorables
à la nature, font celles des urines, de
la falivation & des felles. La premiere
eft la plus rare, la feconde plus fréquente, & la troifieme, fi-non plus

____

(a) Largiffimos fudores in Variolis nunquàm finè
periculo effe, fi diù perfeverant, obfervavi. *Hoffm.*
Feb. Variol.

Neque enim exigo ut in eodem loco femper ja-
ceat (æger) nempè nè fudores erumpant, quos ego...
fidenter affirmo non abfque ingenti periculo promo-
veri poffe .... evitentur fudores, quibus amandatur
tenis iste humor, quo diluendæ funt Variolæ, ut mi-
feicant. *Sydenh.*

fréquente, du moins plus commune à toutes les especes & à tous les périodes. On n'observe les deux premieres que dans les confluentes malignes, & Sydenham n'a vu arriver la salivation qu'aux adultes, toujours dans la confluente.

Il paroît par les observations de Morton, que la voie des urines tient lieu de la salivation lorsqu'elle manque, ou la remplace, lorsqu'elle vient à se supprimer. Sydenham prétend, avec raison, que la diarrhée qui survient aux enfants, ainsi que la salivation aux adultes dans la confluente, sont aussi nécessaires (pour la guérison) que le font les pustules, & l'enflure de la face & des mains, (*a*) sans vouloir décider, dit-il, si ces évacuations ne font pas destinées par la nature à suppléer à celle qui se fait par la suppuration, & qui est alors insuffisante pour la quantité de l'humeur morbifique. La chose se décide assez d'elle-même : je ne vois pas comment on pourroit douter que des évacuations avec lesquelles on gué-

______

(*a*) Hoc certò scio quòd non-solùm Variolas confluentes plerumque comitantur, sed etiam quòd quæ per illas fit evacuatio, tàm est necessaria quàm sunt vel pustulæ, vel faciei & manuum intumes centia. *Sydenh.*

rit, & dont la fuppreſſion tue, ne fuſſent celles d'une humeur qui ne peut pas toute fortir par la voie qu'elle avoit commencé de ſe frayer. On en peut dire autant des urines que Morton a obſervées dans le même cas de confluente maligne.

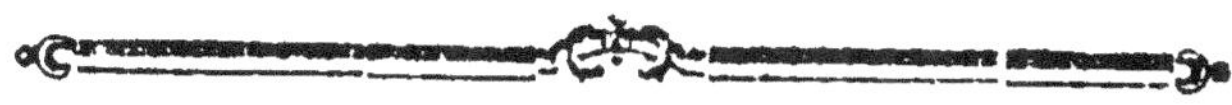

CHAPITRE IX.

La voie des inteſtins eſt la plus naturelle de celles qui accompagnent ordinairement la Variole.

TOUTES ces évacuations ſont ſalutaires; & les urines & le cours de ventre ont ſervi quelquefois à faire ſortir entiérement le virus variolique ſans aucune ſuppuration. Cela ſemble devoir embarraſſer pour décider quelle eſt la voie la plus naturelle dans la Variole, & par conſéquent celle dont la nature ſe ſervoit autrefois pour expulſer le levain lorſqu'il ne ſe portoit pas à la peau.

Je dis que toutes ces évacuations, lorſqu'elles ont lieu, & que la matiere eſt trop abondante pour pouvoir toute ſe diſſiper par la ſuppuration, ſuppléent à ſon inſuffiſance. Mais le cours de ventre a encore ceci de plus, que dans le cas même où l'on ne peut pas suppofer cette infuffifance de la fuppuration, comme dans les Varioles difcretes fans malignité ni complication, & même dans tous les périodes, il eft toujours falutaire. Ce qui fait préfumer qu'il fuffiroit toujours, non-feulement pour fuppléer, dans le befoin, à l'infuffifance de la fuppuration, mais même hors de ce cas, pour expulfer le levain ; que les autres voies ne font deftinées que pour fuppléer à fon défaut ; que celle-là eft la plus naturelle, ou la feule que la nature ait choifi pour fe délivrer du levain variolique, & qu'elle n'a recours aux autres que lorfque quelque obftacle infurmontable s'oppofe à fon cours. Lorfque la matiere eft trop abondante, & trop fougueufe pour fe diffiper toute entiere & affez promptement par la voie lente de la fuppuration, & que celle des inteftins qui lui eft deftinée, fe trouve embarraffée, ce furplus cauferoit des ravages mortels, s'il rencontroit les mêmes obftacles aux autres portes où il va heurter, dans les voies de la falivation ou des urines. Elles font, pour ainfi dire, le pis aller de la nature, lorfqu'elle ne peut pas fe fervir des moyens qui lui font plus propres. En effet, un phénomene qui n'arrive que dans certains cas particuliers, comme le bon effet des urines & de la salivation dans les confluentes malignes, doit avoir une cause particuliere & comme accidentelle à la maladie. Mais un phénomene qui arrive dans tous les cas possibles, dans les discretes bénignes & malignes, dans les confluentes de l'une & l'autre espece, dans tous les âges des malades, dans tous les périodes de la maladie, soit avant, soit après la coction, doit être l'effet de la nature le plus conforme à ses vues, & le plus salutaire. On voit bien que ce phénomene dont je parle, qui arrive toujours, n'est pas l'évacuation même, qui n'arrive pas aussi souvent qu'il seroit à souhaiter, mais le bien qui en résulte toujours, toutes les fois qu'elle arrive, dans quelque cas que ce soit. Si la salivation, lorsqu'elle a lieu, vient à se supprimer, & que l'enflure de la face & des mains ne paroisse pas, ou qu'elle s'affaisse, il n'y a que la diarrhée, qui, venant alors à se déclarer, puisse tirer le malade du tombeau. Elle est bonne à tout & dans toutes les circonstances, malgré ce qu'en dit Morton, après Sennert, Riviere, & autres, qui, sans examen de ce qui s'offroit à leurs yeux, ont adopté les sentiments les uns des autres, par ce principe mal appliqué, que cette éva-

cuation attire de la circonférence au
centre, & qu'elle eft contraire aux vues
de la nature qui porte l'humeur à la
circonférence. L'opinion où ils étoient
leur tenoit lieu de démonftration, &
bien loin d'obferver par eux-mêmes,
les bons ou les mauvais effets de la
diarrhée, tenant pour démontré ce qui
n'étoit fondé que fur un principe ima-
ginaire, ils travailloient de toutes leurs
forces à l'arrêter dès qu'elle paroiffoit.
De façon que, foit qu'elle continuât,
foit qu'elle s'arrêtât, toujours dans la
même préoccupation, s'il y avoit du
mal, c'étoit toujours elle qui l'avoit
fait, & s'il y avoit du bien, c'étoit la
maniere dont on s'y étoit pris pour l'arrêter, qui l'avoit procuré, quoique dans
le vrai, ce fût tout le contraire. Quelque
vraifemblable que foit une opinion, il
faut qu'elle foit fondée fur des faits;
mais ils n'en rapportent aucun qui ait
le caractere de conviction néceffaire.
C'eft ce que nous allons voir, en commençant par Morton.

*Prior conatus per alvum eft ferè
femper fymptomaticus, atque languentis,
& corruentis naturæ indicium, vires
veneni auget, & fatum accelerat.* Pour
preuve de quoi il renvoie à une obfervation (Hift. 50.) qui n'eft pas affez
concluante pour ne laiffer aucun doute

sur son assertion. 1°. Parce que le malade, malgré la·diarrhée, ne mourut
pas. 2°. Il est vrai qu'il ne se trouva
mieux qu'après qu'elle fut arrêtée, mais
cela ne prouve pas qu'elle eût été mortelle, si elle eût continué, pourvu qu'on
l'eût seulement modérée, puisqu'on a
des exemples sans nombre du contraire.
Les urines alors suppléerent à son défaut, sans quoi la suppression de la
diarrhée eût pu être encore plus dangereuse que sa continuation qui, modérée, auroit produit le même bien
que les urines, en soutenant en même
temps plus ou moins la nature par des
cordiaux convenables. Il auroit pu
arriver, ainsi qu'on en a des exemples,
que cette évacuation auroit entraîné
tout le venin sans aucune suppuration,
aussi-bien que l'écoulement des urines
observé par le même. (Hist. 32 & 33.)

Autre observation de Morton (Hist.
29.) Une fille de 16 ans avoit une
Variole discrete affaissée & sans vigueur,
avec abattement des forces, à cause
d'un cours de ventre trop abondant. Il
travaille à l'arrêter & à ranimer les
forces. Les pustules restent affaissées,
on apperçoit, dans les interstices, des
pétéchies qui augmentent à mesure que
le cours de ventre diminue. Cependant
les symptômes semblent appaisés. Enfin

les selles sont supprimées, le pouls
devient plus fort, mais les pustules ne
se relevent pas. Le pourpre avoit disparu, mais il avoit fait place à des
aphtes qui couvroient la langue & toute
la bouche. Alors elle se trouva beaucoup
plus mal, & si l'on s'apperçut bientôt
d'un meilleur état, ce ne fut que parce
que la nature, pour suppléer à l'évacuation du ventre qu'on l'avoit forcé
d'abandonner, formoit un dépôt dans
la parotide gauche, qu'on ne découvrit
que le lendemain, lorsqu'il étoit déjà
d'une étendue très-considérable. Alors
les pustules des extrêmités se remplirent, celles de la face s'étant déjà desséc-
chées avant la parfaite maturité. Bientôt
ce dépôt n'étant pas suffisant pour recevoir toute l'humeur, la malade fut à
la porte de la mort, d'où l'on ne la
tira qu'à force de cordiaux, & de vési-
catoires pour donner sortie à l'humeur
qui se portoit inutilement à la parotide,
qu'on auroit dû ouvrir pour seconder
les vues de la nature, & qui ne fut
dissipée sans suppuration qu'au bout de
quinze jours ou trois semaines, non sans
bien de la peine & du danger, que je
suis persuadé qu'on auroit pu éviter en
se contentant de tenir la diarrhée dans
de justes bornes, sans la supprimer
entiérement.

C'eſt cependant ſur de ſemblables obſervations qu'on fonde le danger de cette évacuation, ou ſur d'autres, où l'on attribue à la diarrhée de mauvais effets, tandis qu'on n'en veut pas reconnoître d'autres cauſes bien plus frappantes. Si la diarrhée cauſe quelquefois la mort, ce qui ne vient que de ce qu'elle eſt trop forte, en doit-on conclure qu'elle eſt toujours dangereuſe, lors même qu'elle eſt modérée, tandis qu'on ne conclut pas de même de la ſalivation trop abondante qui n'eſt pas moins funeſte, comme il eſt prouvé par l'Hiſtoire 53 du même Auteur? Quelle eſt la maladie où la diarrhée trop abondante n'eſt pas dangereuſe, quoique, étant modérée, elle ſoit toujours ſalutaire dans les fievres humorales?

Riviere penſoit de même: *Alvi fluxus aut dyſenteria, quæ ſignificat humores malignos ad interiora recurrere, motu omninò contrario naturæ motui, atque lethalis.* Ne diroit-on pas, à entendre ces Meſſieurs, qu'on n'a jamais vu de diarrhée dans la Variole, que la mort ne s'en ſoit ſuivie? Cependant je n'ai trouvé dans ce dernier que deux obſervations ſur la Variole avec diarrhée, qui, non plus que celles de Morton, ne ſauroient conclure en faveur de leur opinion que dans l'eſprit de gens auſſi prévenus qu'ils pouvoient l'être. (Derniere obſervation de la 1ere. Cent.)

„ Le 7e. jour, les puſtules étant petites, „ ſerrées, affaiſſées, la plupart ayant „ un point noir au milieu, le malade „ fit trois ſelles de matiere épaiſſe & „ livide, & en même temps les urines „ coulerent abondamment. Dans un „ jour le viſage enfla, les puſtules ſe „ remplirent, & tout alla bien „. Ce changement eſt, ſans doute, attribué aux urines. Mais auroient-elles eu lieu, ſi les reins n'avoient pas été délivrés du poids qui les comprimoit? Ne pourroit-on pas penſer encore que la circulation étant trop gênée par les matieres qui paſſoient des premieres voies dans le ſang, la ſécrétion de l'urine ne pouvoit pas ſe faire, non plus que celle du venin par la peau? De quelque façon d'ailleurs, qu'on rende raiſon du phénomene, le fait eſt qu'auſſi-tôt après cette évacuation, le malade fut hors de danger. L'obſervation eſt plus favorable à mon opinion, qu'à celle de l'Auteur.

L'autre obſervation eſt la 2e. de la 2e. Centurie; où il s'agit d'un enfant qui garda la diarrhée pendant tout le cours de la maladie. Les puſtules étoient affaiſſées, parce qu'elle étoit trop abondante, mais il ne vint à bout que de la diminuer, & le malade guérit. Eſt-ce parce qu'il l'avoit diminuée, ou parce qu'il n'avoit pu la supprimer tout-à-fait?

Heureusement ceux qui sont venus ensuite, Sydenham, Amatus Lusitanus, Hoffmann, Huxham, & autres, se dépouillant des préjugés à cet égard, ont observé la nature de plus près, & ont reconnu par expérience que les Anciens, n'ayant pas jugé d'après elle, s'étoient trompés.

Sydenham tenoit encore en partie, à cet égard, à l'opinion de ceux qui l'avoient précédé. L'erreur ne peut pas se détruire tout d'un coup. C'étoit beaucoup qu'il fût disposé à se détromper par l'observation. Obligé par ce guide de reconnoître la diarrhée salutaire aux enfants dans la confluente (*a*), il ne croit pas encore qu'elle puisse leur être favorable dans la discrete (*b*), ni aux adultes dans aucun cas (*c*), pas même

---

(*a*) Diarrhæa, quam in hoc morbi genere infantibus evacuationem natura instituit, cum ægri damno sistitur.... neque enim in confluentibus, vel pustularum depressio mali quidquam ominatur, cùm ea sit morbi natura, neque diarrhæa infantium iisdem laborantium, cùm salutem ista adferat, non periculum.

(*b*) Quæ à materiæ variolosæ repercussione.... proveniunt symptomata.... horum præcipua sunt Variolarum depressio seu procidentia, & diarrhæa in Variolis discretis.

(*c*) Diarrhæa, à quâ ægro, adultus si fuerit, ingens est discrimen.

pour suppléer à la salivation (*a*).

Cependant dans l'épidémie suivante qui commença en 1669, il observa pour la premiere fois, & avec une sorte d'étonnement, que le venin variolique se dissipoit, dans quelques-uns, par la dysenterie : ce qu'il attribue à un régime trop chaud (*b*).

Enfin dans la troisieme épidémie de 1674, il observa que la diarrhée devint le salut des adultes, dans la confluente, qu'elle ouvroit une porte au venin, contre l'opinion où il avoit été, lorsque la salivation s'arrête, ou qu'elle devient trop épaisse (*c*).

(*a*) Si salivatio eodem pariter tempore (ac faciei tumor) se subducat, æger, materiâ variolosâ jamjam putrescente, ceù veneno inficitur, cùmque nulla ampliùs detur porta per quam evacuari possit, in busti limine constituitur, nisi fortè manuum intumescentia…

(*b*) Operæ pretium est & illud adjungere, quòd durante hâc anni constitutione, quâ tàm epidemicè sæviebant dysenteriæ, Variolæ, justo calidiore regimine provocatæ, per dysenteriam nonnunquàm viam sibi facerent, quodnè semel accidisse hactenùs quidem animadverteram.

M. de Sauvage interpréte ce passage de cette façon : *Per fluxum alvi cruentum non rarò virus variolosum eliminatur, si calidiori regimine tractetur.*

(*c*) Licèt enim salivatio die undecimo decimovè ferè ab eo (spiritu vitrioli) sistatur, cujus vicem per id temporis dejectiones aliquot subire solent, tamen ab his minùs ægro erit periculi, quàm ab istâ fuit. Quandoquidem, qui variolis confluentibus laborant,

Suivant Hoffmann, les bienfaits du cours de ventre, même abondant, dans la Variole, n'ont presque point de limites (a). Il rapporte à ce sujet un passage remarquable d'Amatus Lufitanus : ,, J'ai eu,
,, cet été, dit ce dernier, environ 150
,, enfants malades de Variole & de
,, Rougeole, dont tous ceux qui ont
,, été évacués, ont guéri. Quant à ceux
,, que les parents ont empêché de l'être,
,, trois en font morts, quatre ont eu des
,, ulceres malins très-difficiles à gué-
,, rir, & qui semblables à des aphtes,
,, devenoient facilement gangreneux.
,, Il y en a un à qui il reste au coude
,, un ulcere chancreux & malin ,,.

Hoffmann ajoute : *Comme dans les fievres malignes petechiales le cours de ventre emporte la maladie, la même chose arrive dans les Varioles d'un mauvais caractere.* C'est aussi, dit-il, le sentiment de Baillou.

Il seroit trop long de rapporter tout ce que dit cet Auteur (Hoffmann) à ce sujet : on y voit qu'on ne doit pas arrêter

---

eo præcipuè urgentur difcrimine, quòd faliva his diebus vifcidior reddita fauces præcludat, cui quidèm fymptomati hoc in cafu diarrhæa fuccurrit.

(a) Alvi autem fluxus, licèt copiofus, non adeò pertimefcendus ; eundem enim per totius morbi decurfum fine ullo periculo fucceffiffe vidi, tantùm abeft ut eruptionem impediverit. *Hoffmann.*

la diarrhée, mais seulement la modérer
si elle est trop abondante; combien elle
est salutaire dans toutes les maladies,
sur-tout dans la Variole & la Rougeole,
& combien la constipation est dangereuse dans ces maladies. Sa quatrieme
observation est très-remarquable : Le
jeune homme dont il est question avoit
une Variole très-mauvaise, & il attribue
son salut à une diarrhée qui survint dans
le temps de la suppuration, par laquelle
il faisoit sept selles par jour; faisant
observer que la diarrhée n'empêche pas
la suppuration, ni elle ne fait rentrer
l'humeur au dedans.

Enfin, pour achever d'établir les
avantages du cours de ventre dans la
Variole, je rapporterai une partie de
ce qu'en dit Huxham (*Differt. de Variol.*) L'humeur âcre & déliée de la
Variole se porte très-souvent, quelquefois même violemment, vers les intestins. Il y a une infinité d'exemples de
malades sauvés par cette évacuation
critique. Il faut donc bien prendre garde
de ne pas l'arrêter mal-à-propos, & ne
le faire, lors même qu'elle est trop
abondante, qu'après avoir donné une
ou deux doses de rhubarbe.... En général, on ne doit la modérer que dans
le plus fort de la maladie, ou après,
ayant attention, tant qu'elle dure, de

fortifier

fortifier le malade par un régime con-
venablement cordial & un peu aſtrin-
gent (*a*).

J'ai auſſi mon expérience qui ne s'eſt
jamais démentie à cet égard, & entre mes obſervations, il y en a une
d'un levain variolique entiérement évacué par les ſelles, ſans ſuppuration.
Au mois de Mars 1756, une petite
fille de deux ans en étoit au quatrieme jours de l'éruption, & pluſieurs
puſtules commençoient déjà à blanchir,
lorſqu'il lui ſurvint une diarrhée abondante. Les boutons les moins avancés, qui étoient les plus nombreux,
& qui ne formoient encore que des
rougeurs, diſparurent entiérement;
ceux qui étoient plus élevés, & qui
commençoient déjà à blanchir, diſpa-

(*a*) Materia tenuis, acris, varioloſa ad inteſtina,
& ſæpiùs quidèm valdè violentâ ratione, transferri
creberrimè ſolet. Innumera in Variolis proſtant exem-
pla, ubi ægroti vitam critica quædam ſervavit dyar-
rhæa; natura ipſa quoque in infantibus hanc evacuationem in locum ſalivationis ſubſtituit in adultis.
Itaque, nè eam præmaturè nimis unquam cohibeamus,
eſſe debemus ſolliciti, & tunc quoque quandò profuſa
eſt, id non priùs tentandum eſt, quàm unam vel
alteram rhabarbari doſim præmiſerimus.... in genere
verò eam tantùm in earum præcipuè ſtatu, aut poſt
eum moderari debemus, nihiloſecùs cura habenda eſt
ut ægroto, fluxu durante, conveniente, roborante,
ſubadſtringente diætâ ſuccurramus.

C

rurent auffi, & ne laifferent que des
rougeurs fuperficielles ; enfin quelques
uns, qui étoient déjà tout à fait blancs,
s'affaifferent, laifferent échapper quelque férofité, & fe couvrirent d'une
croûte noire, enfoncée en godet, avec
une petite dureté au deffous. L'abattement étoit extrême, & je ne vis d'autre parti à prendre que de recourir
aux cordiaux. Je lui fis compofer une
potion avec les eaux de chardon beni,
& de fleurs d'orange, la thériaque
vieille, la confection alkermés, la
poudre de vipere, l'antimoine diaphorétique, la teinture folaire, & les fy-
rops d'œillet & de bourrache. Je fis
mettre fur ces puftules devenues comme gangreneufes, une pommade faite
avec du beurre frais, la vieille thériaque, arrofée avec un peu d'eau de
vie camphrée. La diarrhée diminua,
& la malade prit un peu de vigueur;
elle fut à peu près dans cet état pendant trois ou quatre jours, au bout
defquels je lui fis donner deux onces
de fyrop de chicorée compofé avec la
rhubarbe, dans l'eau de platain. Elle
fut bien purgée & la diarrhée ceffa
tout à fait. L'efpece d'efcarre noire,
dont j'ai parlé, qui couvroit quelques
puftules, tomba, & laiffa un petit en-
foncement dont les bords étoient d'un

rouge vif. Je fis mettre deſſus du
cérat; je lui redonnai le même ſyrop,
& bientôt elle ſe rétablit, ſans que la
variole eût reparu.

Je n'ai obſervé ce phénomène qu'une
ſeule fois, mais il eſt ſuffiſant pour
montrer que la nature peut l'opérer
ſouvent, & même toujours. Il n'eſt
pas vraiſemblable qu'elle ne l'ait fait
que cette fois, quoiqu'il ait échappé
aux obſervateurs qui nous ont précédés, (a) dont la plûpart, ſurtout les
anciens, ont pu ſe mettre eux-mêmes
dans l'impoſſibilité de l'obſerver, en
travaillant de tout leur pouvoir à arrêter, dès qu'ils s'en appercevoient,
le cours ſalutaire de la nature, qu'ils
regardoient comme trop dangereux.

Non ſeulement j'ai obſervé conſtamment l'effet ſalutaire du cours de ventre ſpontané, mais encore les ſuccès
également conſtans de cette même
évacuation procurée par les remedes,
& dont je dois parler dans la ſuite.

____

(a) Si l'on en excepte Sydenham dans la Variole
dyſenterique. *Voyez* la citation ci-deſſus.

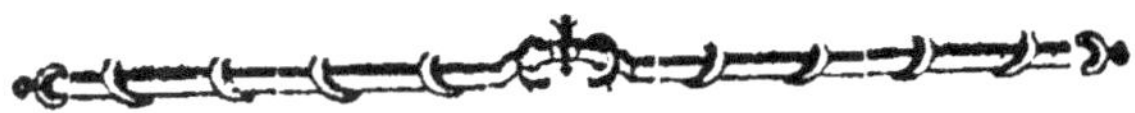

CHAPITRE X.

Le levain variolique s'évacuoit par les selles avant la naissance de la Variole.

APRÈS toutes ces observations, je crois qu'il est facile de décider laquelle de toutes les voyes dont la nature se sert, outre la suppuration, pour expulser l'humeur variolique, lui est la plus commode, & la plus favorable. Nous avons fait voir que la sueur est toujours nuisible. Il n'y a qu'un cas où Huxham l'ait trouvé favorable, qui est la crystalline maligne dont il parle. (*a*) Encore n'est-ce qu'après avoir reconnu que la diarrhée ou les urines, dans le même cas tiroient le malade d'affaire (*b*).

Le flux des urines, qui arrive si rarement, ne doit être regardé que comme un supplément à des voyes plus

---

(*a*) Si quandò largus sudor unquàm in Variolis est salutaris, is in hâc est specie.

(*b*) Si diarrhæâ moderatâ, aut urinâ copiosâ profundiùs tinctâ subsidente, ea aufertur, ægrotus sæpiùs convalescit.

naturelles, lorsque la nature se trouve forcée à les abandonner.

Si la salivation n'arrivoit qu'aux adultes, & seulement dans la confluente, comme l'a cru Sydenham, on pourroit dire qu'elle leur est aussi naturelle, que la diarrhée l'est aux enfants. Encore faut-il, selon lui, que la diarrhée vienne quelquefois au secours de la salivation, pour les sauver. (a) Mais la salivation, suivant Huxham, est de tous les âges. Il observa dans l'épidémie de 1724 & la suivante, que bien des adultes n'avoient point de salivation ; qu'il y avoit très peu d'enfants qui eussent la diarrhée, qu'il y en avoit plusieurs, au contraire, qui, pendant toute la maladie, avoient une salivation très-abondante ; qu'elle le fut si fort dans deux, qu'on ne put l'arrêter qu'en la détournant, avec bien de la peine, du côté des intestins. (b)

____

(a) Voyez la citation, *Licet enim*, &c.

(b) Quæ constanter comitare solet Variolarum confluentium maturationem salivatio in nonnullis admodùm parca, in nonnullis omninò erat nulla, cùm satis parva materiæ insigniter viscidæ quantitas, injectione gargarismatum soluta screaretur. Binos homines adultos, & plures infantes Variolarum genere confluentium laborantes curabam, qui neque salivam expuerent, neque alvinis dejectionibus, nisi ipsis lenia

Mais il y a cette difference entre la falivation & la diarrhée, que la premiere n'eſt pas, en général, auſſi fréquente que l'autre, ni auſſi commune à tous les temps de la maladie, ni à toutes les eſpeces ; enfin qu'elle eſt fouvent fymptomatique & dangereuſe, (*a*), au lieu que la diarrhée ne l'eſt jamais, fuivant le témoignage des Auteurs cités, ſi l'on en excepte les anciens, dont l'opinion, démentie par leurs propres obſervations, ne pouvoit être que l'effet de leur prévention. C'eſt elle donc qu'il faut regarder comme la plus naturelle, & par conféquent comme celle dont la nature ſe ſervoit, pour expulfer le levain, avant qu'elle employât la fuppuration.

---

exhibita erant cathartica, levabantur, & tamen morbum fuperabant. Id reverà rarùm admodùm erat, ut occurrerent infantes iſtâ falutari affeâi diarrhæâ, de quâ Sydenhamius aliique reâè exiſtimant, illam falivationem adultiorum fupplere. Nonnulli juniorum infantum è contrariò per morbi decurfum falivam infignem emittebant. In duobus infantibus, altero 5, altero 7 annos nato, priùs nulla quàm poſt decimum tertium accedebat diem, & tunc tam profufa, & tamdiù continuabat, ut maximâ cum difficultate primò purgantibus, & tunc cortice Peruviano adſtringentibus, cæterisque cohiberem. Equidem horum juniori Calomelani Gr. IV. exhibueram.

(*a*) Indèque falivationem præmaturam, fpeciatim profufam, valdèque acrem femper deteſtor. *Huxham*

S'il étoit permis & nécessaire d'appuyer ces preuves de pratique sur des raisons de théorie, voici ce que je dirois encore: une humeur, quelle qu'elle soit, ne peut s'échapper par aucun des autres couloirs, qu'après avoir subi une atténuation considérable par des éfforts réiterés de la nature, & après un grand nombre de circulations dans tout le systême vasculeux, qui, par cette évacuation, devient plus libre, & par une continuation nécessaire, l'extraction parvient jusqu'aux tuyaux qui composent le tissu des intestins, & qui se dégorgent dans l'océan de la circulation. Et comme c'est le réservoir le plus abondant que l'on connoisse de matiéres impures qui causent les maladies, & qui, dans ce cas, se joignant au virus Variolique, causent tous les symptomes les plus dangereux, il arrive que ces matieres passent abondamment dans le sang, parcourent tout le systeme vasculeux pour suivre le torrent de l'évacuation qui se fait à l'autre extrêmité de l'endroit d'où elles sont parties. L'on voit par là combien absurde est cette opinion où l'on a été, & où peut être, bien des gens sont encore, que l'évacuation du ventre attire de la circonférence au centre. Comment est-ce qu'on a

pu ne pas voir que le couloir des inteſtins, rélativement au centre de la
circulation, eſt auſſi bien placé à la
circonférence que celui de la peau,
& les autres? Que toute évacuation
ſe fait par la circonference, & qu'elle
attire du centre & même des autres
points de la circonference. Cela étant,
l'évacuation qui ſe fait par le couloir
le plus impur, doit être la plus ſalutaire, parce que ſes impuretés, pour
ſortir du corps, ne ſont pas obligées
de traverſer tout le trajet de la circulation, où elles ſont capables de cauſer les plus grands ravages.

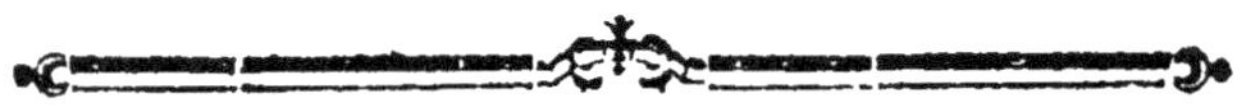

CHAPITRE XI.

D'où provient ce levain, & quel en eſt
le foyer ?

CE levain que nous avons démontré avoir toujours exiſté, & avoir toujours dû être évacué, & enfin avoir
dû l'être, avant la naiſſance de la
Variole, par le couloir des inteſtins,
comme la voye la plus naturelle, puiſque c'eſt elle que la nature ſuit le plus
volontiers, après celle de la ſuppuration, même encore aujourd'hui; que

peut - il être, & où peut-il avoir son
siége pendant tout le temps qu'il demeure dans l'inaction? C'est ce que
nous allons tâcher de développer :
tous les hommes le portent en naiffant, soit que leurs parents soient sains
ou malades , soit qu'ils aient eu la
Variole ou non. L'enfant le contracte
donc dans le sein de la mere même
la plus saine ; c'est un effet nécessaire
du séjour qu'il y fait. Le faire en-
gendrer comme les anciens, & quelques modernes, de la corruption du
sang menstruel dont l'enfant se nour-
rit pendant les neuf mois qu'il y demeure , c'est supposer que le sang
menstruel est corrompu dans toutes les
femmes, même les plus saines. Supposition absurde : le sang menstruel est
une portion du sang, qui ne differe
en rien du reste de la masse ; laquelle
n'ayant aucune corruption dans une
femme bien saine , n'en peut fournir
qu'une portion également saine. Que
si , dans ce cas, il arrive que cette
portion de sang acquiere quelque dégré de corruption, ce n'est que par
le séjour un peu trop long qu'il fait
quelquefois dans la matrice , après
avoir été séparé de sa masse, mais,
dans l'état de grossesse, ce séjour ne
peut avoir lieu : le sang ne s'extravase

point dans la cavité de la matrice, ne s'y arrête point, n'y féjourne point ; il paffe fans interruption, par le moyen du placenta, & des vaiffeaux ombilicaux, de la mere à l'enfant, dans le corps duquel il circule, & revient au placenta, &c.

On ne peut donc pas fuppofer ce levain répandu dans toute la maffe du fang du fœtus pendant ce féjour, parce qu'il lui vient de celui de la mere qui le plus fouvent, n'a rien de femblable dans le fien. Il faut lui affigner un foyer particulier dans lequel il eft niché & affoupi jufqu'à fon entier développement, & le faire provenir d'une efpece de corruption contractée néceffairement pendant ce féjour, mais qui ne circule pas dans fon fang. (*a*)

L'enfant nage pendant neuf mois dans des liqueurs croupiffantes ; la bouche, l'eftomac, les inteftins en contien-

---

(*a*) Variolarum & morbillorum materia, fivè, ut ita loqui liceat, fermentum, neutiquam in mafsâ fanguinis, & humorum delitefcit, neque etiam à folâ impuritate, fivè cacochymiâ humorum venit.... Hinc potiùs credibile materialem horum exanthematum caufam infixam effe firmiùs tabulis partis cujufdam ftabilis, ibique..... tandiù oculi, donec à contagio, vel fpecifico quodam liquido, vel aëre, in actum deducatur, & fui juris at. *Hoffm. Obferv. quarta.*

nent auffi. Quelque pures qu'elles foient au moment de la fécrétion, elles acquierent, par ce :croupiffement, une qualité nuifible au corps; cela eft affez prouvé par le *meconium*. Elles s'infinuent en partie dans le tiffu organique des parties qu'elles mouillent, s'y incorporent, s'y fixent. Tant qu'elles font ainfi fixées, elles ne donnent aucune marque de leur exiftence. Il faut qu'elles foient détachées peu à peu jufqu'à une certaine quantité, qu'elles fe mêlent dans le fang, dont elles changent alors la qualité, & avertiffent les forces vitales qu'elles ont un ennemi à combattre. Celles-ci redoublent, & font effort pour le détruire & le chaffer.

Il faut choifir ici l'un des deux foyers : ou le tiffu de la peau, ou celui des inteftins. Le premier, fi l'on ne confidère que les chofes préfentes, & les plus frappantes, paroît plus naturel, & femble, tout d'un coup, devoir obtenir la préférence, puifqu'il eft le théatre où le levain joue fa fcene tragique. Mais il ne l'a pas toujours été. Voyons cependant fi, malgré ce changement de fcene, il n'a pas laiffé d'être toujours le réfervoir du levain : ce levain fuppofé refté dans le tiffu de la peau, n'a-t-il pas pu

autrefois se dissiper par une simple
transpiration sans aucune maladie apparente ? Les causes étrangeres n'ont-
elles pas pu ensuite changer ou la nature du levain ou le tissu de la peau,
de façon qu'il n'ait pu continuer de
se dissiper sans y exciter une inflammation générale ? J'ai déjà observé
que ces causes étrangeres générales,
rélativement au temps où la Variole
n'étoit pas encore connue, & à celui
où elle a commencé de se manifester
& de se répandre, n'étoient pas assez
différentes pour produire un si grand
changement ; que ces mêmes causes,
rélativement aux différents temps qui
se sont passés depuis la naissance de
la Variole , & rélativement aux climats, aux âges, aux tempéraments,
aux maniéres de vivre des peuples,
& des hommes de différentes conditions, étoient trop différentes pour
produire constamment, toujours, par-
tout, & dans tous les sujets le même
effet. Ainsi, si le levain avoit toujours
résidé dans la peau, ou il se seroit
toujours dissipé de la même façon,
ou ayant souffert une fois un si grand
changement, on verroit des variations
essentielles dans la maniére dont il se
dissipe depuis ce changement ; puisque les causes qui auroient pu le pro-

duire une fois & qui agiſſent ſur tous les corps, changent & varient ſuivant toutes les circonſtances que nous venons de rapporter.

Mais le foyer n'a-t-il pas pu changer, & une fois tranſporté dans le tiſſu de la peau y avoir toujours demeuré, & le levain réduit en action, y avoir produit conſtamment les mêmes ſymptomes? Il faut ſe reſſouvenir de ce que nous avons établi, ſavoir, que le levain ſe contracte dans le ſein de la mere, que c'eſt pendant le ſéjour qu'y fait l'enfant qu'il s'incorpore dans le tiſſu organique, & qu'il n'y a que celui de la peau, & celui de l'eſtomac & des inteſtins qui y ſoient expoſés. Il faut donc que ce ſoit pendant ce ſéjour qu'il ait changé de domicile, &, pour cela qu'il ait trouvé plus d'analogie avec celui qu'il prenoit, qu'il n'en avoit auparavant avec celui qu'il quittoit, & cela n'a pu ſe faire que par un changement arrivé ou dans le levain même, ou dans le tiſſu des organes en queſtion. Les raiſons qui prouvent que ce changement n'a pas pu ſe faire, ſe tirent de ce que nous avons déjà dit, ou plutôt ce ſont les mêmes que nous avons rapportées, & tout lecteur attentif les trouvera facilement. Il faut donc que ce foyer foit & ait toujours été dans le tiſſu des premieres voies.

Le *meconium*, qui cauſeroit beaucoup de ravages, s'il n'étoit évacué bientôt après la naiſſance, ne forme de ce levain contracté pendant ce féjour, que la partie la plus groſſiere, la plus abondante contenue dans le canal même des premieres voies. Mais la partie la plus fine, la plus déliée a eu le temps de pénétrer dans le tiſſu, de s'attacher aux fibres des tuyaux qui le compofent, & de s'y fixer ſi bien, qu'elle n'en peut être détachée par l'action continuelle de ces mêmes tuyaux que peu à peu & dans un efpace de temps plus ou moins long. Et c'eſt ce qui forme en particulier le levain Variolique & Rubiolique.

CHAPITRE XII.

*La marche & la route du levain avant
la naiſſance de la Variole.*

NOus conſidérerons la marche du
levain dans deux temps différents ;
avant & après l'origine de la Variole. Dans le premier dont il s'agit actuellement, lorſque le levain étoit parvenu à ſon point de maturité, c'eſt
à dire, que détaché en partie par le
mouvement continuel des ſolides &
des fluides, il avoit paſſé ſuffiſamment
dans le ſang pour y cauſer une eſpece
de fermentation & en accélérer le mouvement, avec les ſymptomes d'une
fievre légere, ce qui reſtoit encore
dans le foyer, prêt à ſe détacher également, étant par-là mis auſſi en mouvement, agaçoit les fibres nerveuſes
des inteſtins, qui ſe contractant avec
force, exprimoient de leurs tuniques,
de leurs glandes, de tous leurs conduits, les fluides qu'ils contenoient
avec la partie du levain qui s'y trouvoit encore mêlé avec eux, & pré-
paroient ainſi une infinité de ruiſſeaux
pour l'écoulement de celui qui avoit

paſſé dans le ſang, & qui obéiſſoit au mouvement qu'il y avoit excité, pour ſuivre la même route.

Cela ſe paſſoit ainſi lorſque la nature toute ſeule, ſans le concours d'aucune cauſe morbifique, après avoir préparé peu à peu le levain, l'avoir détaché en partie, & entrainé dans les voyes de la circulation, faiſoit enfin un dernier effort pour s'en délivrer entiérement. Cette évacuation par la voye des ſelles produite par les ſeules forces naturelles, ſans le concours d'aucune autre cauſe, pouvoit être l'affaire de quelques heures, ainſi que la fievre légere qui l'avoit précédée, ſymptomes qui dérangeoient ſi peu l'économie qu'à peine s'en appercevoit-on. On conçoit que cela devoit ſe paſſer de cette manière dans les premiers âges du monde, où les hommes vivant dans la plus grande ſimplicité & d'une maniére la plus conforme à la nature, celle-ci ne ſe trouvoit jamais troublée dans ſon cours par des cauſes étrangeres. Et cet état peut ſe comparer avec celui de ces enfants, ſurtout à la campagne, qui ayant aujourd'hui la variole ſans mélange d'aucune autre cauſe morbifique, en ſont ſi peu malades, qu'ils courent au grand air, mangent, boivent ſans aucun accident, ni suites facheuses. La différence n'est que dans la durée de l'opération, & dans la route que prend le levain, & qui demande un temps plus considérable.

Dans les suites, & à mesure que les hommes s'écarterent de la simplicité de la nature, il se joignit souvent au levain, prêt à éclorre, des causes étrangères de maladies plus ou moins mauvaises suivant leur énergie, leur qualité, & leur quantité. Le levain, après des combats & des efforts bien plus grands de la part de la nature, avec des symptomes plus ou moins dangereux, étoit évacué avec elles, le plus souvent par les selles, comme la voye qui lui étoit la plus naturelle, mais quelquefois, ou en tout, ou en partie, par d'autres voyes, entrainé par le torrent des autres humeurs morbifiques qui causoient les desordres. Et alors les symptomes en devoient être bien plus éffrayans, à cause du renversement de l'ordre de la nature.

C'étoit à peupres l'état où se trouvoient les hommes du temps d'Hippocrate, & de ses successeurs, jusqu'au temps où la Variole se déclara chez les Arabes. Jusqu'alors le levain ne se portoit vers l'habitude du corps qu'autant qu'il y étoit entraîné par le cours de l'humeur d'autres maladies. Ce qui ne formoit que des symptomes propres à ces maladies, parce que c'étoient elles, plutôt que le levain, qui les produisoient. On voyoit, comme aujourd'hui, des fivres éruptives, accompagnées de parotides, de bubons, d'autres phlegmons, & éxanthèmes sur une ou plusieurs parties du corps. Et lorsque ces maladies rencontroient le levain assez développé, elles le poussoient hors du corps avec les humeurs qui les avoient excitées. Mais lorsque, parvenu à maturité, le levain ne rencontroit point de telles complications, il suivoit toujours fort tranquillement son cours ordinaire.

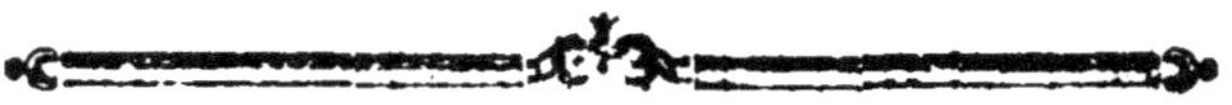

CHAPITRE XIII.

Ce qui a fait changer de route au levain, & donné naissance à la Variole.

LES choses en seroient toujours demeurées là, si l'on avoit continué de faire la médecine, comme la faisoient Hippocrate & ses successeurs jusqu'aux Arabes. Le premier, plutôt observa-

teur que guériffeur, laiffoit la nature
dans fon trouble, plutôt que de la
troubler lui même; fi les autres, jufqu'aux Arabes, fe font mis dans le cas,
pour la guérir, de la troubler à certains
égards, les derniers l'ont troublée à
celui-ci.

Je crois avoir fuffifamment montré
que, quoique la Variole foit une maladie nouvelle, fa caufe n'a pas moins
exifté de tout temps. On fait que la
même caufe matérielle ou humorale,
ne produit pas toujours la même maladie, mais des maladies différentes,
fuivant qu'elle eft déterminée à agir
par d'autres caufes, pour ainfi dire,
accéffoires ou accidentelles. On ne peut
douter que ces caufes déterminantes
n'aient commencé d'agir parmi les
Arabes, puifque c'eft chez eux qu'elles ont commencé de déterminer le
levain à fe porter à la peau, & d'y
produire la variole. C'eft donc chez
eux qu'il faut les chercher. On pourroit penfer que c'eft une difpofition
particuliere du tiffu de la peau provenant du climat, & propre à attirer &
à recevoir la caufe humorale, à s'en-
flammer par fa préfence & à fuppurer.
Mais comme cette difpofition auroit
toujours exifté, parce que le climat a
toujours été le même, il faudroit qu'elle

y eût toujours occafionné la Variole;
à moins qu'on n'imaginât que cette
difpofition avoit eu un commencement
à l'occafion d'une faifon plus chaude
& plus humide, en un mot, plus propre, comme l'on voudra, à produire
cet effet, qu'aucune autre qu'on eût
jamais vu. Mais il eft plus raifonnable de l'attribuer à ce qu'ils ont introduit dans la Médecine de propre à
eux & que les autres ne connoiffoient
pas. Et comme ils font les premiers
qui y ont introduit l'ufage des aromates & d'autres remedes chauds, &
qu'on ne peut attribuer un nouvel effet
qu'à une nouvelle caufe, il eft très
probable qu'il a été produit par l'ufage
immodéré des cordiaux & fudorifiques
qu'ils ont employés les premiers. D'autant plus que l'abus qu'on fait des chofes
eft toujours plus confidérable dans les
commencemens, quoique moins répandu. Effet cependant qui a pu être
favorifé, dans ce climat, par la difpofition particuliere de la peau, mais qui
toute feule n'auroit pu le produire.

C'eft donc par le moyen de ces
remedes de leur invention que les
Arabes ont caufé cette grande & terrible révolution dans la nature humaine, & qu'ils ont donné aux hommes
une maladie d'autant plus funefte

qu'elle s'opère par un méchanisme tout à fait opposé à celui que la nature s'étoit choisi. Proposition qui paroîtra, sans doute un paradoxe : car, quand on concevroit que ces remedes ont été capables de produire cet effet dans ceux qui les avoient pris, on ne concevroit pas comment ce même effet a pu être produit alors, dans la suite, & peut encore l'être de nos jours, dans ceux qui n'en faisoient & qui n'en font aucun usage, uniquement parce que les Arabes s'en sont servis. J'espere pourtant lui ôter cet air de paradoxe, toujours par des raisons fondées sur des faits.

Il est vrai que Rhasès, le premier qui ait écrit de la Variole, la traite par des rafraichissans. Mais Rhasès pouvoit être, & il y a apparence qu'il étoit, le plus éclairé des Médecins de son temps, & celui qui raisonnoit le mieux. Il voyoit qu'une maladie aussi incendiaire dans un pays aussi chaud que celui où il exerçoit la médecine, (a) vouloit être traitée par des calmans & des rafraîchissants. L'expérience venoit à l'appui de ses raisonnements : cette méthode lui réussissoit mieux que

---

(a) Le Caire & Cordoue. En 1000.

celle qui lui étoit oppofée, qu'on avoit fuivie avant lui, & qu'il voyoit fuivre par les autres Médecins de fon temps, ou par le vulgaire qui ne fachant ni obferver, ni raifonner fur les phéno- mènes qu'il voit, fe laiffe féduire par la feule apparence, & bien loin de fe détromper par les mauvais fuccés, aime mieux les attribuer à la force du mal, qu'au traitement qu'il a une fois ima- giné devoir convenir. Mais le vulgaire, d'où tire-t-il fes préjugés ? Il fuffit qu'un Médecin à qui le caprice, ou l'ignorance du public, ou des circonf- tances favorables ont donné une célé- brité qu'il ne méritoit pas, ait em- ployé une méthode, pour la faire fuivre aveuglément ; fur tout par le vulgaire, & lui former des préjugés, qui, bien loin de s'affoiblir par le temps, ne pouffent que de plus fortes racines, parce qu'ils fe répandent davantage, quelques efforts que faffent, pour les détruire, les Médecins les plus fages, les plus habiles, & les plus éclai- rés. Ainfi, que Rhafés ait traité la Variole par des rafraichiffants, cela ne prouve pas qu'avant lui & de fon temps, on n'ait employé une méthode oppo- fée. Quoiqu'il foit le premier qui traite de cette maladie, comme il la donne pour être déjà ancienne, elle pouvoit avoir déja plufieurs fiecles, & l'on avoit bien eu le temps de forcer la nature à la produire par de mauvaifes manœuvres. Il s'apperçut bien qu'elles étoient contraires à la maladie, mais il ne penfa pas, non plus que ceux qui font venus après, à faire des recherches pour découvrir comment elle avoit pris naiffance. Il eft toujours vrai que les cordiaux étoient déjà en ufage pour cette maladie, comme pour les autres, puifqu'il les emploie lui même, mais feulement dans le cas où il croit la nature trop foible pour pouffer le levain dehors. Avicenne, qui fuit prefque fa méthode, dit qu'il y en avoit qui employoient des aromates. (*a*)

Avant eux, & avant la naiffance de la Variole, les Médecins Arabes avoient donc employé, pour d'autres maladies des aromates, qui font tous cordiaux, échaufans, & furdorifiques, & voici comment on conçoit que fe fit la révolution : ils en éprouverent, fans doute, de bons effets dans quelques maladies, ce qui les accrédita chez eux. Ce fut furtout, dans quelque épidémie

---

(*a*) Et de hominibus eft qui ponit in eâ fpicæ, & zinziberis, & feminis fœniculi, & anifi, & ciperi, & piperis, partes æquales fecundùm quantitatem quæ ei videtur. *Avicen.*

maligne, ou peſtilentielle ou la termi-
naiſon s'opère par les ſueurs, ou quelque dépôt critique à l'extérieur. On
ſait que dans ce cas ces ſortes de remedes favoriſent beaucoup les deſſeins
de la nature. Il arriva enſuite une épidémie ſemblable en apparence, mais
avec cette différence cachée, qu'elle
développa ou trouva prêt à ſe développer, dans pluſieurs, le levain, cauſe
materielle de la Variole future, lequel
ſe joignit à la cauſe humorale de l'é-
pidémie dont l'augmenta l'inflamabi-
lité. Les mêmes remedes furent employés ; & pouſſant, comme à l'ordinaire, l'humeur de la maladie principale à l'extérieur du corps, le levain
fut entraîné avec elle, irrité, & rendu
plus inflammable. Au lieu d'un ou deux
dépôts, qu'on avoit vus dans les autres maladies, il en parut une infinité
ſur toute l'habitude du corps. Cela dut
étonner comme un phénomène que
perſonne n'avoit encore obſervé, &
voyant arriver un calme à la ſortie
de ce prétendu venin, on dut ſe féliciter en même temps d'avoir ſi bien
réuſſi à la procurer. On continua
juſqu'au bout, pour achever de le faire
ſortir : & l'on n'eut garde de s'imaginer, en voyant bien-tôt redoubler la
fievre avec les autres ſymptomes dans

le

le temps de la fuppuration, que ce
qui avoit paru les calmer au commencement, eût pu les rendre auffi terribles. Erreur qui s'eft perpétuée jufqu'à
nos jours, & qui ne paroit pas devoir
fe détruire encore de long-temps; j'entends parmi le vulgaire, qui y eft entretenu par l'exemple de ceux même
d'entre les Médecins, qui, condam-
nant les cordiaux dans les cas ordinaires, ne laiffent pas de les ordonner
dans quelques cas particuliers, & très
rares où ils conviennent.

Je veux même que les Médecins les
plus éclairés n'aient eu aucune part à
ce grand & funefte événement. Le
vulgaire, avant Rhafes & de fon
temps, étoit comme le vulgaire d'aujourd'huy. Ses habitudes & fes préjugés en Médecine, tirent leur origine,
comme nous l'avons obfervé, de quelques exemples particuliers des Médecins célébres, dont il fait des applica-
tions générales, parce que c'eft toujours fans connoiffance de caufe. Ainfi
les Médecins Arabes emploioient les
aromates, fi l'on veut, dans des cas
où ils convenoient ; tout le monde,
croiant les imiter, les emploioit là où
ils ne convenoient pas. Il n'en fallut pas
davantage pour dans une épidémie,
faire porter, pour la premiere fois,

D

le levain à l'habitude du corps, &
donner naiſſance à la Variole.

C'eſt là la cauſe la plus probable
de l'origine de la Variole parmi les
Arabes; parce que toutes celles qu'on
pourroit ſoupçonner avoir donné lieu
à cette grande révolution, dépendan-
tes du cours de la nature, ayant toujours exiſté dans ces climats, y auroient de tous temps produit le même
effet? Il faut donc l'attribuer à une
cauſe nouvelle qui ne peut être qu'un
pur effet de l'invention des hommes;
& je la trouve dans l'invention & le
premier uſage des échaufants, cordiaux, & ſudorifiques, parmi les
Arabes.

CHAPITRE XIV.

Propagation de la Variole.

IL s'agit maintenant de la propaga-
tion de la Variole, dont la raiſon ne
doit pas paroître moins difficile que
celle de ſon origine. Cette raiſon doit
être différente, ſuivant les deux manieres dont cette maladie ſe déclare:
ſavoir, la contagion & la ſpontanéité.

Quant à la premiere, il faut ſe rap-

peller qu'avant la naiſſance de la Variole, le levain parvenu à ſon point de
maturité, ſortoit du corps fort tranquillement par une ſeule voie, enveloppé
dans d'autres excréments, ſans beaucoup d'activité, & ſans ſe répandre
preſque dans l'air. Il n'avoit aucune
priſe ſur les autres corps par le défaut
de conformité entre lui & les parties ſur
leſquelles il auroit pu agir. Les ſymptomes étoient trop peu remarquables
pour conſtituer une véritable maladie,
encore moins pouvoient-ils ſe communiquer par contagion. Mais la Variole,
pour ſe déclarer de la maniere que nous
avons dit, en ſe déclarant, & dans ſon
cours, fit changer de nature au levain:
il fut exalté, ſubtiliſé, volatiliſé, rendu
capable d'une expanſion extraordinaire,
par les nonbreuſes & fougueuſes circulations qu'il fut obligé de ſubir dans
les plus petites filieres, par le mouvement accéléré & impétueux des ſolides
& des fluides, en un mot, par l'ardeur
de la fievre, & les efforts de la nature
d'autant plus violents, qu'ils étoient
forcés, & contraires au cours qu'elle
avoit accoutumé de ſuivre. C'eſt avec
cette impétuoſité qu'il eſt porté à l'habitude du corps; c'eſt avec cette impétuoſité qu'il s'élance dans l'air avec la
tranſpiration, par des millions de pores

qui lui font ouverts, formant autour du malade une athmofphere très-confidérable de miafmes varioliques incorporés avec la matiere infectée, & également fubtilifée de la tranfpiration. Ces corpufcules, avant d'avoir perdu leur activité, s'élancent contre les corps, qui enveloppés dans leur athmofphere, fe trouvent expofés à leur rencontre. Ils s'infinuent & pénétrent dans leurs pores d'autant plus facilement, qu'ils y trouvent deux fortes d'analogies, qui font comme autant de forces attractives: analogie entre ces paffages & ceux d'où ils fortent. Ces nouveaux paffages, femblables d'ailleurs aux autres, leur préfentent des ouvertures plus libres, en ce que le courant de la tranfpiration qui en fort, beaucoup plus foible, en eft plutôt repouffé, qu'il n'eft capable de repouffer le torrent impétueux des corpufcules qui fe préfentent. Analogie d'humeur, je veux dire, entre la tranfpiration qui tranfporte le virus, & celle qui le reçoit, avec cette différence favorable à l'attraction, que la premiere beaucoup plus fubtile & déliée, eft attirée par l'autre, comme l'on voit deux gouttes de la même liqueur, dont la plus petite fe précipite, & fe confond dans la plus grande. Cela fe paffe dans les pores mêmes de la fuperficie

du corps du sujet sain. Et, comme la
matiere de la transpiration qui s'y trouve, ne sort pas toute, & qu'il y en
a une partie qui, enfilant les pores col-
lateraux, rentre dans la circulation,
c'est avec celle-ci que le virus s'introduit dans le sang, où rencontrant une
partie du levain inné & primitif détaché du foyer, se joint à lui, & les deux
se prêtant mutuellement des forces,
achevent d'attirer celui qui y restoit,
tout prêt à s'en détacher; & bientôt ils
se trouvent en état d'exciter dans le sang
toute la fermentation nécessaire à l'expulsion de l'un & de l'autre, en un mot,
tous les symptomes de la Variole.

C'est ainsi que la contagion opere
toujours son effet, pourvu qu'elle trouve
le levain disposé, ou en entier, ou en
partie, à se prêter à son action. Condition nécessaire à la communication
de la Variole, puisqu'il y en a qui, ne
l'ayant pas eue, se trouvent impunément exposés à la contagion, & qui la
prennent dans une autre circonstance,
où le levain est disposé à recevoir toute
son impression.

Mais comme il s'agit ici de la premiere fois que la Variole s'est communiquée d'un sujet à un autre, comment
est-ce que, quoique l'agent qui a mis
le levain en action, ait été communiqué

par la peau, ce levain n'a pas suivi la route qu'il avoit accoutumé de suivre jusqu'alors ? La chose n'est pas bien difficile à concevoir : avant la communication d'un nouveau ferment par la peau, lorsque le levain naturel étoit assez développé, il y en avoit une partie, qui, ayant passé dans le sang, y causoit un mouvement intestin extraordinaire, en accéléroit la circulation, excitoit, en un mot, dans les forces vitales, ce qu'on a raison d'appeller efforts de la nature pour expulser ce qui la fatigue ; tandis que le reste de ce même levain, n'ayant pas encore abandonné tout-à-fait le tissu des intestins ; mais y étant devenu plus en liberté, exerçoit son action sur leurs tuniques, & y occasionnoit des contractions plus fortes & accélérées, qui exprimoient les sucs qui y étoient contenus avec cette partie de levain. Voilà une infinité de voies ouvertes à celui qui étoit dans le sang, & qui étoit forcé, par le mouvement contre nature qu'il y avoit excité, à chercher à en sortir par les premieres issues qui se présentoient. S'il n'avoit pas trouvé du côté des intestins une aussi grande facilité, il auroit plutôt enfilé le couloir des reins, comme lui présentant des ouvertures bien plus libres, & d'un calibre plus grand, que

n'auroit fait le tiſſu ſerré de la peau.
Vraiſemblablement il n'étoit pas aſſez
ſubtiliſé pour pouvoir y pénétrer; mais
quand même il l'auroit été aſſez, on
ſait que les fluides ſe portent toujours
vers l'endroit où ils trouvent moins de
réſiſtance, & des ouvertures toutes préparées. Mais dans le cas que le ferment
étranger qui a mis le levain inné en action, s'eſt introduit par les pores de la
peau, l'ordre eſt renverſé, & les ſuites
doivent ſe paſſer d'une maniere oppoſée.
Le mouvement beaucoup plus violent
qu'il a excité dans le ſang, en ſe joignant au levain qui y étoit déjà, attire & entraîne comme un torrent celui
qui reſtoit encore dans le tiſſu des inteſtins, ſans lui donner le temps d'y préparer les voies, comme il avoit accoutumé
de faire. Mais elles ſe trouvent préparées
du côté de la peau, non-ſeulement parce
qu'elles ont donné paſſage au virus étranger, mais encore parce qu'elles conſer-
vent dans leur entrée, & dans leur trajet
une partie de ce même virus qui ſe joint
& prête de nouvelles forces à celui qui,
pouſſé du centre à la circonférence par
les forces vitales, s'offre à ſa recon-
contre. Et cela eſt plus que ſuffiſant
pour qu'il s'accumule dans le tiſſu de la
peau, qui l'irrite par ſon acrimonie,
& y produiſe, dans différents points,

cet engorgement inflammatoire en quoi consiste la Variole. Et quand même il se feroit quelques évacuations par les selles, elles pourroiènt bien diminuer la quantité du levain, & rendre la Variole plus discrete, & plus bénigne, comme il arrive d'ordinaire, & même le retirer entiérement de la peau, comme il arrive quelquefois; mais on n'a pas encore observé qu'elles aient pu l'empêcher entiérement de s'y porter.

C'est ainsi que, la nature ayant été forcée une fois de changer son cours, la Variole s'est communiquée, & perpétuée par contagion. Mais il y a des Varioles spontanées, c'est-à-dire, qui se déclarent d'elles-mêmes sans communication. Et en effet, quand il survient une Variole épidémique, le premier sujet qui en est attaqué, ne peut pas être soupçonné l'avoir reçue d'un autre. Et comment est-ce qu'on peut supposer à la peau une disposition par laquelle le levain trouve plus de facilité à se porter de ce côté, que de celui des intestins, la route naturelle, disposition que je n'ai attribuée qu'à l'introduction du virus étranger par cet organe? Pour répondre à cette difficulté, je dis qu'il est plus que probable que dans les premiers temps de la Variole, si l'on en excepte celle qui fut forcément produite par l'ufage immodéré des échaufants dans les maladies où le levain fe trouvoit affez dévéloppé pour être entraîné avec les autres humeurs que ces remedes pouffoient à la fuperficie, il n'y avoit de Variole que par contagion. On ne conçoit pas que ce foit autrement que les Arabes l'ont portée fur les côtres d'Afrique, delà en Efpagne, & en France, d'où elle s'eft répandue de la même façon dans le refte de l'Europe ; & quand on dit que les Européens l'ont portée depuis dans de nouveaux climats, ce ne peut encore être que de la même façon. Aujourd'hui même on pourroit douter qu'il y en eût d'autres dans les pays où elle eft déjà ancienne. Sur quoi il faut diftinguer deux fortes de contagions : l'une immédiate, l'autre médiate. La premiere eft celle par laquelle la Variole fe communique immédiatement d'un fujet malade à un autre fujet difpofé qui l'approche ; l'autre, celle par laquelle le virus eft porté d'un lieu infecté par la Variole, dans un autre lieu, où elle n'étoit pas, par une perfonne qui, fans prendre elle-même la maladie, faute de difpofition, communique ce virus à un fujet difpofé qu'elle approche. Et s'il fe déclare en même temps, dans ce dernier lieu, une maladie épidémique propre à

achever, dans un grand nombre, le
développement du levain, & à le mettre en action, la Variole deviendra auſſi
épidémique, le levain étant attiré à
l'habitude du corps par la communication qui ſe fait de proche en proche,
ſoit médiatement, ſoit immédiatement
de ce premier malade à tous ceux dans
qui le levain ſe trouve ſuffiſamment
préparé. C'eſt de cette façon, ordinairement, qu'une épidémie commence,
& continue, juſqu'à ce que le levain
ſoit épuiſé dans tous ceux dans qui il
s'eſt trouvé préparé.

Si rien ne conſtate la ſpontanéité de
la Variole, que rien ne prouve évidemment qu'elle n'a pas beſoin, pour ſe
déclarer, même encore aujourd'hui,
d'une contagion qui diſpoſe la peau à
recevoir le dépôt morbifique, il eſt bien
difficile de concevoir comment cette
ſpontanéité auroit pu avoir lieu dans
les premiers temps de la Variole, ſur-
tout dans ceux qui, nés de parents,
qui n'avoient pas encore eu cette maladie, étoient les premiers de leurs familles à en être attaqués. Rien ne pouvoit déterminer le levain à ſe porter à
l'habitude du corps, que la communication d'un nouveau ferment par les
pores de la peau. Cependant on voit
aujourd'hui des Varioles ſi iſolées, qu'il

est bien difficile aussi de supposer, avec quelque vraisemblance, qu'elles aient été excitées par la contagion d'un virus étranger. Si cela nous oblige d'admettre la spontanéité de la Variole, il faut que la peau se trouve disposée à recevoir le levain variolique indépendamment de la contagion. Et alors cette disposition ne peut être qu'héréditaire. La peau qui, dans un homme, a déjà été affectée par la Variole, a souffert un changement dans son organisation, il la transmet telle à son enfant, & elle forme dans ce dernier une disposition à recevoir le levain sans le secours d'une contagion, lorsqu'il se trouve dévéloppé par les forces vitales, ou toutes seules, ou aidées de causes étrangeres morbifiques. Cette disposition organique augmente à proportion des générations successives par lesquelles la peau, de pere en fils, a éprouvé l'impression de la Variole. Nous avons fait voir que les parents ne sauroient transmettre à leurs enfants un levain que le plus souvent ils n'ont plus ; que celui que porte l'enfant en naissant, lui est propre & étranger à ses parents. Mais ils lui transmettent leur organisation ; ou cette disposition organique de la peau, qui fait que le levain dévé-

loppé trouve plus de facilité à s'y porter que par tout ailleurs. Cette tranfmiffion d'organifation eft prouvée par
la conformité des traits , & du tempéramment entre les parents & leurs enfants. Que fi l'on n'apperçoit pas toujours
fenfiblement cette conformité , il arrive
fouvent auffi que des enfants qui n'ont
rien de leurs pere & mere , reffemblent
beaucoup à leurs grand'-peres paternels
ou maternels , à qui leurs fils ne ref-
fembloient pas. Ce qui prouve qu'il fe
fait toujou·s une tranfmiffion d'organifation plus ou moins grande , & à plus
forte raifon , que l'organifation infen-
fible , telle que nous la fuppofons , doit
toujours fe tranfmettre plus ou moins.
On voit également fe tranfmettre l'organifation forcée · & contre naturelle
par les boiteux, & autres mal confor-
més , & ayant des maladies organiques.
La difpofition organique dont il s'agit
doit être regardée comme factice , &
doit avoir encore augmenté à proportion des efforts qu'on a prefque toujours
faits pour forcer le levain à fe porter à
la peau. Rien ne prouve plus le pli
qu'on peut faire prendre à la nature
par des manœuvres non interrompues ,
& qui fubfifte long-temps après même
que ces manœuvres ont ceffé , que
l'hiftoire que rapporte Hippocrate des

Longues-têtes. (*a*) De façon que, depuis l'origine de la Variole, les enfants non-seulement continuent de contracter, comme auparavant, dans le sein de leurs meres, le levain variolique, par une nécessité attachée à la nature humaine ; mais ils reçoivent encore pendant leur formation, une disposition factice, organique, & héréditaire de la peau à recevoir ce levain, lorsqu'il se trouve développé.

(*a*) Les Macrocéphales sont ainsi appellés parce qu'ils ont la tête fort longue. Dans le monde il n'y a point de peuple qui ait la tête longue comme eux. La coutume seule fut d'abord la cause de cette excessive longueur ; mais la nature s'est ensuite conformée à la coutume. Ces peuples croient que ceux qui ont la tête la plus longue, sont les plus vaillants ; c'est pourquoi anciennement dès qu'un enfant étoit né, pendant que sa tête étoit encore toute tendre, on la lui formoit avec les mains, on l'allongeoit autant qu'il étoit possible ; & avec des plaques & des bandes on la lioit & serroit de maniere qu'elle ne pouvoit croître qu'en long ; ce qui d'abord n'étoit que coutume devint peu après nature, & avec le temps cette nature devint si forte, qu'elle n'eut plus besoin du secours de la coutume. En effet la semence vient de toutes les parties du corps, & se sent également de leur santé & de leurs maladies. Si ceux qui ont les yeux bleus engendrent des enfants qui ont les yeux bleus, & ainsi de même de toutes les autres configurations du corps, pourquoi des hommes à longue tête ne seront-ils pas des enfants à longue tête ? Il est vrai qu'aujourd'hui ils ne naissent plus avec la tête si longue ; & cela vient de ce qu'ils ont laissé perdre par négligence leur premiere coutume, & que peu à peu la nature travaille à reprendre son premier pli. *De Aëre, Locis & Aq.*

CHAPITRE XV.

*La route que prenoit autrefois le levain ;
est encore aujourd'hui la plus favorable pour la guérison de la Variole, &
il est possible de la rétablir entiérement
pour l'extinction générale de la maladie.*

PAR une continuité, depuis plufieurs
fiecles, de contagion par laquelle un
virus étranger s'introduit dans les
corps par les pores de la peau pour
y mettre en action le levain inné qui fe
trouve fuffifamment difpofé ; par la
même continuité de tranfmiffion héréditaire, de cette difpofition organique
de la peau, à recevoir les dépôts
de ce levain inflammatoire, cette
difpofition & ce tranfport forcés font
devenus comme naturels, & par
conféquent très - difficiles à changer.
Mais eft-ce un ouvrage entiérement
impoffible ? La route que fuivoit
autrefois la nature pour fe délivrer
de ce levain morbifique, ne pourroit-
elle pas pas fe rétablir, ou en tout
ou en partie? ce font les deux points

où aboutit tout ce que j'ai dit, de même que tout ce que je dois dire. C'est dans le dernier que consiste la cure de la maladie actuelle, dans le premier son extirpation.

Il faut que la nature asservie à cet égard, comme à bien d'autres, par les mauvaises manœuvres des hommes, ait conservé quelque chose de ses anciens droits, sur le couloir des intestins, puisqu'elle est prête à profiter de la moindre occasion qui se présente, pour les reprendre, & pour se délivrer avec moins de peine & de danger, d'un ennemi qu'on avoit rendu trop puissant. Cela se voit principalement par mes observations ; & nous allons voir, que celles des Medecins mêmes qui semblent le soupçonner le moins, & être le plus contraires a cette opinion, lui sont cependant favorables, & peuvent servir à la confirmer. De-là nous pourrons conclure avec toute sorte de vraisemblance, qu'il est très-possible de ramener la nature dans la voie dont on l'avoit forcé de s'écarter.

La plûpart des Medecins qui suivoient l'ancienne routine, & qui passoient dans leur temps pour grands praticiens, comme Perdulcis, Riviere, Morton, & autres, regardoient la diarrhée comme dangereuse dans cette ma-

ladie. Mais leurs fentiments étoient-ils
réellement fondés fur l'obfervation? rap-
portent-ils des faits réellement convain-
cants, à moins que ce ne foit quelque diarrhée exceffive ? encore n'en donnent-ils
point d'exemple. Prévenus par de faux
raifonnements que le cours de ventre
eft contraire au but que fe propofe la
nature, ils ne voient dans les faits qui
fe préfentent, que ce que leurs préjugés leur avoient déjà mis dans l'efprit.
Ils rapportent des faits qui, ou ne
prouvent rien, ou prouvent contre eux,
comme nous l'avons déjà vu. Le plus
grand danger de la Variole, ne vient
que de la fauffe idée qu'on s'en eft
toujours faite. *C'eft un venin, un virus
que la nature pouffe au dehors par la
peau. Il faut favorifer fon cours & fa
fortie, d'autant plus que nous voyons
que fa rétrogradation eft toujours funefte.*
Voilà ce qui s'appelle raifonner *à priori*
& *à pofteriori.* Et à quoi aboutiffent
toute la théorie, & la cure de la maladie, en un mot l'idée complette
qu'on s'en eft faite jufqu'à préfent. Qui
auroit pu imaginer qu'il viendroit un
temps où tout celà feroit faux, & où
l'on démontreroit que ce raifonnement
eft ce que la maladie a de plus dangereux ? Le levain, quoique nous le
portions tous en naiffant, eft une caufe

matérielle d'inflammation, qui ne differe point de la cauſe matérielle de celle
qu'on ne craint point de détourner. Et
ce n'eſt pas parce qu'elle rentre, qu'elle
devient dangereuſe, mais parce qu'elle
& l'humeur corrompue qui ſe trouve
avec elle, s'arrêtent dans les viſceres,
& elles ne ſi arrêtent jamais que lorſque cette derniere eſt trop abondante.
C'eſt pourquoi lorſque cette double
cauſe matérielle rentre, ou qu'elle menace de rentrer, ſans qu'aucune autre
voie lui ſoit ouverte, & que, par conſéquent, les viſcères ſont menacés de
dépôt, un vomitif eſt le ſecours le
plus efficace pour tirer le malade de
danger. ſelon Hoffmann, & pluſieurs
autres Modernes, ou une purgation,
ſelon Perdulcis, les uns & les autres les
regardant pourtant comme dangereux
hors de ce cas, dans lequel, en diminuant l'engorgement général, ils faci-
litent la ſécrétion & l'excrétion de l'humeur morbifique, ils rétabliſſent celle
qui ſe faiſoit par la peau, & ils en produiſent une nouvelle par l'eſtomac &
les inteſtins. Que ſi d'autres voies lui
ſont ouvertes, ſurtout celle des inteſtins,
lors de la rétropulſion, elle n'entraîne
aucun danger, parce que, de quelque façon que l'humeur ſorte, cette
ſortie empêchant le dépôt interne, eſt

également falutaire. Comment eft - ce
que ce qui par expérience, eft reconnu
capable de détourner ce dépôt commençant ou prêt à fe faire, pourroit,
fans aucune difpofition, le produire,
& quelle preuve en a-t-on ?

La nature fe propofe de faire fortir
le levain avec les autres humeurs morbifiques, mais elle n'eft pas néceffitée à
les faire fortir par la voie de la fuppuration, puifqu'elle ne s'en eft pas toujours fervie, & qu'on voit encore aujourd'hui des levains Varioliques diffi-
pés par d'autes voies que celle de la
fuppuration. Voilà le grand principe,
le principe général qu'on a toujours
fuivi pour toutes les maladies inflammatoires. Il n'y a que celle-ci, où,
par une fatalité des plus étranges, on
s'en eft toujours écarté.

Il n'eft donc pas furprenant que re-
doutant fi fort le cours de ventre dans
la Variole, les anciens Medecins ayent
évité avec foin les purgatifs, fi ce n'eft
quelquefois avant l'éruption. Sydenham
tenoit encore à ce préjugé, & quoiqu'il
reconnût enfin, forcé par l'obfervation,
que cette évacuation fpontanée étoit
quelquefois falutaire, il ne changea
pas de fentiment en faveur des purgatifs.
Mais ce qu'il y a de plus furprenant,
c'eft que Hoffmann, ainfi qu'Amatus

Lufitanus, Baillou, & autres, ayant reconnu combien le cours de ventre eft falutaire dans tous les états, & dans toutes les efpeces de Variole, & dans quel danger jette la conftipation, au lieu de profiter de ces obfervations pour, au défaut de cette évacuation fpontanée, remplir par l'Art les mêmes vues que la nature fe propofe en la procurant, n'ayent pas laiffé de demeurer fermes dans la crainte des purgatifs. S'ils les confeillent, ce n'eft qu'avant l'éruption, ou lorfque, dans les autres temps, le malade eft menacé de quelque danger provenant de la rétropulfion du virus. En tout cela, il y a une fi grande contradiction qu'il n'y a que des préventions invincibles qui puiffent y faire tomber. J'ai donc raifon de dire que leurs propres obfervations, combattant manifeftement leur opinion, fans pouvoir la leur faire changer, confirment la mienne.

Les progrès dans les découvertes ne fe font que par dégrés infenfibles, fur tout quand les préjugés s'oppofent à une marche plus rapide.

Sydenham a de la peine à fe perfuader que le cours de ventre puiffe être falutaire dans cette maladie ; il ne le voit que dans quelques cas particuliers qui ne font tout au plus que lui faire fuf-

pendre son jugement. Les autres l'ob-
servent généralement, mais ils ne croient
pas encore pouvoir suppléer par l'Art
à ce que la nature souvent ne peut pas
faire pour se soulager. Helvetius cependant tirant des conséquences plus
justes de l'observation , commence à
ouvrir les yeux : il introduit la purgation dans la fievre secondaire.
Freind admit sa méthode, attira dans
son parti plusieurs célébres Medecins ,
mais les autres ne se rendent pas. Hoffmann , croit que Freind a raison , malgré cela il n'ose encore employer que
des lavement , ou , si le cas est urgent ,
un doux vomitif. Huxham , qui , selon
moi , a le mieux raisonné sur la nature,
& sur le traitement de la Variole ,
adopte la pratique d'Helvetius & de
Freind , mais seulement lorsqu'il voit
quelque symptôme dangereux.

Si la purgation , suivant le préjugé,
est quelquefois à craindre , ne seroit-ce
pas plutôt lorsque le pus est déjà formé ?
on voit dans les autres inflammations ,
qu'on travaille à prévenir l'engorgement qui doit produire la suppuration
ou la gangrène , mais le pus une fois
formé, on n'ose presque plus y toucher,
crainte de le faire remêler dans le sang.
Aussi Boerhaave veut-il qu'on travaille à
prévenir la suppuration de la Variole ,

comme celle des autres inflammations.
Mais une fois faite, il l'abandonne.
Cependant dans ce temps-là même,
Helvetius, Freind, & Huxham, voient
de très-bons effets de la purgation.

Voilà un grand pas, vers la curation
par les purgatifs. Comment est-ce qu'on
n'a pas vu, que s'ils sont salutaires, la
suppuration étant faite, ou pendant
qu'elle se fait encore, comme ces derniers l'ont éprouvé, ils ne sauroient
être nuisibles avant qu'elle commence,
ou ayant déjà commencé ? Pourquoi
craindre de prévenir, dans cette maladie, la supuration, qu'on ne craint
pas de prévenir dans les autres inflammations ? voilà de quoi Boerhaave est
surpris, comme je le suis, qu'on crai-
gne plus d'empêcher le pus de se former, que de l'attirer dans le sang, une
fois formé. Mais que propose Boerhaave, pour détourner ou diminuer
la suppuration ? bien des moyens convenables, il est vrai, mais qui ne sont,
pour ainsi dire, qu'accessoires au plus
essentiel, qui est d'évacuer toutes les
corruptions qui sortiront, ne se portant
plus à la partie enflammée, & la circulation devenue plus libre, il faut que
l'engorgement inflammatoire, & la suppuration diminuent.

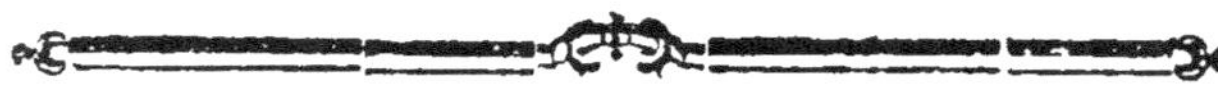

CHAPITRE XVI.

Cure par les Purgatifs.

MA pratique a été plus loin, que celle de tous les Medecins les plus partifans des purgatifs. Ce n'eft pas feulement dans le premier période, pour enlever la corruption qui peut fe trouver dans le corps, & qui fe joignant au levain, rendróit la maladie plus dangereufe, que j'ai employé ces fecours, conformement aux vues de tous les Medecins, tant anciens que modernes; ce n'eft pas feulement dans le fecond, dans la vue de diminuer l'inflammation, & la fuppuration, comme le fouhaite Boerhaave; ni feulement dans le troifieme ou le dernier des confluentes, pour emporter les nouvelles corruptions qu'ont produit le trouble & l'efferveſcence, fuivant le fentiment d'Helvetius, & de Freind; ni feulement lorfque, dans la fievre fecondaire, il furvient des fymptômes effrayants, pour les détourner, fuivant la maxime d'Huxham; mais dans tous les temps, dans toutes les efpeces, & dans tous les cas, pour remplir fuccessivement toutes les vues que chaque parti de ces Medecins ne remplissoit qu'en partie.

Mais ce n'est aucun système qui m'y a conduit, & qui auroit pu souvent me faire voir dans la pratique, ce qui n'auroit été que dans mon imagination prévenue. Il n'y en a aucun qui ait influé en rien sur ma méthode, comme on va le voir par la maniere, toute simple & toute naturelle, dont j'y ai été conduit presque sans y songer. Je n'ai raisonné ensuite sur la nature de la maladie que d'après mes observations, ou d'après les réflexions qu'elles m'ont obligé de faire. Je me suis demandé alors, peut-être pour la premiere fois, est-il bien vrai que tous les hommes portent le germe de la Variole ? Et, si cela est, est il bien vrai que la Variole n'a pas toujours existé ? La réponse à la premiere question se tire de la nature même de la maladie ; l'histoire répond à la seconde. Jamais on ne pourra donner des raisons satisfaisantes de cette propriété particuliere & essentielle à la seule Variole, *d'attaquer tous les hommes une seule fois dans la vie*, sans reconnoitre un germe ou un levain commun à tous les hommes, & attaché nécessairement à leur nature, germe qui doit éclore une fois, sans pouvoir se reproduire dans le même corps. Ce principe établi, il est démontré que ce germe est aussi ancien que le monde. L'histoire démontre d'un autre côté que la Variole est une maladie nouvelle (relativement à l'ancienneté du monde.)

Le levain variolique, depuis la naissance de la Variole, toujours obligé de sortir du corps, quand même il n'y auroit, pour produire cet effet, que sa disposition, & les forces naturelles, comme il est prouvé par ces Varioles qui sont si bénignes qu'on ne peut y supposer le concours d'aucune autre cause morbifique, dont il ait besoin pour se développer, & éclore : ce levain, dis-je, devoit être également obligé de sortir du corps avant cette époque. Cette sortie se faisoit donc sous une autre forme, & par une autre voie.

Celle des intestins étant aujourd'hui la plus salutaire dans la Variole, suivant le témoignage des meilleurs Observateurs, qui en même temps ont reconnu que la constipation étoit très-funeste ; cette voie ayant servi souvent à donner passage à tout le levain sans aucune suppuration ; & tout cela étant confirmé par mes observations, par lesquelles il conste que tous ceux qui ont été vuidés dans tout le cours de la

maladie,

maladie, de quelque espece qu'elle ait
été, ont été guéris le plus promptement,
le plus doucement, & le plus radicale-
ment; cette voie, dis-je, doit être celle
dont la nature se servoit pour expulser
le levain avant la naissance de la Variole.

Que s'il s'évacuoit par-là, sans produire sensiblement des symptomes ca-
ractéristiques de maladies, ce ne pouvoit être que parce qu'il avoit son siege
dans le tissu des premieres voies, &
que, n'étant pas obligé de passer tout
entier dans le sang, il ne l'infectoit pas
assez pour exciter aucun des symptomes
que nous voyons aujourd'hui. Il se niche
dans le tissu de ces parties pendant le
séjour que fait l'enfant dans le sein de
sa mere; & s'il n'est pas une portion du
méconium, du moins il se contracte de
la même façon.

Le cours que suivoit anciennement
ce levain pour sortir du corps, a dû
changer pour donner naissance à la
Variole, & l'on ne peut chercher la
cause de ce changement de route que
parmi la nation chez laquelle il a commencé; & cette cause doit être particuliere à cette nation; non-seulement particuliere, mais de nouvelle création,
c'est-à-dire, d'invention humaine, &
indépendante de celles qui agissent na-

E

turellement & | nécessairement sur les
hommes, parce que si elle étoit une
des causes nécessaires, elle auroit toujours agi de même, & produit le même
effet.

Jusques-là, cette chaîne de raisonnements que j'ai été obligé de former à la
suite de mes observations, je ne crois
pas qu'on puisse l'attaquer avec quelque
fondement. A l'égard de la maniere
dont je dis que la Variole a pris naif-
sance, dont elle s'est communiquée,
propagée, ou répandue, j'avoue que
ce ne font que des conjectures vraisem-
blables ; mais de quelque façon qu'on
veuille l'expliquer, cela ne sauroit porter coup au principal édifice fondé sur
des faits. Il resteroit toujours démontré
que l'évacuation par les premieres voies,
soit spontanée, soit artificielle, est la
plus conforme aux vues de la nature,
non-seulement pour expulser les humeurs étrangeres qui se joignent au
virus, mais encore ce virus lui-même,
en un mot le seul & véritable moyen de
guérir la Variole, & même d'en délivrer
entiérement les hommes ; & c'est à cette
découverte que ma pratique m'a conduit.

Mais on n'entreprend pas tout d'un
coup une méthode nouvelle, & contraire à celle qui est en usage, & fondée
sur des raisons assez plausibles. Ce n'est

que par degrés qu'on y parvient ; le premier pas a un appui qui l'assure, & il sert d'appui au second, celui-ci à un autre, & ainsi de suite. J'y ai été conduit fort naturellement ; les occasions se sont présentées à moi, comme elles doivent se présenter à tout le monde : mais il y a apparence que tout le monde n'a pas été, à cet égard, aussi attentif que moi ; quoique cette attention paroisse très-facile à faire. Je pensois sur la Variole comme la plus saine partie des Médecins. Je la regardois comme une maladie inflammatoire, causée par plus ou moins d'humeur morbifique, d'un caractere plus ou moins mauvais, dégrés qu'on distingue par les symptomes, me mettant peu en peine d'ailleurs de toutes les autres discussions théorétiques. La raison & l'expérience m'avoient appris, comme à eux, que la Variole est d'autant moins mauvaise, que, lors de son invasion, le corps se trouve préparé par quelques remedes, qui lui ont enlevé les humeurs étrangeres, qui auroient fait complication, & auroient troublé le cours de la nature, & qui lui ont laissé plus d'espace & plus de liberté pour son opération. J'étois persuadé, par conséquent, que, moins il se trouveroit de cette humeur destructive dans le corps, moins elle feroit de ravages, & moins la Variole feroit mauvaife. Cependant, comme on ne peut pas prévoir le temps auquel la Variole doit fe déclarer dans un fujet, on étoit obligé d'attendre, pour faire ces remedes préparatoires, que la fievre parût avec quelques fymptômes avant coureurs de cette maladie, lorfqu'il y avoit lieu de la craindre. Et dans le cas qu'elle fuivoit de près ces remedes, elle étoit bien moins fâcheufe, le refte égal, que dans ceux pour lefquels on n'avoit pas pris ces précautions. On avoit grande attention de ne les faite qu'avant l'éruption, & d'abandonner la nature à elle même, du moins à cet égard, des qu'on s'en appercevoit. Je m'occupois donc, dans le temps de l'ébullition, à defemplir les vaiffeaux, foit par la faignée, foit par l'émétique & les purgatifs, avec le régime qu'on fait obferver en général dans les maladies aigues, & en particulier dans celles qui font inflammatoires.

Mais combien de fois m'eft-il arrivé, & furement à bien d'autre, de ne m'appercevoir qu'immédiatement après une faignée, d'une éruption qui devoit avoir commencé avant? Combien de fois la même chofe eft-elle arrivée à l'égard d'un vomitif ou d'une purgation dans l'inftant même qu'on venoit de les pren-

dre? Cependant le malade ne s'en trouvoit pas plus mal, au contraire l'éruption ne s'en faifoit que plus facilement,
& la maladie n'en étoit que plus bénigne. On n'étoit donc pas fondé à craindre ces remedes dans le tems de l'éruption. Cette première découverte faite,
Comme il m'arrivoit fouvent de ne voir
des malades que dans ce tems, ainfi
que dans les autres périodes, je n'ex-
hitai point d'employer ces fecours lorfque l'éruption étoit encore peu avancée.
Mais comme on ne peut pas fe fixer
à un nombre déterminé d'heures d'é-
ruption, elle étoit tantôt plus, tantôt
moins avancée, & cela me réuffiffoit
également bien. Et comme l'occafion
m'offroit des malades dans tous les
dégrés d'éruption, & de fuppuration,
appuyé toujours, dégré par dégré par
les mêmes raifons de fuccès, je portai
ces fecours fuccéffivement jufqu'au tems
de la fuppuration, & enfuite bien avant
dans ce période, c'eft-à-dire, jufqu'à
ce que les puftules fuffent bien pleines
& blanches.

J'en étois là lorfque je donnai mes
obfervations dans le journal de Médecine du mois d'Août 1762. Et cela joint
avec la pratique d'Helvetius & de Freind
qui employoient avec fuccés les purgatifs
depuis ce période jufqu'à la fin, fuffi-

roit pour faire voir qu'on peut les employer de même dans tous les temps. Mais depuis je suis allé plus loin: non seulement je les ai employés dans tous les temps pris séparément dans différens malades, mais dans tout le cours de la maladie dans les mêmes malades; & souvent sans y être engagé par aucun besoin que la maladie m'en montrât, mais seulement pour faire provision de faits qui prouvassent incontestablement que jamais les évacuans ne peuvent faire aucun mal dans cette maladie, ni dans aucun tems de la maladie. Il faut que la Variole soit d'une bien mauvaise espece, & qu'il y ait une grande complication d'humeurs, pour en avoir besoin dans tout le cours de la maladie. Lorsque, dans la fievre secondaire, Huxham voit des symptômes assés dangereux pour l'engager à donner des émétiques, ou des purgatifs, cela ne vient, pour l'ordinaire, que de ce qu'ils ont été negligés dans les commencemens. Mais lorsqu'on a eu la précaution de les mettre en usage pendant les deux premiers périodes, l'ébullition & l'éruption, ordinairement tout se passe si bien jusqu'à la fin, qu'à peine s'apperçoit on de cette fievre secondaire, & qu'on ne voit plus aucune nécessité d'en donner. Mais, pour peu que l'on en

voie, ou qu'on soupçonne même devoir en arriver, sans même qu'il y en
ait aucune, on peut les faire prendre
en toute sûreté. C'est ce que j'ai constamment éprouvé. He ! qu'est-ce qui
empêcheroit qu'ils ne produisissent les
mêmes bons effets entre les mains de
ceux qui, ayant la liberté du traitement
dans les hôpitaux, auront la force de
se defaire de leurs préjugés, ou au moins
la curiosité d'en faire l'épreuve ? En
quoi il faut toujours supposer que, quoiqu'ils soient administrés dans toutes les
especes de Varioles, & dans tous les
périodes, ils seront toujours variés,
soit pour la dose, soit pour la qualité,
suivant les âges, les tempéramens, &
les autres circonstances particulieres,
où se trouvera le malade. On sait que
les effets de tels ou tels remedes déterminés sont en raison de leurs doses, &
de la disposition du malade. Ainsi il
est inutile de marquer ici aucune dose
ni aucune formule, ce qui doit être
abandonné à la prudence du Médecin
qui se décide suivant les circonstances.
Je dis seulement en général que je mo-
difie les doses & les forces des vomitifs
& des cathartiques, de façon qu'ils
n'aillent qu'à produire des effets les plus
doux possible. Bien entendu encore que
cela ne change rien au reste du traite-

ment , qui doit être varié suivant la nature du mal , les symptômes qui l'accompagnent , les forces , l'âge , & le tempérament du malade , & qui doit , avec les remedes que je propose , concourir nécessairement & éssentiellement à la guérison. A cet égard je pensois comme Huxham avant même que de l'avoir lu , sur toute la conduite qu'on doit tenir pendant le cours de cette maladie , sur la temperature de l'air qu'on doit respirer , sur la propreté , sur le changement de linges &c.

Je tiens mon malade à la diete liquide & delayante jusqu'à la fin de la maladie , évitant , dans les cas ordinaires , de la rendre ni rafraichissante , ni échaufante , & l'approchant plus ou moins de ces deux opposés suivant l'exigence des cas. Le besoin de ranimer se présente plus rarement que celui de calmer & de rafraichir ; cependant il se présente quelquefois , & il peut arriver plus souvent dans certaines épidémies malignes avec un si grand abbattement & atonie , qu'il faut avoir nécessairement recours aux cordiaux & alexiteres , mais seulement pour soutenir & ranimer les forces , & non pas dans la vue de pousser par la peau. Suivant ces principes , je veux que le malade soit couvert légerement , mais je ne veux pas qu'il se découvre ;

je veux bien qu'on renouvelle l'air de la chambre, en ouvrant quelquefois les portes & les fenêtres, mais je ne veux pas qu'il foit expofé au courant de l'air de façon qu'il puiffe lui faire une impreffion fubite. En général je veux bien amener le levain & les humeurs du côté des inteftins, mais je ne veux pas que celui qui feroit déjà parvenu à la peau & fur-tout qui auroit déjà formé du pus, rentre en dedans par une conftriction, & une répercuffion fubites. Autres chofe eft d'attirer, & autre de repouffer : en ouvrant un conduit déterminé, toutes les humeurs s'y portent, y font attirées, & par leur fortie les parties internes en fon garanties ; en en bouchant un autre, celles qui en devoient fortir, fe portent par tout ailleurs indéterminément, & plus fur les parties qui s'y prêtent mieux. Il eft vrai que fi les voyes étoient ouvertes du côté des inteftins, il feroit moins à craindre qu'en rentrant dans la circulation, le levain ne fe portât fur quelque vifcère ; mais les changemens fubits n'étant jamais fans danger, il faut les éviter autaat qu'on le peut.

Le hazard, ce grand maître qui nous a appris tant de cxofes, que nous n'aurions ofé entreprendre, a fait voir quelquefois que l'air froid a tiré des malades

de la mort, fur tout lorfque l'incendie
étoit fi grand qu'il produifoit la phré-
néfie , ainfi qu'on peut le voir par les
exemples qu'en rapporte Sydenham , en
particuller par l'hiftoire du jeune homme
de Briftol ; ainfi qu'il arriva à Montpellier à un homme, qui dans le fort
de le fuppuration & du délire, s'étant
échappé de l'hôpital dans la rigueur
du froid , traverfa la ville & fit près
de demi lieue pour aller fe jetter dans
la riviere, où l'inftinct de fon befoin
le conduifoit , mais d'où l'on le retira
auffi-tôt, ce qu'on crut luï avoir fauvé
la vie (*a*) mais ce font des cas ex-

(*a*) Je rapporterai cette hiftoire tirée mot pour
mot du manufcrit d'un Profeffeur, telle qu'il nous la
donna quelques années après.

Adultus 36 ann. nat. athleti temperamenti , &
roboris quafi invincibilis , ann. 1731 , verfùs finem
autumni , & jàm incipientem brumam, Variolis tunc
graffantibus correptus fuit. Acriùs autem morbus in
prœludio invaferat , atque fervorem fummum , &
febrem ardentem exceperat Variolarum eruptio. Quæ
dein , invitâ V. S. in brachio & talo, commutata
fuerunt in delirium phreneticum quod ità ægrotantem
exagitabat , ut ab adftantibus vinci non poffet ; atque
quintâ die à morbi invafione , difruptis, præ otio
adftantium , vinculis, cùm diutiùs in orbem tripudia-
verit , nudato corpore , viam fluidi vicini tenens in
aquas jàm frigore concrefcentes temerè fe conjecit,
à quibus, feliciori fato, tùm multitudine infequente,
tùm nautis in portu verfantibus liberatus eft. Statim-
que laqueis vinctus ductus eft hofpitium. Attenta erat
ferè tota civitas fpectaculo, eumque jam viventem à

traordinaires qui prouvent bien que l’air froid n’eſt pas auſſi dangereux qu’on le penſe, & qu’il eſt même très-ſalutaire dans ces ſortes de cas. Mais il faut faire attention qu’ils arrivent ſouvent par une conduite contraire qui a précédé & qu’on auroit du éviter ; que du reſte ces changemens ſubits ſeroient dangereux, ſi la matiere morbiſique, ne trouvant pas quelque autre iſſue, ſe portoit ſur quelque viſcère. C’eſt une circonſtance eſſentielle qu’on a manqué de rapporter dans ces hiſtotres, je veux dire s’il n’étoit point arrivé quelque évacuation, qui eût garanti du mauvais effet de la répercuſſion. Ce qu’on a remarqué dans celle de Montpellier, eſt que le malade revenu un peu à lui,

periculo fluctuum, & Variolarum demirabatur. Statim thalamis excalefactis ſinè ullo ſenſu cum notabili depreſſione puſtularum, & quaſi nigricante corporis habitu compoſitus fuit. Mox ipſi exhibita potio card. quà non ſolùm vires exſuſcitatæ fuerunt, verùm etiam ad ſaniorem mentem rediit per certum tempus. Tamen veſpertinis horis dùm ipſum inviſi, quædam obſcuri delirii imminebant reliquia. Quocircà julapium parandum imperavi cum aq. ſtillat. borraq. & card. bened. ſyrup. papav. alb. drac. vj. &confect. de hyacinth. drac. j. quod per unum aut alterum diem cum enemate continuatum fuit, donec planè perſuaſus ex exacerbationibus pravos adeſſe in primis viis ſuccos in ſanguinem confluentes præſcripſi potionem cathartico-emeticam, quæ tantum levamen attulit, ut Variolis ad ſolitum terminum feliciter perductis, probè æger convaluerit.

E 5

le délire fougueux fit place à un délire obfcur, que les puftules s'affaiffent, & noircirent , & que tous ces mauvais fymptômes ne difparurent entierement que lorfque, au bout de deux jours, on l'eut vuidé au moyen d'un cathartico-émétique. Ce qui confirme ce que je viens de dire, que la répercuffion de l'humeur ne peut être fans danger qu'autant que celle-ci trouve une autre porte pour fortir du corps. Il peut pourtant fe faire que le trop grand trouble dans le mouvement des liqueurs caufé par trop de chaleur , mettant obftacle à la fuppuration, celle-ci fe fait enfuite plus tranquillement , & plus parfaitement quand la fraicheur de l'air à ramenés le calme.

Dans les deux premiers périodes , l'ébullition , & l'éruption, je fais faigner mon malade plus ou moins fuivant la force du pouls , & il arrive quelquefois, même fouvent, que je n'y trouve aucune néceffité. Les adultes en ont un befoin beaucoup plus effentiel que les enfânts. La confiftence de leur fang beaucoup plus confidérable , le tiffu des folides, en particulier celui de la peau , beaucoup plus fort & ferré , demandent indifpenfablement cette précaution , à moins que le fujet ne foit tout-à-fait cacochyme. La faignée avec le regime

delayant prépare les malades à être
vuidés ; c'eft toujours par un vomitif
que je commence, & fi le cas preffe, je
n'attend pas au lendemain de la faignée.
C'eft lorfque la Variole paroît déjà
dans les adultes que je le donne quelques
heures après la faignée, pour avoir le
tems, le fur-lendemain, de placer un
purgatif avant que la fuppuration foit
établie. Parce que, ces remedes ayant
précédé, ordinairement tout va affés
bien, aidé d'un bon régime, pour n'a-
voir pas befoin de les continuer. Et lorfque je l'ai fait, cela a été prefque toujours fans autre néceffité que celle d'obferver fi l'ont pouvoit le faire fans qu'il
en errivât rien de mauvais.

Ainfi que j'aie commencé ces remedes
dans les premiers périodes, ou après,
que je les aie continués pendant le refte
de la maladie, ils m'ont toujours très
bien réuffi. Et quoique je ne voye rien
que de bon augure dans le commencement, je ne laiffe pas de prendre ces
précautions, furtout pour les adultes,
où la maladie peut changer de face fu-
bitement, par les raifons que je viens
de dire, & devenir funefte tout d'un
coup, comme je le vis arriver dans les
commencemens de ma pratique à un
malade de 27. à 28. ans, dont la Variole
alloit au mieux jufque vers la fin de la

suppuration, où les pustules étoient très belles, bien pleines, & du meilleur aspect, lorsque, ayant été obligé de m'absenter, & un confrere étant resté seul chargé de sa conduite, j'appris le lendemain ou le sur-lendemain, qu'il étoit mort presque subitement dans une affection comateuse, par un transport au cerveau de la matiere variolique. Cela ne contribua pas peu à me faire prendre dans la suite toutes sortes de précautions, principalement pour les adultes, quand même je n'aurois vu que des marques de bénignité.

CHAPITRE XVII.

OBSERVATIONS.

JE rapporterai quelques observations choisies sur le grand nombre pour servir d'exemples de remedes administrés dans tous les cas par rapport aux périodes de la maladie, par rapport aux especes, & aux différents âges.

Les Varioles régnerent ici pendant toute l'année 1745, & c'est cette année, au mois de Mars qu'arriva la mort subite dont je viens de parler. Le mois suivant j'eus le même jour quatre malades adulres de 20 à 25 ans. L'éruption étoit déjà bien avancée. Je les fis faigner fur le champ, & vomir trois heures après. Tout alla enfuite fort bien. Et comme l'expérience ne m'avoit pas fait encore aller plus loin, je ne donnai plus d'autres remedes qu'après l'exficcation.

Cette année il y avoit des confluentes mortelles.

Les Varioles régnerent enfuite pendant les années 1753, 54, 55 & 56.

Ce fut au mois de Novembre 1753, que l'Eccléfiaftique, dont j'ai parlé au commencement, eut cette Variole fi bénigne; & quoiqu'elle n'annonçât rien de mauvais, je ne voulus pas me fier aux apparences, dans un tempérament fanguin & robufte comme le fien, où, pour peu que la fuppuration eût trouvé de difficulté, il en auroit pu naître des accidents mortels. Et comme c'étoit le foir du fecond jour de l'éruption, je me crus affez preffé pour lui faire prendre, deux ou trois heures après une faignée affez copieufe, un cathartico-émétique qui fit parfaitement fon effet. Le lendemain les boutons commencerent à blanchir, & tout alla fi bien enfuite, qu'il ne fe fentoit pas autrement que s'il n'avoit point eu de mal, & que chaque période ne fût que de trois jours, fans que l'air froid qu'il avoit refpiré pendant l'ébullition, & les deux premiers jours de l'éruption, & auquel il s'étoit encore expcfé une fois ou deux dans le plus fort de la fuppuration, eût fait fur lui aucune mauvaife impréffion.

Pour l'année fuivante 1754. je ne fis que des notes générales fur des varioles bénignes, pour lefquelles j'employai, comme à mon ordinaire, les évacuans dans le temps de l'éruption. Et j'ai lieu de penfer que ce font ces fecours qui les rendirent bénignes, puifque cette année, ainfi que la précédente, les autres maladies régnantes avoient un caractere de putridité vermineufe, & inflammatoire, & qu'elles furent affez meurtrieres.

L'année 1755. fut marquée par des péripneumonies putrides, des rougeoles, des dyfentenes, le tout avec grand accablement. Les Varioles continuerent, mais je n'en rapporterai qu'un exemple: un enfant de trois ans, dont le frere venoit d'avoir une Variole heureufe, dans le commencement de la quelle il avoit été vuidé, paroiffoit rempli de corruption par un vifage pâle & bouffi, les yeux languiffans, ainfi que tout le corps, & beaucoup de dégoût. Dans la crainte que, venant à prendre la maladie, Elle ne fût trop dangéreufe, & qu'elle ne refiftât même aux remedes qu'on auroit pu faire, si l'on eût attendu qu'elle fût déclarée, il fut vuidé par précaution, par un vomitif & une purgation. Le sur-lendemain de ce dernier remede là fievre se déclara avec assoupissement. Le second jour, jugeant qu'il y avoit encore trop de saburre pour que la maladie fût sans danger, je lui fis prendre un second cathartico-emétique, mais le troisieme, la nature se déchargea encore plus fort par une diarrhée abondante. Il s'agit alors de soutenir les forces abattues par des cordiaux. L'évacuation cessa avant la fin du jour, & l'éruption commença. Le quatrieme elle se fit parfaitement, & le malade rendit un ver par les selles. Ensuite la maladie parcourut ses périodes très-heureusement. L'on ne peut guere douter qu'elle n'eût été très-dangereuse sans toutes ces evacuations tant artificielles que naturelles.

L'année 1756. lorsqu'il régnoit des fievres putrides vermineuses, avec délire obscur, ou crachement de sang, & un trè-grand abattement des forces; il y eut encore quelques Varioles, mais la plus remarquable est celle que j'ai rapportée pag. 29. Comme un exemple de virus Variolique entierement evacué par la voie des intestins.

Elles recommencerent en 1759, au

mois de Juillet, & continuerent jufqu'en Octobre incluſivement. Les maladies qui régnoient en même temps,
étoient des diarrhées & des dyſenteries.

J'eus pluſieurs Varioles que je traitai
toutes par l'émétique & les purgatifs
pendant l'éruption, mais les deux plus
remarquables par leurs mauvais ſymptômes furent 1°. un enfant de cinq ans,
qui avoit une fievre d'ébulition des plus
animées, la reſpiration très-embaraſ-
ſée, & pénible, & un mal-aiſe très-con-
ſidérable. Il ne me fut pas poſſible de
le faire ſaigner, quoique tout en montrât le beſoin. Cependant le vomitif
calma tous les ſymptômes, & le lendemain la Variole parut. Le ſecond jour
de l'éruption qui ſe faiſoit très-bien, &
le malade fort tranquille, je ne laiſſai
pas de le purger ; & au douzieme jour,
à compter du commencement de la
fievre, tout eut diſparu.

2°. Une fille de 25 ans étoit déjà toute
couverte d'une Variole confluente maligne, c'eſt-à-dire, mêlée de pourpre
livide, la langue fort chargée, les forces
entiérement abattues. Ayant pris un vomitif ſoutenu par des cordiaux (qui
furent continués tant que le beſoin parut
le demander) & ſuivi le ſur-lendemain
d'un purgatif, tout le danger diſparut
avec ces mauvais ſymptômes, & elle
fut guérie en fort peu de jours.

Les Varioles que j'ai eu à traiter depuis étoient fporadiques, du moins je
ne voyois pas, ni n'entendois pas dire
qu'il y en eût beaucoup en même
temps. Voici les plus remarquables, qui
ferviront d'exemples, encore plus que
les précédentes, de remedes adminiftrés
dans tous les tems.

Au mois de Novembre 1762, une fille
de trois ou quatre ans, d'un tempérament affez cacochyme, au troifieme
jour de la fievre, accompagnée d'une
toux feche & très-fatigante, prit un
vomitif qui fit fort bien, l'effet duquel
fut fuivi immédiatement de l'éruption,
& les fymptômes diminuerent à mefure
qu'elle avança. Le troifieme jour de
l'éruption elle fut purgée. Les puftules,
qui avoient paru devoir être confluentes
à la face, blanchirent en trois jours, &
en trois autres, elles fécherent. Les derniers jours, ayant le ventre refferté
depuis la purgation, elle eut des lave-
ments.

Dans le même mois une fille de 4.
à 5. ans, d'un tempéramment délicat,
lorfque l'éruption commençoit au troifieme jour de fa fievre, prit un cathar-
lico-émétique qui la mena doucement
par haut, & par bas. Le troifieme
jour de l'éruption elle fut purgée, le
lendmain les puftules commençoient à

à blanchir au vifage, où elles étoient confluentes, & par le refte du corps petites eft très nombreufes. Elles eurent de la peine à fe remplir : elles occupoient la langue, la bouche, & le gofier. La grande foibleffe du pouls me fit emploier quelques cordiaux. Le période de fa fuppuration jufqu'au commencement de l'exficcation fut au moins de cinq jours, beaucoup plus long, par conféquent, que dans mes autres obfervations. Si j'avois été affés libre pour donner une troifieme purgation, je fuis perfuadé, inftruit par l'expérience, qu'elle auroit facilité, & abbrégé la fuppuration; à ce défaut elle fut purgée deux fois après l'exficcation.

Au mois de Juillet 1763. deux filles de 25. à 26. ans, en étoient au quatrieme jour de l'éruption d'une Variole très-belle, nombreufe, mais difcrete, & qui commençoit à blanchir, fans aucun fymptome fâcheux. Cela ne m'empêcha pas de leur faire prendre un émétique qui les fit beaucoup vomir. Le furlendemain & le troifieme jour de la fuppuration, les puftules étant très-belles, & bien remplies, elles furent purgées, fans qu'on pût s'appercevoir du moindre dérangement dans fa fuppuration. L'exficcation fut achevée trois jours après.

Il y avoit dans ce mois des maladies inflammatoires engourdies, comme éréfipeles, efquinancies, & peripneumonies.

Au mois de Février 1764. une fille âgée de 20. à 25. ans, avoit la fievre, je ne fai depuis combien de jours, avec accablement, & des indications à vomir immédiatement après l'effet de l'émétique la Variole parut. Le furlendemain, & le troifieme jour de l'éruption, elle fut purgée : deux jours aprés, comme les paftules, bien loin de croître dans la même proportion qu'auparavant, fembloient plutôt s'affaiffer, que la gorge étoit prife, & la déglutition très difficile, je lui fis donner encore un cathartico - émétique, aprés l'effet duquel, les puftules devinrent belles, la déglutition libre, & tout alla au mieux.

L'année 1765. Il y eut beacoup de Rougeoles.

Au commencement de Septembre un enfant âgé environ de 12. ans, avoit la diarrhée, je lui fis prendre une dofe d'ipécacuanha qui le fit bien vomir, & auffitôt après, il parut une Variole difcrerte. Il fut purgé le fur - lendemain lorfque les purtales commençoient à blanchir. Elle furent toujours très belles, & le fujet ne parut pas être malade.

Dans le mois de Mars 1766, une
fille de 10. à 12. ans, étoit malade depuis plusieurs jours, à raison de quoi
elle avoit pris un émétique & une purgation. Le même jour de ce dernier
remede la Variole parut : le 3eme de
l'éruption elle fut purgée, ainsi que le
5eme, la suppuration étant commencée.
le 7eme, la suppuration étant finie,
& au commencement de l'incrustation,
elle le fut encore. Elle ne s'apperçut pas
d'être malade; la Variole étoit discrete,
excepté au front où elle étoit cohérante.

Dans le mois suivant une autre fille
du même âge, détenue à l'hôpital depuis 6. à 7. mois , par une fracture
compliquée & très-considerable , du
tibia, ayant pris la fievre, que j'attri-
buai à la corruption formée par l'inaction où elle étoit depuis si long-temps,
je lui fis donner une potion cathartico-émétique. Le lendemain je vis
paroître la Variole. Et comme la fievre étoit assés annimée & le pouls fort,
je la fis saigner. Le second jour de l'é-
ruption elle fut purgée. (La Variole,
par sa quantité, paroissoit devoir devenir confluente;) le quatrieme elle le fut
encore. Le cinquieme les pustules
étoient petites, mais bien pleines , &
élevées , extrêmement nombreuses &
serrées , mais discretes, & comman-

çant à blanchir. Le fixieme elle fut purgée, & il y avoit très-peu de fievre. Le feptieme la fuppuration faite, les croutes commencent à fe former. Et le huitieme elle fut enfin purgée pour la cinqtieme fois. Les puftules fécherent bien vite, & elle fe porta parfaitement bien.

Je n'ai pas pu obferver les phénomènes régulierement tragiques des Varioles confluentes & autres d'un mauvais caractere, auffi exactement que fi, fpectateur tranquille des efforts que fait la nature feule combattante & fouvent fuccombante, je l'avois abandonnée à elle même, mais obfervant fes efforts aidés des fecours dont elle a befoin, j'ai eu la fatisfaction de la voir triompher. Voyant que je ne rapporte aucun de ces phénomènes étranges, on pourroit penfer que je n'ai eu à travailler que de celles qui ne font point meurtrieres. Quand cela feroit, ce feroit toujours capable de faire tomber le préjugé, qui eft que ces remedes troublent le cours de la nature & rendent la maladie dangereufe ou même mortelle. Mais qu'on faffe attention qu'il n'eft pas vraifemblable que pendant un auffi grand nombre d'années, il ne s'en foit pas préfenté à moi de prefque toutes les efpeces. On a vu qu'il y en avoit

qui avoient d'abord tout l'appareil
d'un mauvais caractere, mais qui ne
devenoient bénignes que par le traitement. Ce qui doit encore le faire penfer,
c'eft que dans le même temps de Varioles régnantes, il mouroit plufieurs
malades de ceux qui n'étoient pas trai-
tes de cette façon, & que les autres
maladies qui régnoient, étoient très
mauvaifes.

Je n'ai pas obfervé des Varioles de
ces efpeces rares & fingulieres rapportées par les Auteurs, mais les deux
efpeces les plus ordinaires, la difcrete
& la confluente, dont la derniere,
toujours plus mauvaife que l'autre,
a pourtant toujours été fans danger. J'en ai vu dont les puftules
étoient fi nombreufes, fur tout au vifage, qu'elles enfeveliffoient entierement
tous les traits, & faifoient de toute la
tête une groffe maffe informe. J'en ai vu
qui, par des placards de petits boutons
qui fe touchoient prefque dans le temps
de l'éruption, paroiffoient devoir devenir confluentes en groffiffant, & qui
ne le devenoient point; parce que les
puftules ne s'étendoient pas affés pour
fe joindre & fe confondre, mais qu'elles reftoient petites, quoique bien ar-
rondies & bien pleines. La fievre fecondaire, ou fuppuratoire ne s'eft prefque

que jamais fait obferver fenfiblement.
Sans doute, parce qu'il ne fe trouvoit
pas plus d'humeurs qu'il ne faut pour
former une fuppuration tranquille. La
fievre d'ébullition eft effentielle quand
même il ne fe trouveroit pas d'autres
humeurs que le levain Variolique qui
l'allume, mais la fievre de fuppuration
(*a*) eft toujours produite par une
abondance de corruption independam-
ment du levain, ainfi que l'ont penfé
Helvetius, & Freind. Auffi les anciens
Médecins regardoient la premiere comme falutaire, & la feconde comme funefte. (*b*). Cette abondance d'humeurs
qui fe trouve dans ce temps, lors qu'on
n'a point encore vuidé, avoit fait imaginer à Helvetius de le faire alors,
mais fouvent on y eft plus à temps,
comme Freind l'éprouva plufieurs fois;
ce qui décria cette méthode, & la fit
abandonner de plufieurs Médecins qui
d'abord l'avoient adoptée.

(*a*) C'eft-à-dire, cette augmentation qu'on voit
fouvent arriver à la fievre dans ce tems, car, quand
même elle n'augmenteroit pas, qu'elle feroit même
très-peu fenfible, ce période ne peut pas étre entiérement exempt de fievre.

(*b*) Perdulcis dit, d'après Avicenne : *præftat fé-
brem præcedere quàm fubfequi. Quia quæ præcedit,
naturam fuperiorem ; quæ fubfequitur, victam effe
declarat.*

F

Mais, quelque conſtant qu'ait été le ſuccès que j'ai eu dans les Varioles que j'ai traitées, je crois pourtant qu'il peut y avoir des Varioles épidémiques ſi malignes, qu'elles réſiſteroient, ainſi que les autres fievres malignes, à tous les remedes les mieux indiqués, entre leſquels les évacuans tiennent le premier rang. Mais alors ce n'eſt plus la Variole qui réſiſte à ces remedes, mais la maladie épidémique avec laquelle elle ſe trouve compliquée ; puiſque celle-ci eſt auſſi meurtriere dans ceux qui n'ont pas la Variole, que dans ceux qui l'ont. De façon que ces derniers ne ſeroient pas moins en danger, quand même ils n'auroient pas la Variole. Je crois donc que ce cas peut faire une exception à ma méthode, qui d'ailleurs n'eſt pas moins généralement ſure dans toutes les Varioles, qu.lque mauvaiſes qu'elles ſoient, pourvu que le danger ne vienne pas tellement d'une cauſe etrangere, qu'il ſeroit même inſurmontable ſans le concours de la Variole. Cette cauſe étrangere peut être encore quelque virus joint au Variolique, comme le ſcorbutique & autres. C'eſt pour cela que, s'il arrivoit quelque accident, il faudroit examiner ſans prévention s'il vient d'une méthode qui m'a toujours ſi bien réuſſi, ou ſi quelque autre cauſe, inſurmontable de toute autre façon, y a donné lieu.

Le réſultat de mes obſervations eſt que, le cas étranger que je viens de dire, excepté, toutes les Varioles ſe guériſſent par les évacuans. C'eſt là la méthode générale qu'on demande, „ celle qu'on a trouvé aſſés efficace „ dans toute maladie inflammatoire, „ pour empêcher l'inflammation de dé- „ générer en pus, ou en gangréne, „ puis qu'elle réuſſit dans toutes les „ autres, que rien ne répugne ici, & „ qu'on voit ſouvent la fievre Vario- „ lique ſans Variole.

C'eſt la méthode curative conſtante & générale, parce qu'elle attaque la cauſe conſtante de toute eſpece de Va- riole, tous les autres ſecours qui doi- vent l'accompagner, & qui ont fait juſqu'à préſent la ſeule méthode cura- tive, n'étant purement que palliatifs, parce qu'ils ne regardent que des ſymp- tomes accidentels, & qu'ils doivent varier comme eux. Il n'y en a point d'autre qui puiſſe rendre *la fievre Va- riolique ſans Variole*, point d'autre dont on ne puiſſe dire ce qu'en dit Boerhaave, *nullus niſi ſponté emergit*.

C'eſt - là la ſeule méthode, ſans qu'on doive négliger aucun des au- tres ſecours capables de concourir à diminuer l'engorgement inflammatoire & à appaifer l'effervefcence du fang, mais qui feuls feroient impuiffans, parce que ce n'eft que par elle que, non feulement les levains étrangers, qui fe trouvent mêlés avec le levain Variolique & qui feuls rendent la maladie dangereufe, font évacués, & laiffent la maladie auffi bénigne que lorfqu'elle fe trouve fans aucune efpece de complication ; mais encore le levain Variolique eft diminué, fe porte moins à l'habitude du corps, & ne s'arrête nulle part dans l'intérieur. C'eft ce qui fait que la maladie parcourt fes périodes plus vîte, & plus tranquillement ; qu'on ne voit jamais après elle ce qu'on appelle refte de Variole, & qui ne font que trop frequens, parce qu'il ne refte aucune trace de levain, ni étranger, ni Variolique qui puiffe faire aucun dépôt ni dans l'intérieur, ni à l'extérieur; enfin qu'elle ne laiffe aucunes cicatrices, ou qu'elles font fort légeres, parce que le pus moins abondant, & moins âcre, doit néceffairement moins creufer.

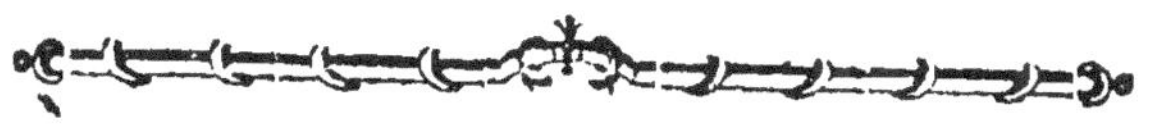

CHAPITRE XVIII.

Réponse à quelques Objections.

ON m'a déja fait une objection sur
ce que j'avois avancé dans un autre
écrit, que *la Variole simple n'est pas
dangereuse, & que lorsqu'elle est compliquée avec une fievre maligne, elle peut,
en facilitant la dépuration du sang,
favoriser la guérison de cette derniere,
bien loin d'en augmenter le danger.* Et
comme mon opinion est tojours la même quant au premier membre de cette
proposition, ainsi qu'on peut le voir
par cet ouvrage, je pense qu'il convient de répondre à cette objection,
pour ôter tout sujet de me la refaire.

Pour me convaincre que j'ai tort de
dire que la Variole n'est dangereuse
qu'autant qu'elle est compliquée, on se
contenta de me renvoyer à Sydenham
& à Huxham ,, qui ont distingué les
,, varioles simples & funestes par elles
,, mêmes, de celles qui étoient accom-
,, pagnées de fievres de mauvais carac-
,, tere ; qui ont trouvé des Varioles,
,, sans être compliquées, qui ont résisté
,, à leurs remedes, & ont conduit

„ leurs malades au tombeau, malgré
„ tous leurs foins. (*a*)

„ Avant que d'y répondre directement,
je fais obferver que cette objection ne
pourroit, tout au plus, avoir pour raifon qu'une petite chicanerie de termes,
d'autant plus déplacée qu'on auroit dû
ne les prendre que dans le feul fens
que je pouvois leur donner : toute
Variole où il n'y a aucun fymptome
effentiel d'une autre maladie, eft appellée fimple, on ne pouvoit pas me
fuppofer penfer autrement, & cependant elle ne laiffe pas d'être fouvent
trés dangereufe. Je n'ai donc pas pu
dire, dans ce fens, que toute Variole
fimple n'eft pas dangereufe. Qu'ai-je
donc voulu dire? que toutes les fois
que le levain Variolique fe trouve tout
feul, qu'aucune autre humeur morbifique ne s'affocie à lui, & ne lui prête
des forces étrangeres, la Variole eft
bénigne & fans danger; qu'elle n'eft
jamais dangereufe que par ce renfort
de caufes étrangeres, quoique, par
l'abfence de fymptomes propres à d'autres maladies, on l'appelle fimple ou
non compliquée. Faifons une comparaifon: qu'un homme parfaitement fain,
fans aucun levain morbifique préexif-

____

(*a*) V. *Journ. de Méd.* T. XVII. p. 225.

tant , prenne la galle par contagion. Cette galle fera bien plus facile à guerir & fera bien moins de ravages , que celle qui vient par la même voye à un autre cocochyme , & rempli de corruption. L'une & l'autre , n'ayant que les fymptomes propres à la galle , quoique plus graves dans l'une que dans l'autre , font pourtant des maladies fimples , mais dans l'une la caufe eft compliquée , & fimple dans l'autre. De même dans la Variole , lorfque le levain Variolique fe trouve tout feul , la maladie eft très légere , comme on le voit tous les jours ; mais lorfqu'elle fe déclare dans quelqu'un déjà rempli d'humeurs corrompues, elle a beau n'avoir que fes fymptomes propres, ils font plus graves, & plus dangereux. Cela s'obferve encore tous les jours. Il étoit clair que je ne voulois parler que de cette complicatron œtiodique, & non fymptomatique. Les inoculateurs reconnoiffent fi bien cette vérité, qu'ils font tous leurs efforts, par leurs préparations, pour dépouiller de tout levain étranger ceux qu'ils veulent foumettre à leur opération. Ce qui prouve encore, fans que, peut être, on y ait fait beaucoup d'attention, l'exiftence d'un levain inné que rien ne peut déruire que le développement qui lui eft

F 4

propre, soit spontané, soit contagieux.

Voyons maintenant si, quand j'aurois voulu parler de la complication de symptomes d'autres maladies, l'on peut tirer de Sydenham quelque chose de contraire à cette opinion : dans l'épidémie de 1667. 68. 69. La Variole, suivant l'observateur, étoit si bien compliquée avec une fievre différente de celle qui n'est essentielle qu'à la Variole, qu'on l'observoit dans ceux qui n'avoient pas la Variole, avec les mêmes symptomes, aux pustules prés. (*a*) Et quoique cette Variole fût moins dangereuse que celle de la constitution épidémique suivante, elle empruntoit pourtant son danger de cette complication. Cela se tire de ce que plus cette Variole avoit de symptomes mauvais de cette fievre, plus elle étoit dangereuse. Or cette fievre, entre autres symptomes, étoit pétéchiale. (*b*) Symptome presque toujours mortel, suivant l'auteur, dans cette Variole,

---

(*a*) Quo-primùm tempore Variolæ incessebant, & novum quoddam febris genus exortum est, à Variolis, quales se tùm gerebant, non multùm abhorrens, si pustularum eruptionem demas.

(*b*) Capitis dolor, & calor totius corporis, at etiam petechiæ, satis manifesto indicio se prodebant.

où il se rencontroit quelquefois, (*a*) d'ailleurs l'Auteur convient que la Variole de cette épidémie n'étoit pas bien meurtriere. (*b*) Je ne vois donc pas encore ce qui peut donner lieu de dire qu'il a trouvé des Varioles non compliquées qui ont resisté à tous ses soins.

Pendant la constitution épidémiqne des années 1670. 71. 72. Il régnoit une dissenterie dont toutes les autres maladies portoient l'empreinte ; si bien que Sidenham appelle la fievre qui régnoit en même temqs, *fievre dissenterique* (*c*). la Variole, qui souvent étoit compliquée avec la dyssenterie (*d*) il l'appelle également dysenterique. (*e*) la dyssenterie avoit un fonds de caractere gangreneux.(*f*) La Variole l'avoit aussi.

___

(*a*) Est etiam ubi in hoc morbo .... maculæ purpureæ se ostentant pustulis intersperfæ , mortis ferè semper prænunciæ.

(*b*) Quo non obstante , cùm genuinæ per id temporis fuerint, neque mali moris , paucos jugulabant, si ingentem laborantium numerum reputemus.

(*c*) Hæc itaque febris *dysenterica* mihi audiebat.

(*d*) *V.* le passage cité, *Operæ pretium....*

(*e*) *Variolas anomalas constitutionis dyfentericæ* compellare lubet.

(*f*) Nonnunquàm etiam intestina è magno illo incendio , quod excitavit materiæ calidæ , atque acris ad partes læsas affluxus copiosior, *gangrænâ* insanabili afficiuntur.

(*a*) peut-on dire que cette Variole fût sans complication? Ce n'est donc pas une Variole simple qui, dans cette épidémie, a éludé tous les soins de Sydenham.

Ce qu'il y a de remarquable, c'est que, quoique la cause qui produisoit la dyssenterie, & qui étoit une humeur gangreneuse, fit le danger de la Variole, conformément à mon opinion, l'évacuation qu'elle excitoit, entraînoit quelquefois & expulsoit, non seulement cette humeur dyssentirique, mais avec elle le levain Variolique. La Variole disparoissoit, & le malade étoit guéri. (*b*) Ce qui confirme encore mon opinion sur la possibilité d'éteindre cette maladie, & ce qui m'étonne, c'est que Sydenham n'ait pas entrevu, par ce phénomène, non-seulement cette possibilité, mais pas même l'utilité des évacuations du ventre pour la guérison de la maladie.

L'épidémie suivante des années 1675 & 1665, de l'aveu de Sydenham, avoit la même complication que la précé-

***

(*a*) Et sub diebus ultimis, ubi jam maturuerunt (distinctæ) *nigræ* frequentiùs visebantur.... subjectâ carne nigredine & sphacelo quasi affectâ (in confluentibus).

(*b*) *V.* la même note, *Opera pretium*, &c.

dente, mais beaucoup plus mauvaiſe *(a)*.

On m'appella encore devant le tribu-
nal d'Huxham. Mais quand j'ai voulu
y chercher ma condamnation, je l'ai
trouvé ſi conforme en tout à ma maniere
de penſer ſur cette maladie, qu'il ſemble
que c'eſt lui qui m'a fourni preſque tout
ce que j'en dis. Sa penſée eſt ſi claire
qu'elle ne permet pas même de s'arrêter
aux termes. Ce ſont cependant ces termes, vraiſemblablement, qu'on veut
faire ſervir contre moi, parce qu'il dit
qu'*il a trouvé des Varioles dont les*
puſtules étoient en fort petit nombre, &
fort diſcretes, mais d'un mauvais carac-
tere. Pour que ces termes fuſſent contre
moi, il faudroit qu'en diſant que la
Variole ſimple n'eſt pas dangereuſe,
j'euſſe par-là entendu la diſcrete, comme
ſi ces deux termes étoient ſi-bien ſyno-
nimes, que toute Variole ſimple fût
diſcrete, & que toute diſcrete fût ſimple. Huxham n'entend pas cela, ni moi
non plus. Et quand il dit qu'il a trouvé
des Varioles diſcretes fort mauvaiſes, il
entend & il veut qu'on entende qu'elles
étoient compliquées. Il entend que ce

____

(*b*) Id ſaltèm pro comperto habeo, quas jam trac-
tavi Variolas, præcedentis conſtitutionis Variolis
fuiſſe ſimillimas, niſi quòd & craſſiorem naturam, &
putredinem longè intenſiorem redolere viderentur.

F 6

n'eſt pas la Variole qui eſt mauvaiſe, mais la fievre qui l'accompagne ; fievre qui lui eſt étrangere, & qui eſt la même qui, dans la même épidémie, attaque en même tems les autres ſujets qui n'ont pas la Variole. La fievre eſt ſi bien du même caractere dans les uns & les autres, qu'il n'y a que la Variole qui y met de la différence. Telle ou telle conſtitution épidémique ne produit pas telle ou telle eſpece de Variole, mais elle produit plutôt telle ou telle eſpece de fievre qui accompagne la Variole, & qui eſt, par elle-même, plus ou moins mauvaiſe. Il a une attention particuliere à faire diſtinguer le *contagium variolo-ſum* d'avec cette fievre étrangere qui l'accompagne, qui eſt commune aux autres malades, & qui ſeule fait le danger (*a*). C'eſt le commentaire exact du paſſage que je cite. Et quand je dis que la Variole ſimple ou non compli-

---

(*a*) Igitur quandò contagium cum unâ vel alterâ conſtitutione accedit, & cum illâ ſimul agit, unam vel alteram Variolarum, vel *potiùs febris* cum Variolis excitabit ſpeciem. Nam haud rarò profectò, pertinacem admodùm febrim paucas quidem valdèque diſcretas, aſt malæ indolis comitari Variolas, deprehendimus. Ego quidem conſuetam aliquam febrim epidemicam manifeſtè ſimul cum Variolis acceſſiſſe, & contagium Variolarum ſolum variaſſe morbum, vel potiùs febrim epidemicam ſimul cum Variolis unum idemque ſubjectum affeciſſe, ſæpiùs obſervavi. *Diſſert. de Var.*

quée n'eſt pas dangereuſe, je n'entends pas autre choſe.

Quand il dit enſuite que la Variole n'eſt mauvaiſe ordinairement, que parce qu'il ſe trouve dans le ſujet, ou trop de ſang, ou trop d'acrimonie, ou une trop grande abondance de matieres impures dans les premieres voies, ou parce qu'il ſe commet bien des fautes dans le régime pendant le cours de la maladie (a), n'eſt-ce pas dire que, ſi le virus variolique ne ſe trouvoit pas aſſocié avec toutes, ou quelques-unes de ces cauſes, la Variole ſeroit toujours bénigne, comme elle l'eſt lorſqu'elle n'a aucune de ces mauvaiſes compagnes? Je n'ai pas pu entendre autre choſe, tout cet ouvrage n'eſt preſque que pour le prouver.

J'ajoute, toutes les fois que la Variole eſt bénigne & ſans aucun danger, on voit clairement que le levain n'eſt aſſocié avec aucune cauſe étrangere,

____

(a) Quòd ſi homines Variolarum contagium viâ naturali recipientes, juſto modo præparentur, multò majorem numerum eis mitiore ratione affici, perſuaſum habeo. Procul enim dubiò pejor Variolarum ſpecies ſæpiùs à nimiâ ſanguinis copiâ, humoribus acribus, aut magno impuræ materiæ pondere in primis viis hærente oritur; & haud rarò, ut primùm contagium fuit ſuſceptum, in diætâ, corporis motu, cæteriſque committuntur errores, qui ſæpiùs in fine effectum edunt mortiferum. *Ibid.*

qu'il n'eſt développé & mis en action
que par les forces vitales ſans aucun
mêlange de corruption ; toutes les fois
que la maladie eſt mauvaiſe , on voit
également dans le corps beaucoup de
corruption , ſoit qu'elle ait été contrac-
téé depuis long-temps & par degrés ,
par la diſpoſition du ſujet , ſoit plus
promptement par une cauſe épidémique. Je vois ſouvent l'exiſtence de cette
corruption dans un ſujet avant que la
Variole ſe déclare , je la vois ſouvent
auſſi dans ceux qui , dans la même
épidémie , ont ſans Variole, la maladie
marquée par les mêmes ſymptomes , les
puſtules exceptées. Voilà une choſe dont
je ne puis douter. Tandis que rien ne
me fait voir que le levain par lui-même,
& indépendamment d'une telle complication , eſt plus ou moins mauvais
dans les différents ſujets , & que , ſans
cette complication , je le vois ſans danger. Ne ſuis-je pas fondé à croire ce que
je vois ?

A l'égard du ſecond membre de ma
propoſition , ſavoir , que lorſque la
Variole eſt compliquée avec une fievre
maligne , elle peut faciliter la dépuration du ſang , &c. on auroit dû voir
que je ne donnois pas cela comme une
déciſion , ni comme une opinion à
laquelle je fuſſe bien attaché , mais

seulement comme une conjecture pro-
blématique qui permettoit de douter fi
la Variole n'aidoit pas à purifier le fang
infecté de quelque malignité, en même
tems qu'elle le purifie du virus variolique : problême que l'objection ne réfout
pas, parce qu'elle fe borne à dire que
la Variole compliquée avec des exanthêmes de fievre maligne, eft plus
dangereufe que celle qui n'a aucune
pareille complication, & qu'il refteroit
toujours à favoir fi la fievre maligne eft
plus dangereufe avec la Variole que
lorfqu'elle eft toute feule. Ceci n'eft
que pour faire voir que l'objection
porte à faux. Car, du refte, je recon-
nois bien que mon doute n'étoit pas
fondé : tout mon ouvrage prouve affez
que la Variole étant une maladie forcée,
en ce que le levain prend une route
que la nature ne lui avoit pas deftinée,
ne fauroit fervir à rendre moins mauvaife une maladie qui lui eft affociée,
que fi cette maladie fe trouvoit toute
feule.

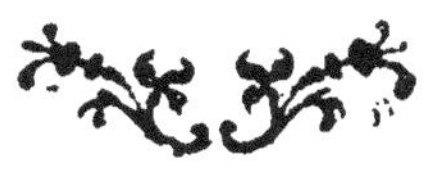

CHAPITRE XIX.

DE L'INOCULATION.

LE reste de ma dissertation sur l'Inoculation de la Variole, où je ne prenois réellement aucun parti ni pour ni contre, n'étoit également qu'une exposition de mes doutes & de mes réflexions. On ne sera peut-être pas fâché d'en voir un précis. D'ailleurs, comme il s'agit ici du Traitement de la Variole, je ne sais comment je pourrois me dispenser de dire mon sentiment sur cette méthode.

Pour faire voir qu'il n'y avoit chez moi aucun entêtement, j'admettois tous les faits que les Inoculateurs avancent en faveur de cette opération, & malgré cela, je trouvois qu'il y avoit beaucoup à rabattre des avantages qu'on lui attribue.

On dit que la Variole fait périr un sixieme de ceux qu'elle attaque, & qu'il n'en périt point, ou presque point de l'Inoculation. Mais on n'admet pas tous les sujets à l'Inoculation, & la Variole n'en excepte aucun. Je suppose qu'il y a eu dans une épidémie, ou dans un tems donné de la même épidémie, six cents Varioleux, & par conséquent cent qui en sont morts. Qu'on retranche de ces six cents tous ceux qu'on n'auroit pas pu inoculer, soit pour n'avoir pas été de l'âge compétent, soit à cause de leur mauvaise constitution, ou de quelque virus. Il peut se faire qu'on en trouvera justement cent à retrancher. Reste cinq cents qu'on auroit pu faire inoculer, & qui seroient guéris. Il y en a également cinq cents échappés à la Variole naturelle: les voilà quittes l'une & l'autre. Mais, dira-t-on, ceux qui meurent de la Variole naturelle, ne sont pas les mêmes qu'on auroit rejetté de l'Inoculation. C'est un examen à faire. En attendant, je dis, pourquoi les en exclut-on, si ce n'est parce qu'on craint, de la part de la Variole inoculée, plus de danger pour eux que pour les autres? Pourquoi ne courroient-ils pas le même danger au moins de la part de la Variole naturelle? Il y a donc apparence que ceux qui en sont morts, ont été pris principalement sur ceux qu'on n'ose admettre à l'Inoculation. Mais pour ne rien ôter à cette méthode de tout ce qui peut faire en sa faveur, supposons que ce sixieme est pris également dans tous les âges, & dans quelque constitution que ce soit; supposons que, dans un tems donné d'épidémie, il y a douze morts depuis la naissance jusqu'à l'âge de douze ans inclusivement ; ce qui fait le 6e. de 72 Varioleux. Quoique le nombre de morts, en général, augmente en rétrogradant vers l'âge le plus tendre, & que les deux premieres années en fourniffent plus que les autres, ne leur en donnons que deux, c'eft-à-dire, pas plus que nous en donnons aux autres années, il n'en refte plus que dix que l'Inoculation auroit pu fauver. Il me femble qu'on peut bien en prendre encore deux dans le nombre de ceux qui font mal confti-tués, ou infectés de quelque virus, qui n'ayant pas pu être inoculés, n'auroient pas pu, non plus que les deux des deux premieres années, être fauvés par l'Ino-lation. Il ne refte plus que huit de 72 qu'elle auroit pu fauver, parce qu'on ne doit pas mettre fur le compte de la Variole naturelle, le mal dont l'Inocu-lation ne garantit pas, dès qu'on les fait entrer toutes deux en comparaifon. Or ces 8 ne font plus que le 9e. de 72. Ce n'eft donc plus qu'un fur neuf, au lieu d'un fur fix, que l'Inoculation peut arracher à la mort.

Mais une Variole épidémique eft pour l'ordinaire, accompagnée d'une épidémie générale, ou plutôt elle en eft l'effet. Et pour l'ordinaire cette épi-

démie eſt auſſi meutriére, ou peu s'en
faut, pour ceux qui n'ont pas la Variole que pour ceux qui l'ont. Preuve
que c'eſt plutôt l'épidémie qui tue que
la Variole. Or je demande comment
peut-on être aſſuré que ce neuvieme
ne meurt pas plutôt de l'épidémie
générale que de la Variole ; de façon
que quand même il auroit eu la Variole, ſoit naturelle, ſoit artificielle,
il n'eût pas plus été exempt de l'é-
pidémie & de la mort ? Suivant donc
cette maniere d'enviſager le danger
de la Variole qui, ſans la donner
comme entiérement démontrée, eſt tout
au moins très probable, l'inoculation
ne feroit autre choſe que ſubſtituer
d'avance une Variole bénigne, à une
autre bénigne. Mais elle ne prévient
pas le danger qui ne vient à la Variole que de la part d'une autre maladie qui l'accompagne, parce qu'elle
ne ſauroit en garantir, & que cette maladie peut attaquer & enlever celui
qui aura été inoculé, comme s'il ne
l'avoit pas été. Ainſi dire que l'inoculation ne tue perſonne, ou qu'un
ſeul ſur pluſieurs centaines, & que la
Variole naturelle en tue un ſixieme,
c'eſt dire que la Variole bénigne ſpon-
tanée n'en tue point, & que celle qui
eſt maligne en tue pluſieurs. Mais,

encore une fois, (qui ne fera peut-
être pas la derniere) comme la Variole ne tient ce caractere meurtrier
que de la fievre putride ou maligne
avec laquelle elle est compliquée, &
que l'inoculation ne garantit pas du
danger de cette derniere, puifqu'elle
attaque également ceux qui ont déjà
eu la Variole & ceux qui ne l'ont pas
eue, on peut douter que l'inoculation
foit auffi avantageufe qu'on le dit.
Il pourroit fe faire que tout cet avantage fe réduifit à garantir des cicatrices. But que fe propofoient les Cir-
caffiens & les Géorgiens, fubordonné
néanmoins à l'interêt qui étoit le principal.

Pour lever ce doute, il n'y a qu'un
moyen que je propofois, affés difficile, à la verité, mais le feul cependant qui puiffe le faire : ce feroit que
dans une Ville on inoculât abfolument
tous les enfants pendant un certain
nombre d'années, & qu'au bout de
dix ou vingt ans, on comparât le
nombre des morts de toutes fortes de
maladies, avec ceux d'autant d'années
qui auroient précédé cette méthode.
L'on verroit parlà fi les morts qu'on
attribue à la Variole ne font pas plutôt l'éffet de la maladie qui l'accompagne, & qui arrivant fans elle n'a pas

plus épargné ce fixieme, ou plutôt ce neuvieme, que s'il n'avoit pas été inoculé. L'on verroit tout au moins que ceux que l'inoculation fauve fe reduiroient à un très-petit nombre.

Que fait-on encore fi ceux, dans qui l'on a forcé la nature à produire la Variole avant fon temps, le virus n'étant point encore au point néceffaire de maturité, quand ils prendront quelque maladie épidémique ou autre, que fait-on dis-je, fi, par un refte de virus dont le fang n'avoit pas pu fe dépouiller entiérement, cette maladie ne fera plus dangereufe que s'ils avoient eu une Variole naturelle, qui les auroit entiérement purifié du virus ?

J'ajoute actuellement un moyen de rendre la Variole moins dangereufe, & l'inoculation moins néceffaire : On fait que cette maladie fait beaucoup plus de ravage dans les Villes, & encore plus dans les grandes qu'à la campagne ; il faudroit donc laiffer le peuple aux champs, où la férénité de l'air, la fimplicité de la nourriture, & le travail, le garantiffent des complications qui rendent la Variole mauvaife, & que le luxe ne l'attirât pas en foule dans les villes. A quoi fervira à l'état qu'un certain nombre d'hommes foient arrachés à la mort par l'inoculation, fi un pareil nombre, ou un plus grand encore eſt arraché à ſon ſervice par des occupations qui lui ſont inutiles, & même à la vie, par une infinité de maladies que le ſéjour des villes fait contraĉter de toutes ſortes de façons ?

On peut douter encore fi l'Inoculation purifie aſſez le corps du virus variolique pour n'y rien laiſſer qui ſoit capable dans la ſuite de rendre plus mauvaiſes les maladies qui ſurviennent.

C'eſt une choſe connue de tout le monde que les fruits précoces que l'induſtrie avide arrache de force à la nature pour ſatisfaire à la curioſité, à la vanité ou au luxe, plutôt qu'à la ſenſualité, n'ont ni le goût, ni la perfeĉtion de ceux que la nature, aidée d'une bonne culture, & de l'influence du ſoleil, ſe plaît à produire dans la ſaiſon qui leur eſt propre.

Dans les premiers, les ſucs ne ſont ni auſſi travaillés, ni auſſi abondans que dans les autres.

Peut-être que cela n'eſt guere nuiſible à la plante, parce que ces ſucs ne ſont pas mal-faiſants par eux-mêmes; mais les ſucs, pour me ſervir de ce terme, de la Variole, ſont un virus contre nature dont le ſang doit être entiérement dépouillé. Si on lui fait produire son fruit avant le tems que la nature lui a assigné, n'est-il pas à craindre que, n'étant pas assez travaillé, assez développé, il n'en reste dans le corps une partie qui lui sera nuisible un jour?

N'est-il pas vrai que le levain variolique n'est pas toujours assez disposé pour se prêter à l'action d'une épidémie, ou à celle d'une contagion ordinaire, puisque bien des enfants, exposés à l'une ou à l'autre, ne prennent cependant la Variole que plus ou moins de temps après, soit à l'occasion d'une nouvelle épidémie, ou d'une contagion, soit sans le concours apparent de l'une ou de l'autre ? Mais l'Inoculation lui fait toujours produire son effet, malgré le manque de disposition où le levain doit être dans plusieurs inoculés qui ne prendroient pas si-tôt la Variole, quoique exposés à une épidémie ou à une contagion ordinaire; car il n'y a que ceux qui ne doivent jamais avoir la Variole, auxquels l'Inoculation n'a pas le pouvoir de la donner, bien différente des autres causes déterminantes, qui ne la donnent qu'à ceux dont le levain est actuellement assez disposé, sans toucher à celui qui, dans les autres, doit ne l'être que dans une autre occasion.

Je demande donc si ceux des inoculés

qui ne feroient pas difpofés à prendre
la Variole avec la foule dans une épidémie ou par contagion, peuvent être
parfaitement purifiés du levain variolique ? On répondra, fans doute, affir-
mativement, puifqu'il y en auroit,
dira-t-on, quelques-uns qui la repren-
droient, s'il reftoit en eux quelque
portion du levain, & que, puifqu'aucun
ne la reprend, il faut que le fang en ait
été parfaitement dépouillé dans tous.
Je dirai à mon tour que tout cela prouve
bien qu'il n'en refte pas affez pour produire une feconde Variole, mais qu'il
ne prouve pas qu'il n'en refte point du
tout. Cela ne leve pas mon doute. Il
eft très à préfumer que la Variole, dans
quelques-uns des inoculés qui n'auroient
pu la prendre, lors de l'inoculation,
par des caufes générales, eft un fruit
extorqué forcément à la nature, un fruit
dont le fuc n'eft ni affez travaillé, ni
affez abondant, & par conféquent qu'il
refte dans le corps une portion de ce
fuc mal-faifant, incapable, il eft vrai,
à ce qu'on affure, de produire une feconde Variole, mais propre à rendre,
dans la fuite, d'autres maladies plus
mauvaifes & plus dangéreufes en fe
joignant à leurs caufes propres, & en
faifant complication de maux.

On peut dire à peu près la même
chofe

chofe des inoculés qui n'ont que très
peu de puftules. Il y en a qui prétendent qu'ils ont une Variole auffi parfaite que ceux qui en ont un grand
nombre. (*a*) Cependant les loix ordinaires de la nature animale ne nous permettent guere de douter que la dépuration ne foit proportionnée à l'évacuation critique. De façon que , quand
deux ou trois puftules fuffiroient pour
preferver d'une feconde Variole, comme
on le prétend , il y a tout lieu de croire
qu'elles ne fuffifent pas pour purifier
parfaitement la maffe des liqueu*s* de
tout le virus. Ce qu'on ne peut pas dire
de la Variole fpontanée où les puftules
font en petit nombre , parce que dans le
premier cas on peut croire que le virus
n'étoit pas affez difpofé à être tout fé-
paré de la maffe , puifque l'inoculation
donne la Variole indifféremment à tous
ceux qui doivent l'avoir tôt ou tard ; au
lieu que dans le fecond on eft affuré
que le virus étoit fuffifamment difpofé ,
puifque fans cela la Variole ne fe feroit
pas déclarée.

Il y en a qui feront , peut-être , à
cette opinion la grace de dire qu'elle
eft fondée fur des raifonnemens affez

(*a*) M. Gatti. Nouv. reflex. fur la pratique de l'i-
noculation.

G

fpecieux, même affez juftes, mais qui diront en même tems qu'il ne lui manque que d'être fondée fur des faits qui feuls en peuvent faire une preuve folide. J'accorde qu'il faut des faits pour mieux en établir la certitude , des faits qui atteftent que dans plufieurs inoculés il refte une portion de levain capable de rendre dangereufes des maladies qui furviennent après l'inoculation , & qui ne le feroient pas fans cela. Mais il en faut auffi pour la détruire ; & tant qu'on n'en donnera pas, elle aura toujours l'avantage de la raifon fur l'opinion contraire. J'ai déjà dit comment on peut recueillir ces faits , & j'ajoute un moyen encore plus aifé : dans les villes où l'inoculation eft prefque généralement pratiquée depuis plufieurs années , à Londres, par-exemple, où l'on eft fi attentif à tout ce qui intereffe l'humanité, où l'on tient des régiftres exacts des naiffances, des morts , & du nombre des habitants, on peut trouver en quelle proportion eft le nombre des morts , depuis que l'inoculation y eft le plus en vogue, avec les morts pendant un pareil nombre d'années qui ont précédé l'établiffement de cette pratique, rélativement au nombre d'habitans dans l'une & l'autre époque. Que fi l'on trouve que le nombre des morts en gé-

néral eſt beaucoup moindre depuis l'i-
noculation, on doit lui attribuer cet
avantage. Il faudroit en effet que cela
fût, car le nombre des ſujets que l'i-
noculation empêche de mourir de la
Variole doit ſe trouver ſur la totalité,
& la mortalité générale être moindre
d'un pareil nombre de ſujets. Que ſi la
mortalité générale eſt égale, ou même
preſque égale, il eſt évident que ſur les
morts de toute autre maladie depuis le
regne de l'inoculation, il y en a un
nombre de plus, égal à celui que l'inoculation a ſauvé. Ce qu'on ne pourroit
attribuer qu'à ces deux cauſes, ou que
ceux qui meurent dans la Variole naturelle, meurent plûtot d'une autre maladie jointe à la Variole, & dont l'inoculation ne les garantit pas dans le tems
qu'ils auroient dû la prendre avec la
Variole, ou parce que l'inoculation
laiſſe dans pluſieurs un reſte de levain
variolique qui ſe joignant dans la ſuite
à quelque autre cauſe de maladies, la
rend plus funeſte. Cette preuvre deviendra encore plus évidente, ſi l'on
découvre que dans les lieux où l'inoculation n'a point ou fort peu été encore
pratiquée, la mortalité générale depuis
le même nombre d'années, n'excéde
pas celle d'un pareil nombre d'années
d'auparavant, toujours rélativement au

nombre d'habitans dans ces deux époques.

L'avantage public de l'inoculation diminué par toutes ces confidérations, comment deviendroit-il, pour un particulier, un motif affez fort pour l'engager à faire inoculer fon enfant, fans lui faire craindre de devenir la caufe, en quelque façon, volontaire de fa mort, quand même de plufieurs centaines d'inoculés il n'en périroit qu'un, & quand même ce ne feroit ni la faute de l'inoculation, ni celle de l'inoculateur, étant fort égal qu'elle en foit la caufe efficiente, ou feulement occafionnelle, pourvu que fans elle le fujet ne fût pas mort, du moins dans ce même temps ? voici comment doit raifonner ce particulier : il y a à parier quatre cent contre un qu'en faifant inoculer mon enfant, il ne mourra pas de la Variole, & il n'y a à parier qu'un contre quatre cent qu'il en mourra. Mais fi je fuis en droit de douter qu'en le garantiffant de la Variole naturelle, je le garantiffe d'une mort qui lui fera caufée dans quelques années, fans Variole, par une maladie femblable à celle qui le feroit périr dans ce même temps avec la Variole, & dont l'inoculation ne le garantit pas, cette raifon d'un contre quatre cent, qu'il mourra de l'inoculation devient plus que suffisante pour m'en détourner. Mon enfant peut être celui sur qui tombera le sort d'un des quatre cent. D'un autre côté, si je ne le fais pas inoculer, je l'expose, il est vrai, à un danger de mort qui est comme un à cinq, (ou comme un à huit suivant le calcul cy - dessus) mais qui peut se réduire, par les raisons que je viens de dire, comme un à plusieurs centaines. Ce danger devient égal, ou presque égal de part & d'autre.

Mais supposons que ce résultat ne soit qu'idéal : si mon enfant, qui est unique, est celui des quatre cent sur qui le sort tombera, j'aurai à me reprocher une mort qui ne lui seroit peut-être pas arrivée par la Variole naturelle, mon espérance étant fondée sur une raison qui est , au moins, comme cinq à un. Et quand elle auroit dû lui arriver par cette voie , elle auroit pu n'arriver qu'à l'âge de vingt, ou même trente ans. Et j'aurai du moins à me reprocher de la lui avoir avancée, de m'être privé , moi & les autres , de son secours pendant ce nombre d'années, (a) de m'être privé en lui

***

(a) Cette raison n'est bonne, peut-être , que pour le peuple , dont l'éducation est peu coûteuse , & la d'une poftérité qu'il auroit pu me laiffer, dont tout homme eft naturellement jaloux, & qui auroit pu être utile au public. Je veux que cette mort lui arrive dans un âge encore tendre ; me reprocherai-je de ne l'avoir pas fait inoculer ? On prend tant de précautions pour la Variole inoculée, j'en ai pris autant dès que j'ai foupçonné la maladie, & depuis qu'elle eft déclarée (a) & fi elle a refifté à tous mes foins, c'eft parce qu'elle avoit un caractere de malignité. Mais je vois mourir l'enfant de mon voifin d'une fievre maligne fans Variole, & je dis, il auroit pu en arriver autant au mien, quand même il auroit été inoculé.

Toutes ces raifons, quelque plaufibles qu'elles foient, font encore foibles auprès de celles que trouvera toujours en elle même la tendreffe paternelle, pour la détourner de l'inoculation. Cette tendreffe, dans un pere, quelque aveugle qu'elle foit pour l'empêcher de voir le bien de fes enfants,

---

euneffe très utile par les différens fervices auxquels on l'occupe fuivant les befoins.

(a) Les mêmes précautions qui garantiffent de la mort dans la Variole inoculée, en doivent garantir également dans la naturelle, ou bien la mort vient d'ailleurs que de la Variole.

en suppose un beaucoup plus pré-
cieux, non seulement pour ses enfants,
mais même pour tout le monde : elle
suppose que son cœur écoute la voix
de la nature, qui lui fait craindre d'ê-
tre la cause, quoique innocente, de
sa mort prochaine, il craint moins pour
une mort éloignée.

Cette tendresse, il est vrai, aveugle
souvent sur le bien réel des enfants ;
pour le leur procurer, il vaudroit
souvent mieux l'étouffer, & n'écouter
que la raison. Elle fait craindre pour
eux une mort prochaine presque sans
aucune apparence, & mépriser une
mort beaucoup plus certaine, mais
qu'elle ne voit que dans le lointain.
La raison dicte le contraire. Cependant cette tendresse, tout aveugle qu'elle est, suppose dans ceux qui l'ont,
des qualités bien avantageuses, pour
ceux à qui l'on est lié, soit par
le sang, soit par l'amitié. On ne peut
être possédé de cette foiblesse, sans
être prêt à se sacrifier soi-même pour
écarter le mal qu'on croit menacer
de près ceux qui nous touchent. Ces
sentiments font le soutien des sociétés
particulieres, & par un enchaînement
merveilleux, ils deviennent celui des
plus grandes. Quand on ne les a pas,
on n'aime que soi-même ; quel bien

en peut-il réfulter pour la fociété générale ? On voit des parents qui careffent fans ceffe leurs enfants, qui ne peuvent rien refufer à leurs gentilles fantaifies.... juftement, direz-vous, voilà cette tendreffe aveugle, dont l'avantage que vous vantez, eft la ruine du corps & de l'efprit des enfants. Vous vous trompez vous-même : bien loin de prendre cela pour de la tendreffe, je foutiens qu'il n'y en a point du tout. Ils les careffent & leur accordent tout, pour des gentilleffes qui amufent, & pour éviter des cris & des pleurs qui ennuyeroient. Si cette fauffe amitié vient à les rendre malades, comme elle ne manque jamais, elle foutient fon caractere : cette maladie ennuie, il faut chercher ailleurs des amufements, fous prétexte de fe diftraire du chagrin, on recommande à une garde malade d'en avoir bien foin, & l'on eft tranquille. La véritable tendreffe n'eft pas cela : en même temps qu'elle veut former le cœur par des careffes, & des foins, & le rendre capable de les fentir & d'y répondre, elle eft allarmée du danger qui fuivroit de près certaines complaifances ; les pleurs pénètrent de douleur, mais la crainte du danger l'emporte, elle tient bon. C'eft plus fort encore, fi

l'efnant devient malade ; ce qui arrive
bien plus rarement : elle n'en confie le
foin qu'à elle-même, les veilles, les peines,
les défagréments , s'il y en a pour ceux
qui aiment , tout cela eft compté pour
rien. Voila ce que j'appelle tendreffe ,
& heureufement je fai qu'il y en a.
(a) Faifons-en l'application à notre
fujet : plus allarmée du danger préfent , quoiqu'infiniment moindre, que
de celui à venir, quoique beaucoup
plus grand , elle s'oppofe à l'inoculation. La raifon ne diéte pas cela, il
eft vrai, mais lorfqu'elle prend tout
fon empire à cet égard , que la tendreffe ne lui réfifte point, celle-ci
eft bien peu de chofe, ou plutôt, elle
n'eft plus rien ; & je crois que c'eft
un plus grand mal. Nous fommes
dans un fiecle, où le plus grand nombre raifonne beaucoup, mais on n'aime que foi , & lorfque cette exclufion
va jufqu'à fes enfants, c'eft le comble
du défordre de la nature & des fo-
ciétés.

Cela n'eft pas fi général qu'il ne

(a) On a foutenu qu'il n'y en avoit point. En
étoit-on bien perfuadé ? J'en doute : on a voulu révolter la nature pour la faire rentrer en elle même ;
quand elle eft auffi corrompue , tout autre moyen devient inutile.

s'en trouve quelques-uns, que l'amour du bien public possede au point, que la voix de la nature, quelque forte qu'elle soit en eux, ne sauroit les empêcher de donner un exemple à tous les citoyens pour les animer de la même vertu. Le motif est toujours très-beau, & vraiment héroïque, quand même il n'en résulteroit pas autant d'avantages que leur amour patriotique leur en fait envisager.

Après toutes ces réfléxions sur l'inoculation, après toutes les raisons de pratique & de théorie que j'ai données pour établir la véritable, la seule, & la meilleure méthode de traiter la Variole, il est évident que, quelque avantageuse qu'on suppose l'inoculation, cette méthode doit avoir sur elle la préférence. C'est de quoi les inoculateurs, même les plus zélés ne sauroient disconvenir, à moins de nier formellement les faits que j'ai avancés tant de moi que de bien d'autres praticiens; parce que l'avantage de l'inoculation n'est fondé que sur la maniere ordinaire de traiter la Variole, qui en laisse perir beaucoup, mais elle n'en sauroit avoir aucun sur une méthode qui guérit autant de sujets d'une maladie qui leur arrive, que l'autre en guérit de la même maladie qu'elle leur procure.

Mais cette méthode doit avoir, à un autre égard, un avantage très considérable sur l'inoculation : c'est qu'elle peut, par son usage non interrompu, détourner enfin cette maladie si bien qu'on ne la voie plus paroitre ; au lieu que l'inoculation ne peut que l'entretenir & la perpétuer. Qu'un certain nombre de familles, toute une ville ne suive exactement dans la Variole que la méthode que je suis, qu'on n'y admette que ceux dont les parens auront été traités de même, que leurs enfants le soient pareillement, après quelques générations on n'y verra plus de Variole. Qu'on rie, si l'on veut, de ma proposition ; on le peut, quant à la difficulté de l'exécution, mais, comme elle n'est pas impossible, si quelque curieux assez puissant, & assez ami de l'humanité, l'éffectue un jour, je suis persuadé que le résultat sera conforme à mon assertion. Si la route que suit actuellement le levain variolique est l'ouvrage des hommes, comme il me semble l'avoir prouvé, une manœuvre opposée peut la lui faire changer ; & cela plus facilement, peut-être, qu'on ne pense ; parce que la nature tend toujours à reprendre la route qu'on lui a fait quitter. Quand on cesse d'allonger la tête aux enfants, en naissant, des macrocéphales dont nous avons déja parlé, quoiqu'on en vît naître encore pendant quelque tems avec de longues têtes, parce que la nature avoit été forcée de prendre cette forme organique, & qu'elle se transmettoit des peres aux enfants, cette forme diminua peu-à-peu, & celle qui est la plus naturelle reprit enfin le dessus. De même la route que le levain a été, & qu'il est encore forcé de prendre du côté de la peau, & la disposition de cet organe à le recevoir, peuvent diminuer peu-à-peu, & s'effacer enfin entiérement, quand on cessera de l'y faire aller & qu'on l'en détournera. Celui dans qui l'abord de ce levain à la peau aura commencé de diminuer, fera un enfant dont la peau aura moins de disposition à le recevoir, & les intestins en auront d'avantage. Aidant encore la nature dans ce dernier aux deux égards, l'enfant qui en naîtra sera encore mieux disposé, & bientôt la nature se trouvant dans son état primitif, le levain ne prendra plus d'autre route que celle des intestins, sans produire aucun trouble dans la machine, parce que ne passant qu'en très petite partie dans le sang, il n'aura ni la force d'y allumer aucun incendie, ni celle de pénétrer jusqu'à la peau, trouvant la voie des inteſtins plus courte , plus ouverte , & plus diſpoſée à lui donner paſſage.

Pour faciliter encore plus , & abbréger l'ouvrage de la nature , il m'eſt venu depuis peu en idée un moyen que je n'ai pas eu encore occaſion de mettre en uſage , mais que je propoſe à ceux qui ſe trouvent à même de le faire : ce ſeroit une autre façon d'inférer le ferment variolique étranger , ſavoir , de l'injecter dans les inteſtins avec une ſeringue. Il développeroit & mettroit en action celui qui eſt aſſoupi dans leur tiſſu , & qui trouvant plus de facilité à ſortir par les mêmes pores par où le levain étranger s'eſt introduit , comme étant les mieux diſpoſés par cette introduction , & les premiers qui ſe préſenteroient après le dévelopement , il ne ſe porteroit du tout point à la peau. Au reſte , quand même cette façon ne réuſſiroit pas , je ne vois pas qu'elle fût moins ſans danger que l'inoculation. Je me propoſe , lorſque je pourrai avoir du pus variolique , d'en faire l'épreuve ſur un enfant qui n'aura pas eu la Variole , après l'avoir bien préparé , & s'il n'en arrive rien de fâcheux , comme je l'eſpere , je la réitererai ſur pluſieurs autres , en obſervant tous les phénomenes qui en résulteront, & je prendrai bien exactement leurs noms, ceux de leurs parens, de leurs professions, & de leurs paroisses, pour qu'on puisse savoir dans la suite si cela les aura garantis de la Variole.

CHAPITRE XX.

DE LA ROUGEOLE.

LA Rougeole ne diffère de la Variole que comme l'éréfipele diffère du phlegmon, deux maladies inflammatoires.

La caufe humorale de l'une, plus groffiere, produit un engorgement plus confidérable des vaiffeaux capillaires, capable, avec le battement violent qu'il y excite, de brifer leur tiffu, dont les fragmens mêlés avec le fang & la lymphe épanchés, le tout parfaitement atténué, forment le pus.

Celle de l'autre, plus fubtile, ne produit qu'un engorgement léger de ces mêmes vaiffeaux cutanés, incapable d'aller plus loin qu'à la rougeur & la chaleur.

En faifant l'application à la rougeole de tout ce que j'ai dit de la Variole, on fera obligé de reconnoître que la caufe materielle de l'une, & celle de l'autre, ont la même origine, & qu'elles ont fouffert les mêmes viciffitudes pour produire deux maladies nouvelles, les répandre, & les perpétuer.

Le caractere différentiel de l'une &
de l'autre cause se tire du caractere
differentiel de l'une & de l'autre maladie. Les deux causes ayant nécessairement la même origine, il faut que cette
humeur, qui pendant le séjour de l'enfant dans la matrice, s'est incorporée
dans le tissu & les glandes du canal
intestinal, ait une portion plus fine
l'une que l'autre, toutes deux pourtant
d'un caractere inflammatoire, sur-tout
lorsqu'elles sont exaltées par le mouvement accéléré de la circulation.

L'une est mise en action tantôt plutôt, tantôt plus tard que l'autre, puisque la rougeole se déclare dans les uns
avant, & dans les autres après la
Variole. Si l'une de ces deux maladies
ne se déclare pas dans tous les sujets,
ou toujours avant, ou toujours après
l'autre, cette variété ne peut venir que
par quelque cause accidentelle, qui,
ayant plus d'analogie tantôt avec l'un
de ces deux levains, tantôt avec l'autre,
met en action celui avec lequel elle en
a plus, l'autre demëurant encore assoupi,
jusqu'à ce qu'une autre cause analogue
avec lui, vienne à son tour le mettre
en action. Qu'on donne, si l'on veut,
d'autres raisons de cette variété, cela
ne fait rien au fonds du sujet, puisqu'il
se trouve toujours prouvé que les deux

levains ont la même origine, le même foyer, & qu'ils ont été forcés de la même façon à produire des maladies qu'ils ne produifoient pas auparavant, quoiqu'ils exiftaffent dans tous les hommes ; qu'ils ont cela de commun de produire tous deux le même genre de maladie, c'eft-à dire, deux maladies inflammatoires, qui ne different entre elles que comme deux efpeces, l'une phlegmoneufe & l'autre érefypélateufe.

Le traitement doit donc être le même pour ce que les deux maladies ont de femblable, & ne différer dans l'une & l'autre qu'en ce qu'elles ont de différent.

Le traitement véritablement curatif & auquel doit aboutir tout ce que l'on fait, confifte, ainfi que dans la Variole, à faire fortir du corps, par la voie la plus convenable & la plus naturelle, non feulement le levain de la rougeole, mais encore les autres humeurs corrompues qui en augmentent, ou plutôt, qui feules en font le danger.

Le traitement palliatif, ou celui qui a rapport aux fymptômes, c'eft de calmer le mouvement du fang, & l'irritation des folides, inféparables du feul levain rubiolique, & quelquefois de ranimer les forces abattues par quelque caufe étrangere. Une rougeole ne doit être confidérée que comme une

éréfypele univerfelle , & ne doit pas
être traitée autrement. Calmer les symptômes & détruire la caufe, c'eft là tout
le but qu'on doit fe propofer. En calmant on facilite la nature à agir par fes
propres forces , les évacuans les lui
augmentent en diminuant celles de
l'ennemi. Le premier moyen tout feul
eft toujours infuffifant , puis qu'après
des rougeoles même les plus bénignes,
où l'on n'en a pas employé d'autres , il
y a toujours un refte d'humeur contre
naturelle qui nuiroit au convalefcent , fi
l'on n'avoit foin de l'évacuer, à combien plus forte raifon , dans celles qui
font mauvaifes , & qui ne le font que
parce que l'humeur morbifique abonde
d'avantage , lui feroit-elle nuifible , fi
l'on attendoit de le faire dans la convalefcence ?

Dans la Variole , la fuppuration
donne quelque apparence de fondement , ou , plutôt un prétexte , fans
fondement , de craindre de détourner
le levain de l'habitude du corps. Mais
dans la rougeole il n'y en a aucun,
rien ne peut faire prétexter la fortie de
l'humeur par la peau , puifqu'il n'y a
point de fuppuration , & que les fueurs
font toujours , ou prefque toujours
fymptomatiques. Il faut donc qu'elle fe
diffipe par d'autres voies. D'ailleurs il

n'y en a qu'une partie qui se porte à
l'extérieur, l'autre, qui est souvent la
plus considérable, est répandue sur les
membranes internes : la bouche, le
gosier, la tranchée artere, les bronches,
l'ésophage, l'estomac, tous les intestins
sont tapissés des mêmes exanthêmes. Les
symptômes le prouvent, l'ouverture des
cadavres le confirme. Il faut que l'humeur qui les forme, se dissippe par
d'autres voies que celle de la peau.

Dans les autres inflammations, &
surtout dans les érésypeles, se propose-
t-on d'autre but que la résolution ! & la
résolution est-elle autre chose que le
repompement dans le sang, de la
matiere qui fait l'engorgement inflammatoire, pour être portée dans quelque
couloir excrétoire, & être évacuée, si
l'on en excepte, peut-être, une petite
portion qui sort par les pores de la
partie enflammée ? *le serpement* (*a*)
continu de l'érésipele, & sa *réparition*
dans une partie distante de celle qu'elle
a quittée, prouveroient, s'il étoit nécessaire, cette *résorbtion* de l'humeur
inflammatoire, qui doit ou s'évacuer,
ou se jetter sur quelque autre partie,
ou, au défaut de l'un ou de l'autre dé-

(*a*) Je me sers de ces termes, pour n'en pas savoir d'autres aussi expressifs.

truire celle qu'elle occuppe. Et comme l'inflammation dont il s'agit ne vient jamais à suppuration, & que, pour l'ordinaire, elle n'est accompagnée d'aucune transpiration un peu forte, & en même tems salutaire, il faut, lorsqu'elle se guérit, soit d'elle même, soit par les remedes, que cela soit toujours par résolution, c'est-à-dire, par repompement & évacuation. De façon que craindre ce repompement de la matiere dans le sang, c'est craindre ce que la nature est toujours obligée de faire pour se guérir.

Ce qui a pu donner lieu à cette crainte, c'est qu'on a vu quelquefois la rougeole disparoître, & le malade mourir. Mais l'on a pris l'effet pour la cause, ce qui arrive très-souvent à bien d'autres égards. La matiere trop abondante, ou d'un trop mauvais caractere, produit un embarras insurmontable, ou général de tous les capillaires, ou de quelque partie noble ; les forces vitales se ralentissent, & ne poussant plus assez le sang vers la circonférence, celui qui faisoit sur la peau, l'engorgement inflammatoire, & la rougeur, se retire ; c'est la rougeole rentrée. Mais cela n'arrive que par ce désordre interne. Ce n'est pas parce que la rougeole rentre que le malade meurt ; si cela étoit il n'en réchaperoit aucun, puisqu'elle rentre, ou qu'elle se résout toujours ; mais elle rentre (dans le cas qu'on en meurt) parce que la vie commence à s'éteindre. On voit même souvent dans les rougeoles ordinaires, de légers dégrés de rétropulsion & d'expulsion sans aucun danger : lorsque, dans un redoublement, la fievre est plus animée, que le sang est poussé avec plus de force à l'extérieur, la rougeole paroit beaucoup plus, & dans la rémission de la fievre, elle paroit moins. Elle rentre donc alors en partie, pour reparoître plus vivement au retour d'un autre redoublement. Enfin elle diminue & rentre à mesure que la fievre diminue, & disparoît entierement avec elle. Elle paroît aussi plus ou moins, suivant que la peau est plus ou moins exposée à l'air froid qui la resserre, & répercute plus ou moins le sang qui forme les rougeurs. Mais dans ces vicissitudes le malade ne court aucun danger, tant que l'humeur n'embarrasse pas assez la circulation pour porter atteinte à la vie. Tout ce qu'on observe dans ces changemens momentanés, c'est que la toux, le mal de gorge &c. fatiguent quelquefois d'avantage à proportion que les rougeurs externes diminuent, parce que c'est avec cette même proportion que l'inflammation rubiolique de la gorge, & du poumon augmente ou diminue, jufqu'à ce que l'humeur foit entiérement détruite, ou évacuée. Que fi l'évacuation ne peut pas s'en faire, ces inflammations internes augmentent au point de faire bientôt périr le malade. Ou, fi elles ne font pas affez confidérables pour cela, elles le font toujours affez pour laiffer fur la poitrine, l'eftomac, ou les inteftins, des impreffions qui ont beaucoup de peine à s'effacer, & qui fouvent font périr peu-à-peu le malade dans la confomption, foit par une phthifie pulmonaire, foit par une dyfenterie, ou une diarrhée colliquative que rien ne peut arrêter. Or il ne faut pas s'étonner que cela arrive fi fouvent, puifque, pour l'ordinaire, non feulement on ne favorife pas fa fortie par les couloirs qui lui font deftinés, mais même on force fa marche du côté par où elle ne peut pas fortir, du côté de la peau. Ce n'eft donc pas parce que la rougeole rentre qu'on meurt, mais parce que la matiere rubiolique, ne pouvant s'évacuer, s'arrête dans le corps, & y caufe des engorgemens inflammatoires mortels.

Il m'eft arrivé plufieurs fois qu'ayant fait faigner un enfant dans le plus fort d'une rougeole très vive, dont il étoit tout couvert, elle difparoiffoit entiere-

ment immédiatement après la faignée,
& un quart d'heure après, lorfque la
circulation avoit repris fon cours, elle
reparoiffoit, mais avec une diminution
des trois quarts de ce qu'elle étoit auparavant. Le malade, bien loin de s'en
trouver plus mal, s'en trouvoit mieux.
Le lendemain un leger vomitif la faifoit difparoître entierement, & le
malade étoit parfaitement guéri. Souvent il en arrive autant aux éréfypeles;
cette maladie ne doit pas être confidérée, ni traitée autrement.

Que fi, malgré toutes ces raifons,
on doutoit encore de l'exiftence d'une
caufe humorale qui dût être évacuée,
& qu'on voulût foutenir qu'il fuffit,
pour la réfolution, de dégager les conduits par les faignées, les delayans,
les calmans, en un mot, par-tout ce
qui eft capable de rendre à la circulation toute fa liberté; je dis que, fans
négliger aucun de ces fecours, les évacuans par haut & par bas, font ceux
qui produifent cet effet le plus efficacement, & fans lefquels tous les autres
ne peuvent le faire que très imparfaitement, même dans les rougeoles les
plus fimples; & que la meilleure preuve
que j'en puiffe donner, après ces raifons, eft l'experience, contre laquelle au-

cun raifonnement ne prévaudra jamais.

J'ai traité tous mes malades par les faignées, les calmans, les délayans, & tout ce qui peut remplir les indications fournies par les fymptômes , comme abfolument néceffaires , non-feulement pour en calmer la violence , mais encore pour la réuffite des évacuans, que j'employois en même tems comme abfolument néceffaires auffi , & les feuls proprement curatifs ou deftructifs de la caufe matérielle. Et cela depuis le commencement de la maladie , ou du moment que je voyois le malade, jufqu'à la fin fans interruption , laiffant un jour entre les purgatifs, pris toujours dans la claffe des minoratifs, & toujours précédés d'un léger vomitif, auquel j'avois préparé le malade par la faignée, lorfqu'elle avoit lieu.

J'aurois trop à faire de rapporter les obfervations fans nombre que j'ai faites, & qui confirment cette méthode comme l'unique qui convienne, puifque, d'une infinité de malades , je n'en ai vu périr aucun, foit que la maladie fût de la plus mauvaife efpece, foit qu'elle fût de la plus bénigne. J'en ai vu prefqu'autant de l'une que de l'autre. J'avois déjà fait beaucoup d'obfervations en 1758. Lorfque je les fis inférer dans

le

le journal de Médecine (a) M. de Sauvages en fait mention, & dit qu'il avoit déjà employé avec succés la même méthode dans les rougeoles vermineuses. Ainsi il semble la restraindre à cette espece; mais elle est si fréquente que, n'y ayant presque que les rougeoles les plus bénignes qui n'en soient pas, la méthode deviendroit par là presque générale.

Il s'en trouve cependant où, quoiqu'il n'y ait point de vers, les levains, soit rubiolique, soit étrangers, augmentent & multiplient si fort les engorgemens inflammatoires, tant internes

---

(a) T. VIII. p. 338. où l'on peut les voir. Mais on y verra en même tems, qu'il s'en falloit bien que j'eusse de la Variole les mêmes idées que j'ai eu depuis. Ce sont mes observations sur la rougeole qui ont commencé de me faire appercevoir que la Variole pourroit bien aussi exiger un autre traitement que celui qu'on employoit. Si la rougeole, qui de sa nature ne suppure point, m'a fait penser qu'elle ne peut se dissiper que par résolution, elle m'a conduit aussi à penser que la Variole, quoique propre de sa nature à la suppuration, peut se terminer par résolution, ainsi qu'on le voit souvent arriver à d'autres inflammations phlegmoneuses. Que ce n'est pas par le défaut de suppuration qu'elle devient dangereuse, mais par la rétention dans le sang de l'humeur variolique, & son dépôt sur quelque partie interne. L'expérience m'a confirmé dans cette idée, & c'est sur elle que j'ai fondé ensuite tous les raisonnemens que j'ai exposés.

H

qu'externes, que le malade courroit de
grands dangers, si ces engorgemens,
n'étoient pas levés, en dépouillant le
sang, par évacuation, de l'humeur
qui le rend propre à les former. Les
mêmes raisons qui déterminent à le
faire dans les rougeoles vermineuses,
y engagent également dans celles, qui,
sans l'être, ne laissent pas d'avoir des
symptômes fâcheux ; puisque, s'il est
nécessaire d'évacuer la corruption ver-
mineuse, il ne l'est pas moins d'évacuer
celle qui, pour ne l'être pas, n'est pas
moins funeste. Bien entendu toujours (je
ne saurois trop le répéter) que les saignées, les calmans, les délayans, les
bechiques adoucissans, & quelquefois
les rafraichissans proprement dits, doivent, suivant le besoin, concourir à
rendre plus douce, & plus paisible
l'action des remedes évacuans, & à
faciliter leur effet.

Que si, dans les rougeoles bénignes,
cette méthode n'est pas absolument in-
dispensable, elle est toujours très-sûre.
Le levain de la rougeole, quelque léger
qu'il soit, ne doit pas rester dans le
sang, & veut toujours être évacué, &
la voie des intestins est celle qui lui
convient le mieux. De façon que tant
qu'il est dans le sang, il continue ses

effets, soit en prolongeant la rougeole externe, soit en laissant, aprés qu'elle a disparu, des symptômes dépendans d'une rougeole interne. C'est ce qui fait que dans la méthode vulgaire, on purge immediatement aprés la rou-geole, pour enlever ces symptômes, suite ordinaire de la maladie. Mais si on l'avoit fait pendant son cours, non-seulement on l'auroit abrégé, mais on auroit encore prévenu ces suites, & l'on n'auroit pas besoin de le faire aprés, lorsque souvent l'humeur s'est si bien fixée qu'on a bien de la peine à l'arra-cher. La rougeole n'a point de terme fixe, lorsqu'elle n'est pas assez compli-quée avec une fievre putride ou ma-ligne, pour que celle-ci lui prête son type. Les remedes abregent extrême-ment, & visiblement son cours. J'ai vu plusieurs fois que, dès que le levain avoit pu sortir par les premiers reme-des, la rougeole disparoissoit avec la fievre. Quelquefois elle ne paroissoit pas vingt-quatre heures. Morton rap-porte une observation où la rougeole ne parut point du tout, quoi qu'il fût bien assuré que la fievre étoit rubiolique par tous les symptômes, & par les autres circonstances. (*a*) Ce qui doit être at-

____

(*a*) hist. 7.

tribué à la diarrhée qui l'accompagnoit,
plutôt qu'à tout autre caufe ; quoique
l'auteur n'eût garde de le foupçonner,
puifqu'il fit tous fes efforts pour l'arrêter.

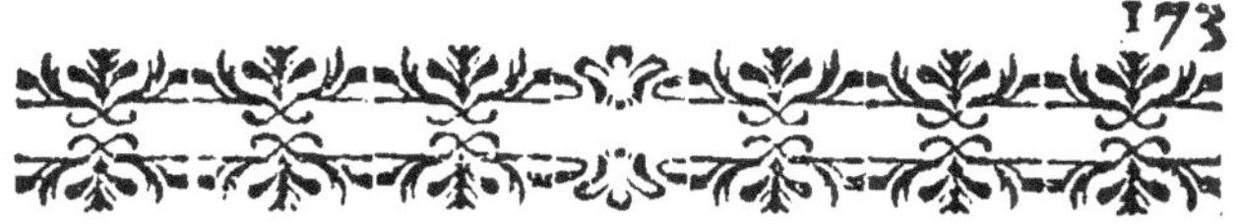

DISCOURS
AUX HOMMES
SUR LEUR SANTÉ *.

Où l'on fait voir quelle est la véritable idée qu'on doit se faire des émétiques, & des purgatifs.

J'AI fait voir l'utilité, ou plutôt la nécessité des émétiques & des purgatifs pour guérir deux maladies, dans lesquelles on les croyoit très nuisibles; & que, s'il y a quelque moyen d'effectuer ce dont Boerhaave n'a fait que concevoir la possibilité, de prévenir ces maladies, & d'en préserver les hommes, il ne peut se trouver que dans l'usage de ces remedes.

Un discours sur leur maniere d'agir,

---

* Quoique presque tout ce discours semble n'être à la portée que de ceux qui ont quelques connoissances de la Médecine, je l'adresse pourtant aux hommes en général; 1°. parce qu'il s'agit de ce qui les intéresse le plus, 2°. parce qu'aujourd'hui voulant presque tous être médecins, ils m'assurent par là qu'ils sont en état de l'entendre.

H 3

leur effet, & leur adminiftration dans les autres maladies, m'a paru une fuite naturelle de ce traité, & d'autant plus néceffaire qu'il y a des gens qui femblent vouloir les bannir de l'ufage de la Médecine.

La répugnance qu'on a naturellement pour ces remedes fait chercher toutes fortes de prétextes pour les éluder dans les maladies mêmes où le befoin en eft évident. Un Médecin eft toujours bien venu, quand il flatte un malade de lui épargner ce défagrément, & qu'il reçoit, ou qu'il va même jufqu'à donner des raifons pour appuyer cette répugnance. Si l'on traitoit les hommes comme des enfants, qu'on ne les flattât que pour mieux venir à bout d'obtenir d'eux quelque chofe qui leur coûte, pour le bien qui leur en doit revenir, en un mot, qu'on les trompât pour les guérir, ce feroit une fupercherie louable; mais c'eft le contraire. Les tromper pour leur bien, eft trop pénible pour quiconque n'a pas cet ingénieux talent; les tromper à leur préjudice, eft très facile, puifqu'ils vous y invitent fans ceffe, qu'ils y attachent même pour prix, leurs bonnes graces, leurs reconnoiffances, leurs générofités ; mais il n'eft pas dans mon caractere ennemi du menfonge, & peu intéreffé. Je ne puis donc ni l'un ni l'autre, mais j'ai la force de leur dire la vérité, dans la seule vue de les détromper ; je doute que bien des gens veuillent l'entendre.

Si un Médecin s'est acquis, peut-être, sans s'y attendre, quelque réputation, pour avoir guéri, sans leur secours, quelques maladies d'imagination, d'ennui, d'oisiveté, d'épuisement &c. par le moyen de quelque stratagême, d'un amusement de nouvelle invention, de quelque exercice singulier, de la bonne nourriture bien ménagée, cela a pu suffire pour le faire passer pour un Médecin qui guérissoit sans remedes, ou presque sans remedes, & pour lui faire saisir une occasion aussi favorable de se donner pour tel qu'on vouloit bien le prendre. Une médecine d'autant plus lucrative pour les Médecins, qu'elle est attrayante pour les malades, quoique bornée à un bien petit nombre de cas particuliers, n'a pu manquer de trouver, dans les uns & les autres, bien des partisans, les premiers assez peu sinceres pour la donner comme générale, les autres assez crédules pour la recevoir comme telle. On bâtit pour cela d'especes de systêmes sur des raisons spécieuses, & d'autant plus imposantes qu'elles font plus conformes au penchant des hommes. L'expérience a beau les démentir continuellement, on en trouve encore pour démentir l'expérience même. Et quand à la fin, le fiftéme en défaut, on en veut venir aux remedes, il n'en eft plus tems, parce que le mal a fait trop de progrès, & l'on fait fervir alors à en prouver l'inutilité, ce qui doit le mieux en faire voir la néceffité & les avantages.

On n'entend plus parler que d'irritabilité, de fenfibilité, de tenfion, d'érétifme, de crifpation, comme caufes de maladies. On trouve tout cela partout ; à peine en fauveroit-on la paralyfie, (*a*) l'hydropifie, l'añafarque &c. En effet il doit y avoir une efpece de tenfion dans les fibres des tuyaux obftrués, ou comprimés. Il femble qu'on veuille faire paffer cette doctrine pour nouvelle. L'excés où on la porte, eft nouveau, mais la doctrine bien entendue eft auffi ancienne que la Médecine.

(*a*) Je me fouviens qu'un Médecin voyant, il y a quelques années, un malade qui avoit le vifage tourné d'un côté, difoit que les mufcles de ce côté trop tendus tiroient à eux ceux du côté oppofé, & qu'il falloit les relâcher. Sans doute qu'il étoit un de ceux qui ne voyent partout que tenfion. Le relâchement paralytique des mufcles antagoniftes étoit évident.

(*a*) On a toujours balancé les indications qu'elle peut fournir, dans tous les cas, avec celles que préfentent les caufes humorales. On a toujours eu égard, & l'on a toujours recommandé de faire une attention particuliere à la fenfibilité, à l'irritabilité, à la tenfion, à l'érétifme des folides ; foit que cet état fût naturel ou de tempéramennt, foit qu'il fût l'effet de la maladie préfente trop aigue, ardente, inflammatoire, douloureufe, pour faire le choix des remedes, pour ne les employer

(*a*) On n'avoit pas fait, peut-être, des expériences & des découvertes particulieres fur cette matiere ; mais par une expérience journaliere on n'en connoiffoit pas moins l'importance dans la pratique. Les aphorifmes d'Hipocrate qui regardent la purgation, & que nous aurons lieu de rapporter, en font une preuve : dans l'un il avertit qu'il faut préparer les corps avant de les vuider ; dans l'autre, que l'humeur doit-être préparée par la nature, ou difpofée par elle même à fortir. Pourquoi toutes ces précautions qu'il recommande avec tant de foin, fi ce n'eft pour éviter la trop grande irritation, & le défordre qui en naîtroit dans toute la mâchine ? Galien, dans fes commentaires, fait obferver que les purgatifs ne remedient pas immédiatement à la chaleur fébrile, & que ce n'eft qu'autant qu'ils enlevent la caufe qui la produit. C'eft comme s'il difoit qu'ils ne remedient pas immédiatement à l'irritation, à l'érétifme &c. Mais que c'eft en enlevant la caufe humorale qui les produit. Tout cela fuppofe qu'il faut avoir beaucoup d'égard à l'irritabilité, & tout cela fuppofe en même tems une caufe humorale qu'il eft indifpenfable d'évacuer. Tous les Médecins, qui les ont fuivis jufqu'à nous, ont penfé de même.

H 5

que dans le tems le plus calme, aprés
l'avoir amené par les moyens convenables. Aujourd'huy c'eſt pour les exclure tout-à-fait.

Cela joint à je ne ſai combien d'autres préjugés, qui, de quelques raiſons qu'on les colore, n'ont leur ſource véritable, & primitive que dans la répugnance qu'on a pour ces remedes, & le déſagrément qu'ils cauſent, nous engage à eſſayer de détruire ces raiſons, pour laiſſer, au moins, les préjugés à découvert.

Pour cela nous nous propoſons de faire voir 1°. que les remedes qui vuident les premieres voyes, ſont indiſpenſables dans preſque toutes les maladies, & quelles ſont les régles qu'on doit ſuivre pour les bien adminiſtrer. 2°. Que ces mêmes remedes adminiſtrés ſuivant ces regles n'ont rien de pernicieux. Ce ſont les deux parties principales de ce diſcours.

PREMIERE PARTIE.

Pour développer l'objet de cette premiere partie, il s'agit 1°. d'établir que dans toutes les maladies, dans celles mêmes où l'irritation ſemble dominer, il y a une cauſe humorale qui demande d'être évacuée. 2°. Quelles ſont les préparations qu'elle doit fubir auparavant, & les conditions qui doivent accompagner l'évacuation. 3°. Que la marche que tient la nature dans les maladies qu'elle guérit, nous montre ce que nous devons faire pour lui aider dans celles qu'elle ne pourroit furmonter, ou qu'elle ne furmonteroit qu'avec peine. 4°. Nous finirons par un examen particulier des crifes & des jours critiques.

I.

L'irritation, dans les maladies, n'eft prefque jamais la feule chofe qui doit fixer notre attention. Il y a une caufe humorale qui porte aux folides cette irritation. Cette caufe humorale, dès qu'on a pu en émouffer l'acrimonie jufqu'à un certain point, doit être évacuée. Quelle en eft la fource principale. Et comment en général elle produit les maladies. Tout autant de propofitions qu'il s'agit, dans cet article, de developper & d'éclaircir.

Je commence par demander fi l'on conçoit comment l'érétifme, comme caufe de maladie, eft produit lui même, ou en entier dans ceux dont les folides avoient la foupleffe qu'ils doivent avoir naturellement, ou augmenté dans ceux, dont les fibres avoient déjà un dégré de tenſion de plus qu'il ne faut ; comment, dis-je, tout cela s'opére autrement que par une cauſe humorale, qui par ſon acrimonie irrite les fibres, & les vaiſ-ſeaux, ou par ſon acidité épaiſſit les fluides, & les rend moins propres à circuler, ou par ſon alkaleſcence les raréfie trop, ſoit qu'elle agiſſe par chacune de ces qualités ſéparément, ſoit tout à la fois par leur complication.

Cela eſt vrai, dira-t-on peut-être, mais cette cauſe humorale eſt un éther, une matiere ſubtile, qui ne s'attaque qu'au genre nerveux, en trouble le mouvement, & le déſordre ſe répand dans toute la machine. Qu'y a-t il autre choſe à faire, ſinon de l'éteindre dans beaucoup d'humidité, ou de lui donner une enveloppe onctueuſe qui l'embaraſſe, & lui ôte ſon activité, & d'humecter les fibres pour les rendre plus ſouples & moins ſenſibles ? Il eſt dommage que les maladies n'obéiſſent pas auſſi bien à la pratique, qu'à l'imagination : la premiere nous apprend qu'il eſt très-ſouvent néceſſaire de calmer, qu'il ſuffit rarement, & que, pour l'ordinaire, ce n'eſt qu'une préparation pour faciliter la réuſſite des remedes évacuans, preſque toujours indiſpenſables pour la guériſon radicale.

Quand on accorderoit qu'une ma-

tiere fubtile eft la caufe primitive de
prefque toutes les maladies , & que la
corruption qui s'y trouve n'eft que l'effet
de cette premiere caufe , qui , en irri-
tant le genre nerveux , accelere &
trouble le mouvement des folides &
des fluides , & produit dans ceux-ci une
effervefcence capable d'en pervertir la
qualité ; il ne feroit pas moins vrai que
cette corruption devient à fon tour la
caufe d'une infinité de fymptômes dangereux , & fouvent mortels , & qu'il
eft très-à propos , ou plutôt indifpenfable d'en dépouiller le fang. Mais on
a des raifons très fortes de croire que la
premiere caufe qui bouleverfe & trouble
les mouvemens & les fonctions de la
machine, n'eft pas fi fubtile : on voit
tous les jours des perfonnes qui fe plaignent depuis quelque tems , de langueur , de pefanteur, de laffitude , de
dégoût , de mauvais renvois à la bouche ; on n'obferve point encore d'érétifme , d'irritation , de tenfion , dans
les folides, il n'y a point d'augmentation de mouvement, ni d'effervefcence
dans les fluides. On vuide ces gens là ,
ils rendent abondamment des matieres
corrompues , & ils reprennent leur
fanté précédente. La plûpart , dans le
même cas , négligent de faire des remedes par une répugnance qui eft fort

naturelle, & qui eft augmentée & ren-
due invincible par les confeils de ne
point faire de remedes de précaution ,
comme fi alors ils n'étoient pas, pour
le moins , autant de néceffité pour le
mal préfent, que de prévoyance pour
celui dont on eft menacé. Il ne tarde
pas d'arriver : une fievre fe déclare
avec les fymptômes les plus effrayans ,
& c'eft alors que joue fon grand rôle
l'érétifme avec toute fa fuite : les
fpafmes , les mouvemens convulfifs, les
tenfions douloureufes , l'orgafme , la
fermentation des humeurs , les engorgemens, les inflammations , le trouble ,
le défordre enfin de toute la machine.
Il faut travailler fans relâche à calmer
ces orages. Ici je vois la nature irritée
livrer des combats violens , capables
de l'épuifer bientôt, il faut moderer fa
fureur; là je la vois prefque dans l'inaction, fes forces ne font qu'enchainées ,
il ne faut que la dégager un peu pour
la voir dans toute fon activité. Cependant elle me montre les efforts qu'elle
fait , & les moyens qu'elle emploie
pour fe délivrer de l'ennemi , afin que
je la feconde. Je vois des efforts pour
vomir, des diarrhées, des dyfenteries,
& , pour l'ordinaire , malheur à ceux
dans qui elle ne dit rien de tout cela ,
dans qui elle ne fe prête point. Il eft

vrai que c'eſt l'effet de l'acrimonie &
de l'effervefcence des humeurs, qui,
par là, deviennent elles mêmes vomi-
tives, & cathartiques, mais ce n'eſt
pas moins une preuve de leur exiſtence
dans les premieres voyes, ce n'eſt pas
moins une preuve qu'étant nuiſibles,
elles doivent être évacuées. Tout ce
que cela indique de plus, c'eſt qu'il
faut en émouſſer l'acrimonie, en abbattre l'effervefcence; mais ſi l'on s'en
tenoit là, devenues à la fin incapables
d'exciter aucune évacuation, elles ſe
porteroient dans quelque viſcere, s'y
accumuleroient, gorgeroient ſes conduits, & la circulation arrêtée produi-
roit la mort. Il n'y a rien de tout cela
que l'expérience ne confirme trop ſouvent. Peut-on dire qu'il n'y ait pas une
cauſe humorale ſemblable à celle de
ceux qui ont fait des remedes avant
que la maladie ſe déclarât, & qui l'ont
prévenue ? c'eſt donc une humeur groſſiere comme celle des premiers, qui n'a
produit l'irritation & l'érétiſme que
lorſqu'elle a été miſe en action, & en
effervefcence, & qui n'en feroit pas
venu là, ſi elle avoit été évacuée plutôt.
Si la comparaiſon de ces deux ſortes de
perſonnes ne ſe préſentoit à faire que
rarement, peut-être, ne prouveroit-elle
pas beaucoup, mais on obſerve jour-

nellement ces deux cas. On peut même
aſſurer qu'il ne ſe déclare point de maladies férieuſes , ſans qu'elles ayent été
annoncées par des ſituations ſemblables
qui dénotoient la préſence d'une telle
cauſe. (*a*) Il eſt vrai encore que cette
corruption , en commençant de jouer
ſon rôle tragique , commence en même
tems , & continue enſuite de corrompre
toute la maſſe du ſang , mais il n'eſt
pas moins vrai qu'il faut que toute cette
corruption ſorte du corps.

Dans toutes les maladies , ſur-tout
fébriles , la nature travaille à ſe délivrer de ce qui s'oppoſe à ſon cours. (*b*)
Sans entrer dans des eſtimations particulieres des efforts qu'elle fait , ou de
l'action des ſolides ſur les fluides , parce
que ce n'eſt pas le lieu , que d'ailleurs
tout le monde ne s'accorde pas ſur ces
ſortes d'eſtimations , que dans chaque
cas particulier on ne peut pas les faire
exactement , & qu'enfin elles n'y ſont
pas néceſſaires ; il ſuffit de poſer ces
efforts pour principe général , principe

(*a*) Eſt autem & præcognitio antequàm ægrotent.
Hipp. de vict. rat.

(*b*) Dictat ratio.... morbum , quantumlibet ejus
cauſæ humano corpori adverſentur , nihil eſſe aliud
quàm naturæ conamen , materiæ morbificæ exter-
minationem , in ægri ſalutem omni ope molientis.
Sydenh.

que perſonne ne conteſte , & d'en tirer
des conſéquences qui s'accordent avec
la pratique.

Dans ce travail , tantôt accablées
ſous les forces de l'ennemi les ſiennes
languiſſent, il faut les ranimer ; tantôt
trop augmentées , trop accélérées ,
trop irritées, elles s'épuiſeroient bientôt , il faut les modérer pour les lui
ménager. Mais la fin ultérieure où tout
cela doit aboutir , & qui eſt celle de
la nature, c'eſt de détruire la cauſe
contre laquelle elle combat. Ainſi, lorſqu'on a lieu de craindre , ce qui arrive
preſque toujours , ou qu'elle ne ſuccombe dans ce combat , ou qu'elle n'en
ſorte extrêmement maltraitée , il faut,
ſuivant Hippocrate, Galien , &c. que
tout Médecin ſoit le miniſtre , & l'i-
mitateur de la nature. Son miniſtre ,
en modérant ſes forces , ſi elles ſont
fougueuſes au point de ſe détruire elles-
mêmes ; en lui en prêtant ſi elle n'en a
pas aſſez ; en ſuſpendant , enchaînant ,
énervant celles de l'ennemi ; ſon imita-
teur , en lui facilitant les moyens qu'on
lui voit employer lorſqu'elle agit toute
ſeule.

Obſervons donc une de ces maladies
guéries par les ſeules forces de la nature, & voyons par quels moyens : ce
n'eſt jamais que par des évacuations

qu'elle fort victorieufe du combat. Au commencement, lorfque l'humeur eft encore trop abondante & trop groffiere, c'eft par des vomiffements, & des diarrhées; & lorfqu'elle a diminué de volume, elle fe décharge fouvent par les urines, ou bien devenant encore plus déliée, & laiffant par là leur liberté aux plus petits conduits, elle fe donne jour par des fueurs qui finiffent la maladie. Le malade fe trouve alors dans un état d'épuifement, on pourroit prefque dire, d'anéantiffement. Mais malgré cet état, il fe fent dans un calme, dans un bien être qu'il goûte avec plaifir. D'où vient cet excès de foibleffe douce & tranquille? c'eft qu'il s'eft fait dans la machine un vuide étonnant, qui laiffe les vaiffeaux flafques & exténués, mais dans lefquels rien ne s'oppofe plus au cours libre & paifible du peu de liquide qui y refte ; le fang, ci-devant tout corrompu, s'eft régénéré, & il eft réduit à une très petite quantité, mais de très-bonne qualité ; ce n'eft plus que comme un peu de fève vivifiante qui va bientôt fe reproduire, pourvu qu'on fache lui ménager ce qui doit fervir à fa reproduction. C'eft une jeune plante, qui au fortir d'un hyver rigoureux ne donne prefque aucun figne de vie, mais le foleil du printems vivifie le peu de

fève qui reſtoit dans ſes tuyaux, ceux-ci
ſe prêtent à une nouvelle qu'il y pouſſe
par ſa douce chaleur, la plante ſe ra-
nime, croît, & devient plus forte
qu'elle n'étoit même avant l'hiver.

Dans ce cas de maladie guérie par la
ſeule nature, quelqu'un diroit, peut-
être, que cet épuiſement vient de ce
que, abandonnée à elle même, elle a
trop ſouffert; & ſi un autre ſujet, après
une maladie ſemblable, pendant laquelle il a fait tous les remedes néceſſaires, les mieux indiqués, & le plus
à propos qu'il a été poſſible aux lumieres
& à la prudence d'un Médecin, ſe
trouve dans le même épuiſement, bien
des gens ne manquent pas de dire que
c'eſt pour en avoir trop fait. Ni l'un
ni l'autre n'y ont aucune part; c'eſt un
effet néceſſaire de la maladie. Il eſt
pourtant vrai de dire, & nous aurons
lieu de le mieux éclaircir, dans la
ſuite, que, le reſte étant égal, celui
qui ſort d'une maladie guérie par le
moyen de remedes, que je ſuppoſe
avoir été adminiſtrés à propos, doit
être moins épuiſé que celui qui a été
guéri par les ſeuls efforts de la nature.
Voici ma raiſon: les reſſorts s'uſent,
dans une maladie, à proportion de ſon
plus de violence, ou de ſon plus de
durée, parce qu'ils ſont obligés à des

efforts, à des travaux ou plus violer
ou plus longs. Or si l'on réussit à
calmer la violence, ou à en abrég
le cours, il est clair que les organ
s'usent moins, & que les fluides sou
frent un moindre déchet. Et quand
dis que deux personnes, sortant c
maladie, l'une par la seule nature
l'autre par la nature secourue, se trou
vent dans le même état, parce que dar
l'une & dans l'autre la nature a eu le
mêmes travaux à soutenir, je ne veu:
pas dire que c'eût été de même, si le
deux sujets eussent été dans le mêm
cas, si dans l'un & dans l'autre la na
ture eût été ou abandonnée, ou secourue. La différence des circonstances
a fait leur similitude, & si les circonstances des moyens avoient été les
mêmes, le résultat auroit été différent.
La nature abandonnée étoit plus forte
absolument, mais elle avoit plus de
travaux à soutenir, l'autre plus foible
en avoit moins. Ainsi les forces de l'une
& de l'autre sont devenues égales proportionnellement à leurs travaux respectifs. De façon que, si l'une & l'autre
nature eussent été secourues, l'une eût
beaucoup moins souffert que l'autre, &
eût été moins affoiblie par la maladie;
& si l'une & l'autre eussent été abandonnées, la plus foible auroit beau-

coup plus souffert , non - seulement ,
qu'elle n'a fait , mais encore rélativement à l'autre , elle auroit été plus
affoiblie , ou elle auroit succombé.

Il y a donc toujours dans les maladies
une cause humorale qui demande d'être
expulsée pour leur guérison, pour celles
mêmes que la nature procure toute
seule (*a*) & lorsque nous tâchons de la
délivrer de cette humeur , nous ne faisons qu'imiter les procédés qu'elle tient
quand elle agit toute seule , dans la
vue de diminuer, & d'abréger ses travaux pour qu'elle n'y succombe pas.

Voyons en peu de mots d'où provient
cette cause humorale , & en général
comment elle produit les maladies.

Le corps humain , dans un mouvement continuel, soit local, soit intestin,
est constitué de façon qu'il a besoin
sans cesse d'alimens , quand ce ne seroit
que pour réparer les pertes que, dans
ce mouvement non interrompu , il est
nécessairement obligé de faire. Mais
tout ce qui y entre n'est pas propre à
cette réparation. Ses veines lactées n'é-

(*a*) Morbi omnes hominibus ex bile & pituitâ
oriuntur. *Hippocr. de affect.*

Causa autem morbifica multiplex est.... præcipua
tamen, & magis ordinaria est humor, quia morbi
ab humoribus multò frequentiùs quàm ab aliis
causis producuntur. *River.*

tant pas à son extérieur comme celle
des plantes , c'est dans son intérieu
que se fait le triage de ce qui doit servi
à sa nutrition , d'avec ce qui lui est
inutile , & même nuisible , & qui doit
resortir. Mais , pour peu qu'il y sé-
journe , il se corrompt-bientôt , puisque
rien ne contribue tant à la putréfaction
des parties végétales , & sur-tout ani-
males , que leur séjour dans un lieu
chaud , & humide , & il en fait un cloa-
que d'une très grande étendue , de toute
celle du conduit intestinal qui a sept fois
la longueur du sujet. Mais quand même
ce tout excrémentitiel n'y feroit pas un
séjour trop long , il en laisse toujours
une portion qui, quelque petite qu'elle
soit à chaque fois , forme , au bout d'un
certain tems plus ou moins long , un
amas assez considérable. Dans l'un &
l'autre cas , la corruption s'imbibe dans
les glandes intestinales , & mézentéri-
ques , dans les vaisseaux lactés , passe
dans le sang avec le chyle qu'il corrompt , le sang n'à pas d'autre matiere
pour se réparer , le voilà corrompu lui-
même. Il est vrai qu'il y a certaines
conditions , comme le choix d'alimens
convenables , pris seulement dans la
quantité requise , un exercice suffisant ,
&c. qui peuvent prévenir la formation
& le séjour de ces matieres nuisibles.

Mais qui font ceux dans qui fe trouvent toutes ces conditions? Outre ce premier triage du bon d'avec le mauvais, qui fe fait dans les inteftins, il fe fait une autre fécrétion dans les voyes mêmes de la circulation : le déchet qu'ont fouffert les fluides & les folides, & qui doit être réparé, doit fortir du corps par des couloirs qui lui font deftinés, non feulement comme inutile, mais plutôt comme nuifible, foit par une plénitude trop grande qui géneroit la circulation, & toutes les fonctions, foit par une qualité acrimonieufe ou autre. Nos boiffons, après avoir fourni au fang de quoi entretenir fa fluidité, lui fervent de leffive pour entrainer, fous forme d'urine, de fueur ou de tranfpiration, toutes ces matieres devenues étrangeres. Que s'il arrive que ces excrétions foient fupprimées ou en tout ou en partie, par quelque caufe que ce foit, dont la plus ordinaire eft l'air pour celle de la peau, ces matieres, s'arrêtant & s'accumulant dans les voyes de la circulation, outre bien des maux qu'elles y produifent immédiatement, obligées de fe porter vers le couloir des inteftins, vicient les fucs gaftrique, & inteftinal, engourdiffent ou irritent les organes de la digeftion, & rendent les uns & les aûtres incapables de fervir à la fonction à laquelle ils font deftinés. Autre fource de corruption dans les premieres voyes, qui devient à fon tour, la fource féconde d'une infinité de dérangemens dans l'économie animale. (*a*) Il eft vrai qu'il y a des caufes externes qui femblent pervertir & infecter fubite-ment nos humeurs, mais leur action fuppofe une corruption préexiftante qui ne peut venir qne de la fource que nous indiquons. (*b*)

Dans le nombre infini de dèrange-mens auxquels la machine eft fujette, fixons-nous à quelque genre primitif d'où ils découlent : comme la fanté, qui confifte dans un parfait exercice des fonctions, n'eft conçue dépendre

---

(*a*) Nulla in univerfo corpore pars tàm fer-tiles morborum fomites & materias fovet, quàm canalis ille nervofo-membranaceus, qui ventriculi & inteftinorum nomine venit. *Hoffm. de caufar. morbif. fede.*

Febris ab humoribus crudis, tenacibus, vifcidis, biliofis, pituitofis, plus minâfve acribus .... *eventriculo & inteftinis, ubi potiffimùm nidulantur*, cum chylo per vias chyliferas in fanguinem delatis. *Heifter.*

(*b*) Agens enim folum cum pervenit, & patienti non eft præparatio, non accidunt actio & paffio. Et præparatio ad illud in quo fumus de paffione eft ut fint plena humoribus malis. Nam munda non forfitan patiuntur ex illo, & corpora debilia iterùm patientia funt ex eâ. *Avicen.*

que de la libre circulation des liqueurs, par contraire les fonctions ne font troublées, dérangées, le corps n'est malade, ou dans son tout, ou dans quelqu'une de ses parties, que lorsque la circulation n'a pas la liberté requise pour l'exercice aisé & constant des fonctions.

Ce qui est capable de déranger la circulation peut provenir immédiatement des solides ainsi que des fluides : le trop de résistance de la part de ceux-ci, & l'irritation que souffrent les autres font les deux causes principales, générales, & immédiates qui produisent les maladies.

La résistance de la part des fluides ne peut exister sans produire une sorte d'irritation, c'est-à-dire, sans tendre & tirailler les tuniques des vaisseaux, soit que le mouvement de circulation en soit accéléré, soit même qu'il en arrive un ralentissement. Mais l'irritation des solides peut se trouver sans trop de résistance des fluides. Et elle est ou humorale ou non humorale ; c'est-à-dire, ou dépendante de l'acrimonie des liqueurs, ou d'un stimulus inhérant aux solides seulement. Cette derniere est extrêmement rare, & ne se rencontre, pour l'ordinaire toute seule, pour troubler l'économie animale, que dans le cas de bleſſures de nerfs, de tendons, ou d'autres douleurs violentes produites par quelque cauſe externe. Ainſi l'irritation des ſolides, qui ſe rencontre plus ou moins dans les maladies, ne doit être conſidérée que comme dépendante des fluides qui péchent ou par leur quantité ou par leur qualité.

Ces deux cauſes varient à l'infini, & produiſent, dans les maladies, autant de variations auxquelles on doit avoir égard dans le traitement, pour en arrêter ou en réparer le déſordre. Mais il faut toujours remonter aux deux ſources générales qui marchent, pour l'ordinaire, enſemble, & qui dominent plus ou moins l'une ſur l'autre.

Lorſqu'il n'y a que l'irritation humorale, il ne s'agit ſurement que d'en émouſſer le *ſtimulus* en le noyant, pour ainſi dire, dans des délayans, en l'enveloppant dans des incraſſans, &c. Et de diminuer la ſenſibilité des ſolides par des relâchans, des narcotiques, des ſaignées, &c. Mais ce cas eſt ſi rare que ces ſecours ne ſuffiſent preſque jamais pour détruire une cauſe irritante, interne, lors même qu'elle ſemble le plus indépendante de la corruption générale des humeurs, & d'un levain qui l'entretienne, exiſtant dans les premieres voyes. J'ai fait grand nombre d'observations qui m'autorisent à avancer cette proposition. Il suffira d'en rapporter deux.

Au mois d'Octobre 1753. Mr. J. de la C. âgé alors d'environ 60 ans, avoit une douleur qui lui tenoit tout le bras depuis l'épaule jusqu'à la main, & qui étoit si vive que le moindre mouvement qu'il essayoit de ce bras, lui donnoit presque des syncopes. Il n'y avoit ni rougeur, ni élévation, ni engorgement sensible. Je l'appelle douleur rhumatismale. La cause paroissoit résider toute entiere dans la partie : point de fievre qui dénotât un embarras général dans la circulation, aucun signe de mauvais levain dans l'estomac, ni dans le reste des premieres voyes. Il fut saigné & mis au régime humectant, délayant, calmant, rafraichissant. Les fomentations, les embrocations de la même nature, les frictions, furent employées pendant quelques jours sans aucun amendement. Je lui proposai alors de prendre un léger cathartico-émétique. Il me représenta qu'il ne croyoit pas que cela pût lui être d'aucune utilité, vû qu'il se portoit bien d'ailleurs, qu'il n'avoit aucun dégoût, & qu'il ne sentoit aucun embarras dans l'estomac. Je convins avec lui de la validité apparente de ses rai-

fons. Malgré cela je l'y déterminai, en
lui faifant efpérer, comme je l'efpérois
en effet, qu'il s'en trouveroit mieux.
Il vomit deux ou trois fois feulement,
& affez facilement pour n'en être point
fatigué, & il rendit une affez grande
quantité de liqueur d'un jaune vif,
& extrêmement amere. Auffi-tôt après
il s'endormit, ce qu'il n'avoit pu faire
depuis plus de huit jours, & ne fe
réveilla qu'au bout de quatre à cinq
heures, ne fentant pas, fuivant ce qu'il
affura, le quart de fa douleur, qu'un
ou deux minoratifs acheverent de diffiper entierement.

La feconde obfervation eft celle d'une
maladie plus grave qu'eut au mois de
Janvier 1758. M. R. âgé d'environ 38.
ans, d'un tempérament bilieux. C'é-
toient des douleurs des plus aiguës qui
occupoient la tête, le col, le dos,
les lombes, & les extrêmités inférieures.
Le pouls étoit dilaté, mou, ce qui me
parut fingulier, parce que dans les
grandes douleurs il eft ordinairement,
comme on fait, dur & concentré, à
caufe de l'état fpafmodique du genre
nerveux; & bien loin d'être plus fréquent que dans l'état naturel, ce qui
eft le figne effentiel & général de la
fievre, il paroiffoit plutôt être plus rare.
Les douleurs commencerent de fe faire

fentir principalement à la tête , où elles étoient infupportables. J'employai d'abord la faignée , je mis le malade à la diete liquide , à l'ufage des tifanes rafraichiffantes avec le fel fédatif, des lavemens émolliens , des juleps-rafrai-chiffans & narcotiques. Le fecond jour je le fis vomir, déterminé à cela prin-cipalement par la qualité du fang qu'on lui avoit tiré , & qui paroiffoit extrê-mement corrompu , (il étoit glaireux, ou figé comme une efpece de gelée , ne laiffant prefque pas appercevoir des traces de la partie rouge,) voyant d'ailleurs que l'irritation n'attaquoit rien de la capacité , qu'elle laiffoit les vifceres intacts & dans tout leur jeu. (a) Il vomit beaucoup de matieres bilieufes

(a) Les malades en pareil cas, voyant qu'ils ne peuvent remuer les parties fouffrantes fans aug-menter les douleurs , craignent beaucoup que le mouvement qu'elles feront obligées de faire dans le vomiffement ne les faffe fouffrir trop vivement , & au point de les empêcher de vomir. Mais on obferve toujours que dans le tems du vomiffement, la diverfion qui fe fait du fluide nerveux vers les parties qui y font deftinées , rend les parties malades beaucoup moins fouffrantes. On obferve la même chofe à l'égard des douleurs inflammatoires de la gorge, foit par les mêmes raifons , foit par la falivation qui précéde le vomiffement dès que le remede commence d'agir dans l'eftomac , qui dégorge les glandes enflammées , relâche & ouvre le gofier, & l'on a beaucoup moins de peine à rendre , qu'on n'en avoit auparavant à avaler.

I 3

avec deux vers. La tête en fut foulagée. On fait la fympathie qu'il y a
entre cette partie & l'eftomac ; celui-
ci ne pouvoit manquer d'être fatigué
par la corruption qu'il contenoit, &
de faire fouffri l'autre. On fait encore
le défordre que répandent dans toute
la machine les vers contenus dans ce
vifcere. Il fut purgé enfuite deux fois
avec les purgatifs les plus doux. Les
douleurs, qui avoient diminué à la
tête , augmenterent dans la région
lombaire, & fur l'os *facrum*. Croyant
alors que le gros de l'humeur morbifique devoit être détruit, & qu'il ne
reftoit plus qu'une acrimonie dans le
fang, vû furtout l'abfence de fievre
manifefte, j'abandonnai les évacuans,
pour m'en tenir feulement aux calmans
& narcotiques, auxquels, voyant bientôt qu'il y avoit une difpofition à la
fueur , & la moleffe du pouls me la
faifant juger favorable , je joignis,
le foir, le diaphorétique minéral. Il
fua deux ou trois nuits affez abondamment , mais les douleurs ne dimi-
nuoient point. Ce défaut d'amendement
impatientoit le malade ; & voyant
d'ailleurs que les fueurs , qui fembloient devoir être critiques, par le
tems que la nature avoit eu de les
préparer, par la fpontanéité qui les

avoit fait naître, & par la moleſſe du
pouls, n'étoient cependant rien moins,
je jugeai que le mal étoit encore entretenu par un foyer qui fourniſſoit au
ſang, & qu'il falloit achever d'emporter.
Cela me détermina, après quatre jours
d'intervalle, & le onzieme de la maladie, à lui donner encore un léger
cathartico émétique, qui fit tout l'effet
qu'on pouvoit en attendre, en lui fai-
ſant rendre encore beaucoup d'humeurs
bilieuſes. Après ſon effet on s'apperçut,
pour la premiere fois, d'un amendement ſenſible, & après avoir pris, le
13. un purgatif, il fut, le 14. entierement ſans douleur.

Il y a bien des réflexions à faire
ſur cette maladie : comment eſt-ce que
cette corruption qui rempliſſoit les premieres voyes, & inondoit toute la
maſſe du ſang, ſe bornoit à agacer les
parties membraneuſes de l'extérieur,
ſans cauſer dans la circulation ce trouble
qui caractériſe la fievre ? Celle-ci eſt
ſouvent produite par une cauſe moindre
à tous égards. Cette corruption étoit
vermineuſe, abondante, acre, épaiſſiſ-
ſante. La maladie auroit pu pourtant
impoſer à pluſieurs, & ſe faire prendre
pour le ſimple effet d'une acrimonie,
qui n'avoit beſoin que d'être émouſſée
par toutes ſortes de calmans, & d'a-

douciffans. Mais dans le fond , il y
avoit tout ce qu'il faut pour produire
une fievre humorale. Et cette caufe ,
outre ce qu'exigeoit l'indication la plus
apparente, devoit-être encore attaquée
& détruite par d'autres moyens, & les
mêmes qu'on eft obligé d'employer
dans des fievres de corruption. Les
fueurs même qui fembloient venir à
tems, & être accompagnées de marques de crife, n'en eurent point l'effet ;
il falloit tarir le foyer par la voye la
plus courte. Et ce qui acheve de faire
voir que c'étoit une fievre humorale
mafquée, c'eft qu'elle eut précifément
le terme où elles vont pour la plûpart.
Les fymptomes diminuerent du 10. au
11. & finirent entierement le 14. Une
chofe cependant dont je fuis très per-
perfuadé, c'eft que le régime calmant,
delayant , & les fueurs empêcherent le
mal d'être encore plus grave, & con-
tribuerent à le faire ceffer au terme de
14 jours.

C'eft le type que j'obferve très fouvent dans les fievres putrides bien mar-
quées par toutes fortes de fignes, dont
quelques unes font accompagnés des
douleurs femblables dans tous les mem-
bres, foit tout à la fois, foit fucceffi-
vement, & qui fe font fouvent fentir
dans les vifceres du bas ventre avec

des engorgemens senfibles. Ces fievres,
outre leur caractere commun de putridité, en ont une autre propre à la
conftitution particuliere du fujet, qui
pourroit les faire appeller fievres pu-
trido-rhumatiques.

Si dans des cas femblables, qui font
très fréquens, & où l'irritation paroit
feule caufer tout le défordre, les calmans, quoique les feuls qui femblent
indiqués, & quoique très-néceffaires
d'ailleurs, non-feulement pour appaifer
les fymptomes, mais encore pour faciliter le jeu des organes, & les mettre
à même de travailler efficacement à
la deftruction de la caufe morbifique,
ne fuffifent pourtant pas, & que ces
organes ayent encore befoin le plus
fouvent que leur action foit aidée &
augmentée, pour fe délivrer entierement de cette caufe, par le moyen de
remedes propres à cet effet ; à combien
plus forte raifon la nature n'a-t-elle pas
befoin de ces derniers fecours dans tous
les autres cas encore plus fréquens, où
elle femble accablée fous le poids des
humeurs corrompues, l'irritation ou
l'érétifme jouant le moindre rôle, ou
n'en jouant aucun apparent ? Dans
tous les cas où il y a irritation, c'eft-
à-dire, dans la plûpart des maladies,
foit qu'elle faffe la maladie principale,

15

ou qu'elle n'en foit qu'un fymptome
acceffoire, commencez toujours par la
calmer ; donnez du jeu aux vaiffeaux
par la faignée, fi les forces le permettent ; détrempez les humeurs pour les
rendre plus fluides, & leur dépuration
plus facile, &c. Mais fi vous vous
arrêtez trop long-tems à ces feuls fecours , comme ils font infuffifans
pour détruire entierement l'obftacle
qui fait faire à la nature des efforts
continuels , elle s'épuife bientôt , &
devient incapable de fe prêter même à
des fecours plus efficaces comme étant
venus trop tard. Employez donc ceux-ci
de bonne heure , fans difcontinuer les
autres fuivant l'exigence des indications ;
ils concourront enfemble à leur mutuelle
réuffite , & à la deftruction entiere de
la maladie.

Nous allons voir plus en détail les
conditions qu'exige l'évacuation de
l'humeur morbifique.

I I.

Comme les préceptes d'Hippocrate
ont toujours été regardés comme fi
vrais , & fi utiles qu'on ne s'en eft
prefque jamais écarté , voyons quels
font ceux qu'il donne touchans la purgation , puifqu'ils font encore aujour-

d'hui ceux de presque tous les Médecins ; & nous verrons ensuite comment
il faut les entendre, & si nous nous en
écartons.

1°. Il faut faciliter la purgation en
relâchant les solides, en ouvrant les
conduits, & en détrempant les humeurs
tenaces, ou trop épaisses. (*a*) C'est là,
suivant Galien, le sens de l'aphorisme
que nous citons. 2°. Il faut attendre la
coction de l'humeur, à moins que, dans
le commencement, elle ne soit en orgasme, ou en grande effervescence, ce
qui, ajoute-t-il, arrive rarement (*b*).
C'est-à-dire, selon lui, que c'est presque
toujours le cas d'attendre la coction.
3°. Dans les maladies fort aigues, il
faut purger dans le commencement,
dès qu'on s'apperçoit de cet orgasme
qui montre que l'humeur en grande
agitation irrite les organes, & les
provoque à lui donner passage au dehors. Il seroit dangereux d'attendre (*c*)

(*a*) Corpora quùm quis purgare volet, ea flu-
xilia faciat oportet. *Aph.* 9. *S.* 2.

(*b*) Concocta medicamento purgante educenda,
non cruda, neque per initia nisi turgeant ; rarò autem turgent. *Aph.* 22. *Sect.* 1.

(*c*) Purgandum invaldé acutis, si turgeat materia.
eodem ipso die, differre enim in talibus, malum.
Aph. 10. *S.* 4.

I 6

4°. Mais il faut que ce soit avec grande précaution, & circonspection (*a*) 5°. & dans le fort de la maladie, il est plus à propos de demeurer tranquille (*b*).

Comme il s'agit partout d'application de remedes dans certaines circonstances, il est clair 1°. que tout y est rélatif à ces circonstances, & aux remedes qu'il employoit ; & que rien de tout cela ne peut avoir de rapport avec les remedes qu'il ne connoissoit pas, qu'autant qu'il peut y en avoir entre les uns & les autres. 2°. Que les préceptes fondés sur des rapports, doivent varier comme ces rapports, ce qui ne peut qu'apporter de la variété dans la maniere d'en faire l'application, à proportion de la variété des rapports sur lesquels ils sont fondés. 3°. Que les remedes, & les moyens que nous employons étant différens des siens, quand même les circonstances seroient les mêmes ; suivre ces préceptes à la lettre, ce seroit n'en pas suivre l'esprit. On peut donc les remplir lors-même qu'il semble qu'on s'en écarte, souvent même dans

---

(*a*) In acutis morbis rarò, in principiis medicamento purgante utendum, idque diligenti antè adhibitâ circumspectione faciendum. *Aph.* 24. *S.* 1.

(*b*) Incipientibus morbis si quid movendum videtur, move. Vigentibus autem quiescere multò præstat. *Aph.* 29. *S.* 2.

ce cas on peut les mieux remplir qu'il ne faifoit, fi l'on a de meilleurs moyens.

Outre cette différence des moyens, il a pu arriver encore dans les tempéramens quelques variétés capables d'en apporter auffi dans le génie des maladies, & de faire varier l'aplication des principes, quoique invariables par eux-mêmes. De-là vient que Riviere affure que la méthode de traiter la fynoque fimple prefcrite par Galien, ne pouvoit pas avoir lieu de fon tems, parce que les conditions que Galien exige dans cette maladie, pour fa méthode, ne fe rencontroient plus (a).

Reprenons les préceptes d'Hippocrate l'un après l'autre. Quant au premier, quoique les préparations qu'il exige, fuffent d'autant plus néceffaires, & qu'il fût même d'autant plus difficile de les porter au point qu'il falloit, que fes remedes étoient plus violens, nous ne manquons pas de les faire précéder avec autant d'exactitude, & encore plus de fuccés.

A l'égard de la coction, pour connoître fi nous fuivons fes principes, il

---

(a) Obfolevit etiam hoc remedii genus noftro hoc fæculo, cùm omnes iftas conditiones obfervare difficile fit, & ex præpoftero illius ufu tanta immineant pericula.

faut favoir ce qu'il entend : c'eft cet
état d'élaboration qui rend l'humeur
propre à être expulfée par les forces
de la nature, lorfqu'il lui en refte affez
pour cela ; c'eft cet état où elle fe trouve
après la vigueur de la fievre, puifqu'il
veut que jufque-là on n'y touche pas.
C'eft donc lorfque d'impacte qu'elle
étoit dans les conduits, elle en eft
détachée ; d'affez groffiere qu'elle étoit
pour gêner la circulation, elle eft devenue plus déliée, & plus fluide ; ou
d'affez irritante pour caufer des conf-
trictions fpafmodiques dans les vaiffeaux, elle eft devenue plus radoucie.
Cet état eft l'ouvrage de la nature,
ouvrage auquel elle eft occupée dès le
commencement. Il ne s'opère que par
dégrès (a). Il y a donc toujours une
partie plus ou moins confidérable de
l'humeur, qui fe trouve travaillée ; &
fi j'ai le fecret d'enlever de tems en
tems cette portion qui fe trouve travaillée, fans toucher à celle qui ne
l'eft pas, je remplis le précepte, *cocta
medicari oportet, non cruda,* quoique
ce foit avant la coction entiere, ou de

(a) Sæpiùs namque fit ut quiefcant, & parte
quâpiam firmati tandiù maneant donec *toto morbi
tractu cocti* tandem expellantur. *Gal. Aph. citat.*

toute l'humeur (*a*). Mais il attendoit cette coction entiere, pourquoi? parce qu'il ne pouvoit enlever la portion travaillée, sans attaquer, entamer celle qui ne l'étoit pas; ce qui ne pouvoit se faire sans l'irriter, la forcer, sans une action violente qui augmentoit le désordre. Mais qu'est-ce qui m'assure que je n'enleve que la portion qui est devenue propre à être évacuée? Hippocrate lui même me fournit le signe qui doit ne m'en laisser aucun doute : c'est que je vois qu'il n'en arrive aucun symptome fâcheux, que l'incendie n'en est point augmenté, qu'au contraire, souvent il en résulte plus de calme ; que le malade supporte l'évacuation sans peine, & avec soulagement (*b*). Et tout cela pourquoi ? parce que mes remedes agissent plus doucement.

. Il veut qu'on vuide dans le commencement, & avant la coction, lorsqu'il y a orgasme. C'est le précepte, je le

---

[*a*] Quæ pericula evitare facillimum est , si benigniora medicamenta, ut vulgò fieri solet, usurpentur , quæ sine ullâ aut saltem minimâ humorum commotione , primam regionem expurgant , & eam materiæ morbificæ portionem educunt , quæ evacuationi magis disposita est. *Riverius de purgat.*

(*b*) Si qualia oportet purgentur , confert, & facile ferunt; si contraria, difficulter. *Aph.* 25. *S.* I.

fuis. Il dit que c'eft rare, c'eft un avis
qu'il ajoute, pour que je m'affure de
cet état, me laiffant d'ailleurs la liberté de décider s'il s'y trouve (*a*).
Or fans entrer dans les raifons qui lui
ont fait croire qu'il étoit rare, je l'y
trouve toujours ou prefque toujours :
aliquid mihi movendum videtur , cela
me fuffit. Mais comment peut-il fe faire
que je l'y trouve fi fouvent , tandis qu'il
ne le trouvoit que rarement ? Mais
dois-je me mettre en peine d'où vient
cette différence , fi je vois très fréquemment des fignes caractériftiques de cet
orgafme tel qu'il l'entend , quoiqu'il me
dife qu'il eft rare? Qu'entend-il par
cet orgafme , par cette turgefcence ? Je
m'en rapporte à l'interprétation de Galien , & , d'après lui , à celle de Mercurialis , de Sennert, &c. Hippocrate , di-
fent-ils , emploie ce terme par analogie
avec l'état où fe trouvent les animaux
lorfque , par l'abondance , l'acrimonie ,
& l'effervefcence de l'humeur génitale ,
ils font tourmentés , agités , inquiets ,
& fans trouver du repos; parceque dans
les maladies , lorfque l'humeur eft abondante , âcre , & en efferverfcence , les
malades font dans un état à-peu-près

(*a*) Incipientibus morbis fi quid movendum videtur : move. *Aph. citat.*

semblables, d'inquiétude, d'agitation, & ne trouvent point de bonne place. Voilà ce qu'il entend par cet état d'orgasme ou de turgescence. Quelles sont les maladies, non seulement fort aiguës, mais même les fievres aiguës de presque toutes les especes, où cet état ne se manifeste pas dans les commencemens? Je suis donc encore ici le précepte : trouver plus souvent que lui les mêmes raisons sur lesquelles il le fonde, ce n'est pas s'en écarter.

Mais il veut, dans ce cas, que ce soit avec beaucoup de prudence & de circonspection qu'on attaque l'humeur. C'est ici surtout où je suis persuadé que nous en avons plus que lui : il faut vuider, dit-il, sur le champ, *eo ipso die.* Nous ne l'oserions pas avant d'avoir appaisé cette humeur en fureur, ou qui, semblable à celle qui met en fureur les animaux, tourmente à-peu-près les malades de la même façon. Dans cet état nous n'osons pas y toucher, crainte de l'irriter d'avantage, nous la caressons, pour ainsi dire, nous l'appaisons par toutes les douceurs possibles, nous l'endormons presque, pour l'engager à abandonner la place sans laisser des traces funestes d'une sortie trop fougueuse. Mais tout cela se fait en peu de tems : des saignées plus où moins réitérées, qui faifant un vuide refpectif, écartent, pour ainfi dire, les barrieres fur lefquelles l'ennemi exerce fa violence, qui donnant plus de liberté au mouvêment des fluides, vont rendre l'action des remedes plus douce, & leur effet plus affuré ; des lavages de toutes les qualités propres à émouffer les armes de l'ennemi, & à rendre prefque invulnérable la nature que nous défendons, tout cela eft employé fans relâche. Et, fans perdre plus de tems qu'Hippocrate, nous purgeons, fi non le même jour, du moins le lendemain, fi le cas eft preffant ; & par là nous attirons plutôt l'ennemi au dehors que nous ne le forcons de fortir. Hippocrate penfoit-il à des conditions auffi effentielles dans un cas d'auffi grande effervefcence, & de tant d'irritation ? (*a*) Si cela étoit, il n'auroit pas manquè d'en donner des préceptes. Mais il n'a rien de plus preffé à recommander que de vuider dès qu'on s'apperçoit de cet état violent, & par des remedes capables de l'irriter d'avantage. Et nous, nous n'avons rien de plus preffé que de

---

(*a*) Prætereà purgatio veterum habebat alias conditiones, fcilicet quod non femper antecedebant tot præparationes quemadmodum hifce temporibus præmittere folemus. *Mercurial in Aph.* 1. *f.* 4.

l'appaiſer avant de purger, même par
les remedes les plus doux. Que s'il demande quelquefois des préparations ,
comme nous l'avons rapporté, ce n'eſt
pas dans le même cas, c'eſt dans celui
qui permet du délai, au lieu que la
turgeſcence , ſelon lui , n'en permet
aucun ; c'eſt dans celui où l'humeur eſt
ténace, dans l'inertie & ſans mouvement, au lieu que dans la turgeſcence
elle eſt irritée, & en grand mouvement.

Enfin, il vaut mieux, dit-il, ne rien
faire dans le fort de la maladie. J'obſerve en paſſant qu'il ne dit pas abſolument qu'il fût dangereux de donner
des remedes , & que ſuivant Galien ,
il ne ſeroit qu'inutile. Si on n'avoit que
la raiſon d'inutilité à m'oppoſer, &
que l'expérience m'eût appris que j'en
puis eſpérer un bien , je pourrois paſſer par deſſus. Mais poſons qu'il pen-
ſât , comme on n'en peut guere douter,
qu'il en réſulteroit un mal, cela pouvoit arriver par la qualité de ſes remedes, comme nous l'avons établi. le réſultat des nôtres ne peut pas être le
même puiſqu'ils ſont bien différens des
ſiens. Cela ne veut pas dire qu'il n'y
ait des tems où l'on ne doive les ſuſ-
pendre : ſi l'on entend par la vigueur
de la maladie un eſpace de pluſieurs

jours, j'ai déjà donné les raisons de
ne pas le laisser passer sans rien faire.
Mais si l'on n'entend que le plus for
paroxisme, qui semble être le plus hau
point où la maladie puisse atteindre,
cet état où la nature fait les plus grands
& les derniers efforts pour subjuguer
l'ennemi, dont l'expulsion doit s'en-
suivre, je ne suis pas plus prêt de tenter aucune évacuation que dans aucun
des autres paroxismes. C'est dans ce
tems-là qu'elle se prépare, & ce n'est
pas dans le tems qu'elle se prépare qu'elle
doit s'éxecuter. Mais je dois favoriser
les efforts de la nature, soit en ranimant ses forces, si elles sont trop abbatues, soit en les modérant, si leur
violence me fait craindre qu'elle ne se
précipite dans un trop grand danger,
non par des rafraichissans qui en res-
serrant les forces de l'ennemi, ne les rendent que plus redoutables, mais par des
calmans, des délayans, qui en les divi-
sant, sans les aigrir, les énervent, qui
en relâchent en même tems les solides,
préparent les voyes par où la nature a
dessein de le chasser.

Parvenu à ce terme, si je vois cette
expulsion aisée & vigoureuse, la nature
n'a plus besoin de mon secours. Si non,
je lui en donne plus ou moins, ou
pour faciliter une crise, qui, sans cela,

ne fe feroit qu'imparfaitement, (*a*) ou pour y fuppléer, fi elle manque tout-à-fait. (*b*)

Par tout ce détail on voit que, pour bien fuivre aujourd'hui l'efprit des préceptes du pere de la Médecine, on doit s'écarter de la lettre; que l'attachement au fens littéral de ces préceptes n'a été bien fondé que jufqu'à ce que les Arabes, & ceux qui font venus après, aient introduit, dans la Médecine, des remedes plus doux, qu'il a furtout ceffé de l'être, lorfqu'on en a banni prefque entiérement ceux des Anciens; qu'il eft étonnant qu'on fe foit apperçu fi tard que la différence entre les remedes nouveaux & les anciens devoit apporter quelque changement dans la pratique; qu'il eft plus furprenant encore qu'ayant fait une fois cette attention, on n'ait pas laiffé de continuer de les fuivre à la rigueur, comme Mercurialis, Sennert, Riviere, & autres, en forniffent une preuve (*c*);

(*a*) Quæ educere oportet, quò maximè vergunt, eò ducenda, per loca convenientia. *Aph.* 21. ʃ. 1.

(*b*) Si non movet natura, move tu horâ motûs ejus. *Avicenn.*

(*c*) Sed illud non eft ignorandum tempore Hippocratis purgantia medicamenta fuiffe gravia, ut... Noftris autem temporibus multò mitiora fuiffe reperta... Mercur. *In Aph.* 1. ʃ. 4.

enfin combien on doit être furpris qu'il
s'en trouve encore aujourd'hui que la
théorie la plus lumineufe, & l'obfervation la plus conftante peuvent à peine
en détourner tant foit peu. Mais les plus
grands praticiens que j'ai connus, &
de qui j'ai emprunté mes principes &
ma pratique, foit dans leurs difcours,
foit dans leurs écrits, conviennent qu'a-
près les préparations convenables, &
avec les précautions & les conditions

Facilè purgationibus folvuntur & fatifcunt , atque
venenatis pharmacis , quæ Hippocratis fæculum ufur-
pabat, non parùm exegilantur. *Fernel. metohd med.*

Quòd fi fortè Hippocratis, & Galeni temporibus
minùs ufitatæ erant hujus modi purgationes in morborum principiis ufurpatæ ; ideò factum effe certif-
fimum eft , quòd illis temporibus *vehementia tantùm , acria & maligna* medicamenta propinari con-
fueverant. Neque mitiora illa atque benigniora ,
noftris temporibus familiariffima , illis nota erant ,
quæ fine ullâ ferè moleftiâ ufurpari poffunt. *River.
de purg.*

Polycrefta hæc & præftantiffimi multis in morbis
ufùs , fimulque tutiffima laxantia medicamenta... ve-
teribus parùm cognita fuerunt. *Hoffmann. de eva-
cuantib.*

Après de tels aveux , être encore attaché fcru-
puleufement aux préceptes d'Hippocrate , en ce qui
regarde les purgatifs , n'eft ce pas dire du fenné ,
de la rhubarbe , de la caffe , de la manne &c. ce
qu'Hippocrate ne pouvoit entendre que des hellebores, de l'elaterium, du tithmale, & autres femblables ? n'eft ce pas les confondre dans la même
claffe , en même tems qu'on reconnoît entre eux
une différence totale ? n'eft-ce pas une contradiction manifefte ?

que les indications exigent , on peut &
l'on doit, dans tous les tems de la maladie, procurer des évacuations par les
premieres voyes, tant qu'on reconnoît
qu'il reste des humeurs morbifiques ,
soit dans ces voyes, soit dans celles
de la circulation, & que cela, bien loin
de troubler la nature dans ses opérations, les lui facilite.

C'est ainsi que Fizes, Professeur zélé
& infatigable, profond Théoricien ,
mais ennemi de tout systême, ou de
toute opinion qui n'étoit pas fondée sur
l'expérience, & qui à juste titre, joi-
gnoit à tout cela, la réputation de très
habile praticien, nous enseignoit que
l'autorité d'Hippocrate, à la quelle on
a été soumis pendant tant de siecles,
ne devoit pas prévaloir en bien des occasions & surtout en ce qui regarde la
coction & la turgescence, contre l'expérience , & contre l'observation cons-
tante des succès d'une méthode opposée. (a). Astruc est du même senti-

____

(a) Nec expectamus materiei febrilis coctio-
nem, hoc est, attenuationem ad purgandum. Qui
enim ita expectant , & viribus vanis naturæ confi-
dunt, ægros per inflammationes viscerum, etiam
invitis venæ sectionibus , obortas miserè de medio
tolli experiuntur. Unde non movemur Hippocratis
autotitate , cùm ait, *concocta medicari oportet*....
Cùm quotidiana observatio moneat nos materiam
ferè semper turgere etiam ab initio in febribus pu-

ment, d'après, dit-il, tous les Praticiens modernes, & d'après sa propre expérience (*a*). La seule chose en quoi ces Médecins peuvent se tromper, c'est de croire qu'ils s'écartent des principes d'Hippocrate. Pour moi je crois que ce sont plutôt ceux qui les suivent trop à la lettre, qui s'en écartent. Les variations que les moyens que nous avons, différens des siens, doivent nécessairement apporter dans l'application que l'on fait de ces principes, ne changent rien à leur éssence, & ne font point contraires à l'esprit qui les lui a dic-

---

tridis; prætereà ex nostra praxi confirmatâ, in quâ ita purgamus cruda, ægros longè plures sanari constat.... Eâ enim medicatione materiæ morbificæ portio eliminatur, morbusque deinceps arte faciliùs domatur.... Cùm autem febris hæc ferociat adhuc per plures dies, ideò pro re natâ iteratur sanguinis missio, præcipuè in exacerbationum pyrexiâ. Intereà alternis diebus in morbi decursu exhibetur cathartium usque ad febris evidentem declinationem...... *Fiz. tract. de febr.*

  (*a*) Sub iisdem conditionibus purgandum est in morbi acutioris principio, sivè materiæ, quæ in primis viis latent, crudæ sint, vel coctæ, cum ab iisdem eliminatis, cujuscumque naturæ & qualitatis fuerint, emolumentum sequatur, detrimentum verò maximum immineat, si diutiùs hæreant. Itaque recentiorum omnium Medicorum auctoritate, & observatione frequenti, ab Hippocrate, & Galeno hâc in re discedere audemus.

Sub iisdem conditionibus purgatio sæpiùs iteranda est per morbi decursum, sed plerumque blandior & benignior..... *Astr. Tract. Therap.*

tés,

tés, comme il me semble l'avoir montré.

Mais outre la turgescence de l'humeur dans les voyes de la circulation, ce qui nous détermine bien plus efficacement à recourir aux purgatifs dans le commencement des maladies humorales, c'est la présence des mauvais levains dans les premieres voyes. L'orgasme ou l'effervescence nous engage bien plutôt à employer la saignée, qui, comme le remarque Riviere, est plus capable que la purgation d'en prévenir les suites, quoique nous pensions qu'après la saignée, & les autres moyens propres à abbattre cette effervescence, il est toujours nécessaire de mettre en usage les purgatifs. La présence des mauvais sucs dans les premieres voyes est ce qui nous oblige le plus fréquemment à recourir aux évacuans dans le commencement. Le meme auteur reconnoit, d'après Fernel, qu'il y a le plus souvent dans l'estomac une saburre si considérable, qu'on en attendroit envain la coction. Ils pensent (& nous le pensons aussi avec les meilleurs praticiens) qu'elle corrompt tout ce que le malade prend, qu'il faut se hâter de l'évacuer par le vomitif qui fait tout d'un coup ce que des purgatifs ne sauroient faire en plusieurs fois; & enfin qu'il arrive souvent qu'on enleve par là, dès

K

le commencement, une maladie qui, sans cela, auroit été beaucoup plus longue par l'intromission de ces matieres dans le sang. (a)

Nous n'attendons pas la coction, nous faisons mieux, nous la facilitons, nous l'avançons. La prudence d'Hippocrate la lui faisoit attendre des seuls efforts de la nature, parcequ'il n'avoit que des moyens propres à la troubler. Mais, plus heureux, nous la soulageons dans ses travaux, & nous les lui abrégeons, parceque nous en avons les moyens. N'ayant que des remedes trop acres & trop violents, s'il les avoit employés avant le tems d'une parfaite coction, il n'y auroit pas eu de proportion entre une action aussi violente, & la préparation de l'humeur. On ne peut, sans danger, mettre nos humeurs en mouvement qu'à proportion de l'espace qu'elles ont à se mouvoir ; & si une action est capable de produire un plus grand mouvement que l'espace ne permet, la circulation s'embarrasse davantage par la trop grande expansion des fluides, leur mouvement intestin ou d'agitation devient très fort, tandis que le mouvement circulatoire ne se fait que difficilement, la chaleur &

____

(a) *De feb. putr. Fern. method. Med. lib.* 3.

l'acrimonie en font augmentées, l'irritation des folides devient extrême, & leur réaction fur les fluides redouble d'autant plus, & devient d'autant plus violente, que la réfiftance eft plus grande. De-là des engorgemens inflammatoires, des ruptures de vaiffeaux, des abfcès &c. Ce font là les inconvéniens qu'il avoit à craindre de la part de fes remedes, parce que jufqu'à la parfaite coction, l'efpace n'auroit pas été proportionné au mouvement que leur action violente devoit produire, foit que, rélativement à cette action, les conduits fuffent encore trop embarraffés par la groffiéreté de l'humeur, foit qu'ils fuffent trop pleins par fa rarefcence, ou trop rétrécis par fon acrimonie. Mais ces mêmes accidens étoient fouvent l'effet de la maladie abandonnée à la nature qui n'avoit pas la force de la furmonter. De façon que ces remedes, toujours dangereux avant la parfaite coction, devenoient fouvent inutiles après : la nature ou victorieufe, ou ayant trop fouffert pour qu'il fût poffible de la rétablir, n'en avoit guére plus befoin, encore moins, fi elle avoit fuccombé, ce qui arrivoit très fouvent. Le danger étant donc prefque égal, foit qu'on donnât ces remedes avant la coction, foit qu'on

ne les donnât pas , il valoit encore
mieux qu'il fût une suite de l'impuis-
sance de la nature , que l'effet de la
défectuosité de l'Art. On pouvoit toujours fonder un peu plus d'espérance
sur les ressources de la premiere , que
sur l'efficacité du second.

Les circonstances , ou si l'on veut ,
les moyens ne sont pas les mêmes aujourd'hui : nous pouvons à notre gré,
pour ainsi dire , ne donner que le dégré de mouvement proportionné à
l'espace que peuvent avoir les fluides
pour se mouvoir. Dès que nous en
avons préparé plus ou moins par la saignée , que nous en avons procuré encore
en abbatant l'effervescence, en appaisant
l'irritation par d'autres moyens convenables ; ce que nous commençons de tirer de
l'estomac & des intestins par une action
proportionnée à ces préparations , est
autant de retranché de ce que fournissent ces deux sources pour continuer
d'entretenir la pléthore cacochyme. Les
remedes que nous donnons ensuite ,
nous pouvons toujours les choisir tels
que , par leur activité modérée , ils
n'agissent presque que sur les intestins,
quoiqu'il en passe une partie dans le
sang ; tels, par conséquent , qu'ils ne
puissent pas imprimer aux fluides plus
de mouvement qu'ils n'ont d'espace

libre pour fe mouvoir. L'humeur fé porte vers les inteftins plutôt parce qu'elle y trouve un paffage ouvert, que pour y être pouffé avec force par l'action & le mouvement augmentés des folides. Par ce moyen il n'y aborde que ce qu'il y a de plus fluide, que ce que la nature a déjà travaillé ; & cette évacuation, par le vuide qu'elle laiffe, doit fervir de préparation à une autre, dès qu'il fe trouvera pareillement une feconde portion travaillée par la nature, & ainfi de fuite jufqu'à la fin.

Nous facilitons donc, & nous abregeons l'ouvrage de la nature. Il eft donc non-feulement inutile, mais même pernicieux d'attendre la coction entiere : inutile, parce que les préparations artificielles, & la coction partielle de chaque jour fuffifent pour l'action de remedes qui n'enlevent de l'humeur que ce qui eft travaillé, & propre à être évacué. Pernicieux parce que la partie de l'humeur qui n'a été travaillée par la nature que dans le deffein de s'en délivrer, gêne fon opération fur celle qui ne l'eft pas encore ; elle ne peut pas agir fur celle-ci, fans agir fur l'autre ; on pourroit prefque dire qu'il lui refte toujours le même ouvrage à faire, le même volume à mouvoir. Le même ouvrage avec la même énergie de peine, rifque bien plus de la faire fuccomber avant qu'il foit entierement fini. Pernicieux, parce qu'en travaillant fur la matiere morbifique, la nature la développe, l'étend, l'agite, & qu'il fe fait, dans chaque effort, des excandefcences quelquefois terribles. Mais, comme elle s'affoiblit toujours en travaillant, & que, par conféquent, on ne peut pas toujours mettre en ufage les faignées, les rafraichiffans, & tout ce qui convient pour abbatre cette effervefcence & donner plus de liberté à la circulation, & que d'ailleurs l'embarras eft entretenu continuellement par le nouvel abord de matieres fournies par les premieres voyés; il arrive fouvent que le tiffu des vifceres, comme le plus foible, cede à l'impulfion de l'humeur, en reçoit le dépot, dans le tems que la nature trop affoiblie n'eft plus en état, même par le fecours de l'Art, de l'enlever (*a*). Pernicieux enfin, parce que, quand même la nature feroit parvenue, après tant de pénibles combats, à une entiere coction de l'humeur; lorfqu'elle travaille à une crife parfaite, il arrive fouvent que les couloirs par où elle a deffein de la procurer, ne fe trouvent pas affez difpofés, ou qu'ils font in-

____

(*a*) *Fiʒ. ibid.*

suffifans à donner paffage à une matiere auffi abondante, & qu'elle eft obligée de fe porter & de fe dépofer fur quelque partie. Mais elle ne choifit pas par préférence les parties glanduleufes externes pour former toujours un dépôt critique, les vifceres y font encore plus expofés, & le dépôt, au lieu d'être alors critique & falutaire, comme à l'extérieur, eft funefte & mortel.

S'il faut toujours une proportion entre la difpofition de l'humeur à être évacuée, & la force du remede qui doit l'évacuer, comme nous venons de le voir, il fuit 1°. que fi l'humeur n'avoit du tout point de difpofition a être évacuée, aucun remede, quelque doux qu'il fût, ne fauroit convenir ; & que, quelque difpofée que foit l'humeur, cette difpofition ne fauroit mettre à l'abri du défordre & du danger où doit jetter un remede trop violent. 2°. Qu'il faut moins de difpofition à proportion de la maniere douce & tranquille dont un remede agit, & qu'il en faut plus à proportion de la force du remede. Et c'eft, je le répéte, ce qui engageoit Hippocrate, qui ne connoiffoit que des remedes très forts, à demander la plus grande difpofition, la parfaite, & entiere coction de l'humeur. D'où l'on voit que nous avons les mêmes idées , & que , quoique notre pratique semble s'écarter de la sienne , elle dérive pourtant des mêmes principes.

Nota 1°. Que la constitution naturelle du sujet entre pour beaucoup dans l'estimation de cette disposition que doit avoir l'humeur pour être évacuée : il y a des tempéramens si sensibles, si faciles à mouvoir , qu'un remede assez doux pour ne faire aucune sensation sur les autres , leur en fait beaucoup. Il y en a qui sont si durs, ou dont le principe des sensations ou de l'irritabilité , est si engourdi , si obtus, qu'un remede, qui agiroit violemment sur d'autres , se fait à peine sentir sur eux.

2°. Que le plus ou moins de sensibilité dépendant de la maladie, demande aussi plus ou moins de préparation : de sorte qu'il en faut beaucoup dans une maladie où le genre nerveux est extrêmement agacé , irrité par l'incendie, ou l'acrimonie de l'humeur ; & qu'il n'en faut point ou presque point dans celles où il y a atonie, ou défaut entier ou presque entier de sensibilité , comme dans les différens dégrés d'affections soporeuses , & les apoplexies humorales. Ce défaut de sensibilité tient lieu de préparation, ou plutôt il exige qu'on n'en fasse point, puisque l'indication essentielle consiste à secouer fortement, & à dégager promptement le sistême nerveux.

Dans tout le cours des maladies il y a toujours une partie de l'humeur assez préparée, soit par les secours étrangers, soit par l'opération de la nature, pour être évacuée par des remedes convenables. Nous venons de le voir. La marche que tient la nature pour se délivrer de cette humeur nuisible, nous montre encore mieux ce que nous devons faire ; c'est ce que nous allons examiner dans les articles suivans.

III.

Pour être en état de secourir la nature dans ses travaux, & l'empêcher d'y succomber, il est essentiel d'observer & de connoître la marche qu'elle tient lorsqu'elle se guérit, & celle où elle est entrainée lorsqu'elle périt, afin de la conduire plus sûrement dans l'une, & de la détourner de l'autre.

Dans toutes les maladies il y a une cause humorale qui contrarie la nature, c'est-à-dire, (pour ne pas donner des mots pour des raisons) qui gêne la liberté du mouvement des liqueurs, dans laquelle consiste la santé. Notre machine, douée de sensibilité, est faite de façon que, dès que cela arrive, le mouvement en eſt augmenté. La cauſe efficiente & immédiate en eſt la ſenſibilité en action, ou une eſpece d'irritation, ſuite néceſſaire d'une plus grande tenſion des fibres ; la cauſe finale, ou la raiſon pourquoi la machine a été douée de ſenſibilité, ou, ſi l'on veut, d'irritabilité, & diſpoſée de façon qu'à la moindre irritation le mouvement en eſt augmenté, c'eſt ſa conſervation. Et c'eſt rélativement à cette diſpoſition, & à cette fin, qu'on dit que la nature fait effort pour ſe délivrer de ce qui la fatigue & qui tend à ſa deſtruction. On ſe ſert de tous ces termes, pour ne pas répéter toujours la même explication. Je la donne ici, parce que je dois me ſervir, encore plus ſouvent que je n'ai fait, de termes qui la ſuppoſent. Tout cela dit en général ; nous l'allons appliquer aux maladies febriles en particulier, dans leſquelles on l'obſerve plus ſenſiblement.

A l'occaſion de l'embarras dans la circulation, & de l'irritation qui s'en ſuit, le mouvement des ſolides augmenté briſe l'humeur, & la rend plus fluide, la rend plus propre à circuler, à enfiler quelque couloir, & à être expulſée. Ce qui arrive alors d'autant plus aiſément, que, par cette atténua-

tion, la circulation devenue plus libre,
les tuyaux fe relâchent, & fe prêtent
mieux au paſſage des molécules devenues plus tenues & plus fluides. Quand
cette premiere opération, plus ou
moins longue fuivant la quantité & la
qualité de la matiere qui doit être ainſi
travaillée, eſt finie, s'il n'en reſte plus,
la maladie eſt finie auſſi. Et c'eſt ce qui
fait les fievres fans redoublement, ou
d'un feul aſſaut plus ou moins long,
qui a fon accroiſſement, fon état, & fa
déclinaiſon, ce qui eſt aſſez rare. (*a*)
Pour l'ordinaire cette premiere opération ne fuffit pas ; toute la caufe morbifique n'eſt pas détruite, foit qu'il en
reſte encore dans la voye générale de
la circulation, foit qu'elle foit fournie
par quelque foyer, ou magaſin particulier. Mais, dès que par l'attrition
d'une certaine quantité de matiere, la
circulation eſt devenue plus libre, que
la nature fe trouve foulagée, parce que
les fibres ne font plus aſſez tendus, &
aſſez irritables pour continuer le même
dégré de mouvement, elle fe repoſe,

(*a*) Il ne'ſt pas rare de voir des fievres continues fans redoublemens marqués par une grande
violence. Mais j'entends ici qu'il eſt rare d'en voir
où il n'y ait pas des tems un peu plus calmes ou
un peu plus orageux, quand on les obſerve avec
beaucoup d'attention.

ou tout-à-fait, ne conſervant que ſon mouvement naturel, ce qui fait les fievres intermittentes; ou ſeulement en partie, conſervant encore une partie de ſon mouvement accéléré, & contre naturel, comme il arrive dans les fievres continues redoublantes. Cependant ce mouvement, quoique ralenti, continuant d'agir ſur la matiere reſtante, ou qui continue d'être fournie, l'agite, la développe, & la fait entrer enfin dans une nouvelle efferveſcence; même embarras dans la circulation, même tenſion, même irritation, même redoublement des forces vitales, en un mot un ſecond accés, ou un ſecond redoublement, qui ſe termine par le même méchaniſme, & par la même raiſon que le premier; & ainſi des autres, juſqu'à ce que le levain morbifique ſoit entierement épuiſé, à moins que dans l'un de ces orages la nature ne ſuccombe, c'eſt-à-dire, que les forces vitales ne ſoient inſuffiſantes pour ſurmonter l'obſtacle qui s'oppoſe à la circulation, & qu'elle ne s'éteigne.

Ces aſſauts & le calme qui leur ſuccede, durent plus ou moins de rems ſuivant l'abondance de la matiere à atténuer qui embarraſſe actuellement la circulation. Pour l'ordinaire le redoublement & la rémiſſion durent un jour

chacun, ou plutôt deux jours les deux
enfemble, & le troifieme jour le travail
recommence, & ainfi de fuite. C'eft
pourquoi les jours impairs font orageux,
& les pairs plus calmes, quoique fouvent il y ait, les jours pairs, des redoublemens qui font moins fenfibles.
Tous ces affauts tendent à détruire la
caufe morbifique. Tantôt il en faut peu,
tantôt il en faut un plus grand nombre,
fuivant l'abondance de la fource qui
continue de fournir à un nouveau redoublement. Lorfqu'un feul fuffit, il
fait la fievre éphémère. Quelquefois il
n'en faut que deux, c'eft une fievre de
quatre jours. Les termes que j'obferve
le plus régulierement, & le plus conftamment de la durée des maladies,
lorfqu'elles fe guériffent, font les fui-
vans : quelquefois, mais rarement,
quatre jours ; quelquefois 8. le plus fréquemment 14. & prefque auffi fouvent,
21. le plus rare que j'aie vu, eft celui
de 40. J'entends, par ces termes fixes
& déterminés, la ceffation parfaite de
la maladie.

Mais avant ce tems il y a des jours
qui décident de fon fort, foit pour la
mort, ou la guérifon, & du refte de
fa durée, fuivant qu'ils font fuivis ou
non de la ceffation des fymptomes dangereux. Ce font les jours critiques qui

font toujours les impairs, ou les jours
de redoublement. (*a*) Il me paroît
que ces jours ne font point déterminés,
& qu'ils arrivent tantôt plutôt, tantôt
plus tard , fans que , pour cela , la
maladie finiffe entierement ni plutôt ,
ni plus tard , quand une fois elle a paffé
le terme où elle auroit pu finir. Le
détail fera mieux comprendre ce que
je veux dire. Le troifieme jour , ou le
fecond redoublement , s'il eft fuivi
d'un calme très-confidérable , décide
la fievre de 4 jours. Si-non , elle ira au
moins au huitieme , alors le cinquieme
jour , ou le troifieme redoublement peut
décider ce terme , fi le quatrieme redoublement qui devoit arriver le feptieme jour , ne paroît point , ou qu'il
foit peu de chofe. Cependant la fievre
ne laiffe pas , en diminuant toujours ,
d'aller jufqu'au 8. Mais ordinairement
c'eft le feptieme jour , & le quatrieme
redoublement qui la jugent. Et alors
on n'eft fur de ce terme de 8 jours ,
que ce jour là même , non-feulement par
la ceffation de tous les fymptomes qui
en pouvoient faire le danger , mais par
la ceffation entiere de la fievre.

Que fi ce quatrieme redoublement

(*a*) Nous reviendrons aux crifes,

n'eſt pas ſuivi d'un calme très conſidérable , & ſurtout ſi le cinquieme arrive
le 9, on eſt ſur alors que la fievre , ſi elle
ſe guérit , ne finira pas entierement
avant le quatorzieme jour , quand même
elle ſeroit jugée le 9 par le cinquieme
redoublement , comme il arrive quelquefois. Ce qu'on connoit le 10 par un
calme plus grand , qui ſuccéde à ce
redoublement, qu'on ne l'a vu dans les
autres rémiſſions, & ſurtout ſi le 11 le
ſixieme redoublement ne paroît point.
Mais ſi l'on ne voit point ce calme
après le cinquieme redoublement , le
ſixieme arrivera le 11. C'eſt celui qui
décide le plus ordinairement. Que s'il
ne le fait pas, on eſt encore dans l'in-
certitude ſi le ſeptieme qui doit venir
le 13 ſera le dernier , & ſi la fievre
finira le 14. Il eſt rare alors que cela
arrive.

Le huitieme redoublement qui paroît
le 15 vous annonce que la fievre ne
peut finir heureuſement que le 21 il eſt
rare que le huitieme la juge. Mais le
neuvieme qui arrive le 17 la juge ſouvent, ainſi que le dixieme qui arrive
le 19. Rarement y a-t-il un onzieme
redoublement, & lorſque cela arrive,
il eſt rare encore que la maladie finiſſe
en bien ce jour là : ou le malade meurt
dans ce redoublement, ou la maladie

se prolonge jusqu'au quarantieme jour,
ce qui est très rare encore, lorsqu'elle
a été bien conduite jusqu'au 20, tant
de la part du Médecin que de la part
du malade.

On a toujours eu assez de peine de
rendre raison de ces termes constans des
maladies, des jours critiques qui les
jugent, & du retour des redoublemens.
A l'égard de ceux-ci, je viens d'en
donner des raisons assez sensibles, &
j'ai fait voir ensuite que les jours critiques n'étoient point fixes. Mais la difficulté de rendre raison du terme fixe
de la cessation entiere de la maladie
n'en devient que plus grande. Comment
est-ce en effet que la maladie étant
jugée tantôt plutôt, tantôt plus tard,
elle ne finit pas pour cela entierement
ni plutôt ni plus tard ?

La marche de la nature n'est, peut-
être, pas en cela aussi mistérieuse, &
aussi incompréhensible qu'on le pense,
considérons pour un moment les crises,
quoiqu'elles ne terminent pas entierement la maladie, comme la véritable
guérison, puisqu'elles mettent la vie en
sûreté, en prenant ce terme de crise
pour la cessation des symptomes dangereux. J'ai fait observer que cette véritable guérison n'est affectée à aucun
jour déterminé, & qu'elle peut arriver

à la fin de chaque redoublement, mais qu'il en faut un plus ou moins grand nombre, fuivant la qualité & la quantité de l'humeur qui caufe la maladie. Rien de plus naturel ou de plus conforme à la marche que la nature fuit en tout, dans laquelle on voit que les effets font proportionnés à leurs caufes. La difficulté n'eft donc plus à préfent que de comprendre comment eft-ce qu'il n'y a pas toujours une proportion entre le tems qui finit entierement la maladie, & celui qui l'a jugée, ou qui a mis le malade hors de danger. Je veux dire, que ce dernier étant arrivé deux jours plutôt, la maladie ne finit pas pour cela plutôt, que s'il étoit arrivé deux jours plus tard. Voici comme je le conçois : je fuppofe que, la caufe n'ayant pas été affez détruite pour que la maladie finiffe entierement, par-exemple le huitieme jour, il n'en refte cependant que pour produire, le neuvieme un feul, mais fort redoublement. La maladie devroit alors naturellement, ce femble, finir entierement le 10 le 11 ou le 12, en un mot plutôt que fi elle avoit eu un redoublement de plus. Cependant elle va encore ordinairement jufqu'au 14, quoique les fymptomes dangereux ayent ceffé le 10 à la fin du redoublement du 9 comme dans le

cas supposé qui arrive très-souvent. Il
faut faire attention que la nature a
souffert, & s'est affoiblie par tous les
assauts précédens qu'elle a eu à soutenir,
& que, quand même elle n'auroit plus
que ce cinquieme à essuyer, comme il
lui faut faire encore une dépense très
considérable de ses forces déjà affoiblies
pour mettre l'ennemi hors d'état de la
faire succomber, elle n'a garde d'en
employer plus qu'il n'en faut pour cela.
Elle ménage ce qui lui en reste, en
employant, pour achever de le détruire, un tems assez considérable,
c'est-à-dire, encore 4 à 5 jours. Que
si, au lieu de ce cinquieme & dernier
assaut, il faut qu'elle en livre encore
un sixieme, le onzieme jour, il est
vraisemblable qu'elle n'a pas fait une
dépense de ses forces aussi grande dans
l'assaut précédent que s'il avoit été le
dernier. Il lui en reste donc davantage.
Cependant l'ennemi a été affoibli, il
ne résiste pas autant dans ce dernier
que dans le précedent ; il faut donc
moins de forces à la nature pour le
mettre hors d'état de lui nuire, elle
l'abbat encore mieux , & l'affoiblit
encore plus qu'elle n'auroit fait dans
le cinquieme s'il eût été le dernier. De
façon que tout est compensé: la nature
a moins souffert dans chacun des deux,

que s'il n'y en eût eu qu'un, & plus par les deux enſemble : mais auſſi l'ennemi eſt plus affoibli, ou, pour parler plus naturellement, il reſte moins de matiere éthérogène dans le ſang, & il faut moins de tems pour l'en dépouiller. Dans l'un & l'autre cas, il y a, le douzieme jour, même raiſon, ou même proportion entre les forces de la nature, & le reſte d'humeur qu'elle a à détruire, elle en a encore pour deux jours.

Que ſi ce douzieme jour la rémiſſion n'eſt pas beaucoup plus conſidérable que les précédentes, on doit s'attendre, le 13 à un ſeptieme redoublement, que je ne crois pas avoir jamais vû être le dernier, & ne pas en annoncer un huitieme & la prolongation de la maladie entiere juſqu'au 21 quand même ce huitieme ſeroit le dernier conſidérable ou critique. Et c'eſt ce qui me paroît le plus embarraſſant dans le type des maladies, que ce ſeptieme redoublement, lorſqu'il ne tue pas, car il eſt toujours fort à craindre, n'en termine preſque jamais le danger. Le huitieme qui arrive le 15 le fait quelquefois, &, ou il n'eſt ſuivi d'aucun autre, ou ſeulement de quelques légers. Mais celui qui eſt le plus ordinairement véritablement critique, c'eſt le neuvieme qui arrive le 17, le dixieme l'eſt encore fouvent. Mais que ce foit le neuvieme ou le dixieme la fievre ne difparoit entierement que le 21 par les raifons que nous avons données à l'égard de celle de 14 jours.

Chaque redoublement d'où la nature fort, font autant de combats qu'elle a livrés, & autant de victoires particulieres qu'elle remporte, mais incomplettes tant que l'ennemi eft encore en état de l'engager à de nouveaux combats. Elle n'eft entierement victorieufe que lorfque, dans l'un de ces affauts, elle l'a mis hors d'état de fe relever, quoiqu'elle foit occupée encore, pendant plus ou moins de tems, à achever de le détruire. Cette victoire complette peut fe remporter chaque jour de combat particulier, plutôt ou plus tard, fuivant les forces de l'ennemi rélatives à celles de la nature. La guérifon véritable, qui s'opére alors, n'a point de terme fixe. Par conféquent, fi l'on peut diminuer les forces de l'ennemi, par cela feul celles de la nature fe trouveront augmentées rélativement à celles de l'ennemi diminuées. Chaque affaut lui fera plus facile à foutenir & à furmonter; l'ennemi ne fera pas en état d'en livrer autant, la victoire parfaite fera plutôt, & plus facilement remportée par la nature. Les forces de l'ennemi qui n'est autre chose que l'humeur morbifique, consistent principalement dans sa quantité & son effervescence.. La nature toute seule peut diminuer la premiere, mais comme elle ne peut le faire que par l'atténuation de la matiere, ce ne peut-être aussi qu'en augmentant la seconde. Si elle réussit quelquefois, le plus souvent elle succombe. Il faut donc lui aider, soit en calmant l'effervescence, soit en diminuant le volume réel par des évacuans. La premiere manœuvre sert de préparation pour l'autre. Le plus souvent vingt-quatre heures suffisent d'entrée pour cette préparation, pourvu qu'on ne perde point de tems à mettre en usage la saignée, les lavemens, les boissons indiquées, & la diete tenue ; lorsque l'on voit que l'abondance prédomine, ce qui est le plus ordinaire ; & il faut bien distinguer ce cas d'avec celui où la cause humorale est plus incendiaire qu'elle n'est abondante. Dans lequel cas on ne doit pas se presser d'en venir aux évacuans, qu'on ne doit alors employer que tard. Ce cas n'est pas aussi fréquent que l'autre, où, sans discontinuer les calmans, & les délayans suivant le besoin, il y a une nécessité de ne pas perdre du tems à diminuer le volume de l'humeur qui devient par-là d'autant moins capable de causer du ravage. Bien entendu que les remedes sont proportionnés , pour la force, à l'irritabilité ou sensibilité actuelle, & au mouvement qui en résulte , pour ne pas l'augmenter, ou ne l'augmenter que le moins qu'il est possible. Par ce moyen, quand même on n'abrégeroit pas le terme de la maladie , on en diminue si bien la force, qu'on met la nature à même de ne pas succomber dans quelqu'un de ces assauts violens qu'elle est obligée de livrer & de soutenir, mais plutôt de la surmonter facilement dans chacun de ces assauts, & enfin entierement. Mais je suis persuadé qu'on en abrege même le cours : si quelquefois la nature toute seule est capable de remporter une victoire complette dans un de ces assauts , mais plutôt ou plus tard, suivant qu'elle a eu plus ou moins de forces à vaincre , la raison nous dit qu'en diminuant ces forces , ennemies de la nature, on la mettra en état de les surmonter plutôt. En traitant les maladies , j'observe, par - exemple une fievre de 8 jours. Mais est-on bien sur que cette fievre, ayant été abandonnée , ou mal conduite , n'auroit pas été de 14 ? On appelle bien une fievre de 8 jours, *synoque non putride*, mais ce n'est que pour la distinguer des fievres plus putrides, qu'on appelle simplement putrides, car dans le fond, toutes les fievres humorales le font, puisqu'elles reconnoissent pour cause une humeur contre-naturelle qui est une corruption. Elle ne differe, dans toutes les maladies aiguës, que du plus au moins, soit pour sa quantité, soit pour sa qualité. Ne suis-je pas fondé à croire que si, ayant employé des remedes de bonne heure, j'ai été à tems de diminuer la cause de façon qu'il n'en reste plus le septieme jour, qu'autant que la nature en peut détruire, elle sera victorieuse dans le quatrieme assaut, & que la fievre n'ira pas au de-là de 8 jours ? ne suis-je pas fondé à croire qu'ayant eu toute cette cause à combattre, elle n'auroit pas pu être victorieuse dans ce quatrieme combat, & qu'il lui en auroit fallu un cinquieme tout au moins ? Ce qui suffit pour prolonger la fievre jusqu'au 14e. jour, terme de son entiere cessation, dès qu'elle passe le 8. De même, si l'on diminue les forces de cet ennemi qui doit résister jusqu'après le quatorzieme jour, & occuper encore, quoique vaincu, la nature jusqu'au 21, il sera vaincu avant ce premier terme, & en-

tierement détruit lorfque ce terme arrivera, & ainfi des autres. (*a*)

Les obfervations femblent confirmer
ce que la raifon nous dicte : j'ai vu plufieurs fois des maladies fe déclarer, &
fe foutenir pendant quelques jours,
avec tout l'appareil de celles dont les
orages effrayans ne fe calment qu'après
le quatorzieme jour ; dans lefquelles
cependant, par de prompts, & d'affi-
dus fecours, & la bonne conduite &
docilité des malades, ces orages ont
ceffé le 10 & la fievre, diminuant toujours, a difparu entierement le 14. Hé!
pourquoi la bonne conduite & la bonne
adminiftration des remedes n'abrege-
roient-elles pas le cours des maladies,
puifqu'on voit fouvent, à n'en pouvoir
douter, que les fautes, qui fe commet-
tent dans l'une & l'autre, le prolongent?
j'en ai vu qui fans aucun mauvais
fymptome, ni des marques d'une grande
corruption, paroiffoient fi fimples au
commencement, qu'on pouvoit affurer
qu'elles ne pafferoient pas le huitieme
jour, lefquelles cependant, par le défaut, ou la mauvaife adminiftration des

---

(*a*) Nam tùm temporis (in vigore) maximè
fiunt morborum coctiones. Quæ quò citiùs fiant,
melius eft per initia vacuare, ut minorem redditam
eo modo materiam faciliùs concoquat natura. *Gal.*
in aph. 29. *feff.* 2.

remedes

remedes, & la mauvaiſe conduite des malades, changeoient bientôt de nature: on voyoit naître de très mauvais ſymptomes & des ſignes évidens de putridité contractée dans ces premiers jours, & la fievre ſe prolonger juſqu'au 14 & même juſqu'au 21.

J'ai eu occaſion de comparer, dans le même tems, deux maladies entierement ſemblables en naiſſant, mais bien différentes dans les ſuites qu'elles eurent. Les deux ſujets étoient à peu près du même âge, il pouvoit y avoir quelque différence dans leur conſtitution. Mais l'on ſait que le génie des maladies répond aſſez, pour l'ordinaire, au tempérament, & comme il y avoit abſolument dans chacun les mêmes ſymptomes portés au même point d'énergie, il y a apparence que leurs tempéramens ne differoient pas beaucoup. Dans tous les deux la fievre étoit vive & animée, beaucoup de chaleur & de force, un mal de tête violent, & des envies de vomir très fréquentes. Point d'autres phenomènes, preſque point de ſignes de putridité, puiſque les efforts pour vomir pouvoient ne dépendre que de l'acrimonie irritante du ſuc gaſtrique, point de ſignes de malignité. Dans l'un, une ſaignée copieuſe faite le premier jour,

L

un regime délayant & calmant, des lavemens anodyns, & le lendemain un vomitif doux, tel que l'exigeoient l'acrimonie de l'humeur, & l'incendie du sang,
qui néanmoins avoient déja été bien
calmés, enleverent & le mal de tête &
les nausées, la fievre fut diminuée
des trois quarts, & un minoratif donné le quatrieme jour acheva entierement de la dissiper. Je ne laissai pas
de lui en redonner un semblable deux
jours après. Dans l'autre malade, ces
secours, surtout le vomitif & les autres évacuans, ayant été négligés dans
le commencement, & mal administrés
dans la suite, le délire survint bientôt, & dura jusqu'à la fin de la maladie qui fut de trois semaines, le malade ayant été ensuite languissant pendant six mois ou un an avant de pouvoir
recouvrer sa premiere santé (a).

Quelques uns auront de la peine à
se persuader que ces deux maladies
aient été en naissant du même caractere, & que le seul traitement ait
été capable d'y apporter une aussi
grande différence. Pour moi, je crois

____

(a) Je ne voyois pas ce dernier, mais comme
j'avois des raisons pour savoir son état, des gens
assez connoisseurs pour cela me faisoient tous les
jours exactement un récit fidele de tous les phénomènes, de sa conduite, & du traitement.

que, excepté quelques fievres malignes, qui dans le moment qu'elles se
déclarent, annoncent par leurs symptomes, un danger évident, ce danger ne se contracte, ou ne se prévient que dans les premiers jours des
maladies : La corruption qui passe
continuellement dans le sang, les
mouvemens turbulens qu'elle y excite, l'effervescence incendiaire qu'elle
y allume, la qualité délétère ou destructive qu'elle y apporte, en perver-
tissent bientôt toute la masse. (*a*) J'observe les maladies dans leurs commencemens, & dans leurs progrès
respectifs, & je les compare ensemble :
j'en vois qui, soit qu'elles soient lé-
gères, ou même assez fortes, paroif-
sent d'ailleurs très-simples les premiers jours, je veux dire, qui ne pa-
roissent affecter aucune partie interne
d'une maniere particuliere, sans signes
de putridité, ni de malignité, & qui
ne laissent pas de dégénérer, de prendre ces caracteres, & de devenir très-

------

(*a*) Est itaque febrilis motus medela quidem sanguinis tam copiosi quàm crassi, ac tenacis optima,
sed tamen valdè impurum eum reddit, adeò ut
præcipua ejus pars in excrementa colliquescat.....
quæ excrementa si non secedunt, sed intùs cohi-
bentur, certum novi morbi prodituri indicium est.
Hoffmann.

dangereuſes, ſouvent mortelles. J'en vois d'autres qui ont tous ou quelques-uns de ces caracteres, & qui les perdent peu à peu par un effet viſible des ſecours , & ſe terminent heureuſement. J'en cherche la cauſe, & je la trouve dans la différence du traitement, que j'ai ſoin d'obſerver en même-tems. Différence qui vient de pluſieurs ſources, ou tout à la fois, ou ſéparément : de celui qui traite , du malade, de ceux qui en ont ſoin, ou de la néceſſité (*a*).

Je ne veux pas dire qu'il n'y ait aucune maladie qui ne puiſſe être guérie ſans remedes par les ſeules forces de la nature ; mais il faut tout au moins que le bon régime y ſupplée, ſans quoi il n'y en a point qui ne puiſſe dégénerer, & qui ne dégénere en effet, & ne prenne un très mauvais caractere, non par cette cauſe qui en commençant d'agir s'eſt trouvée toute ſeule , & aſſés légére pour céder aux efforts de la nature, mais par une nouvelle qui a été créée & ajoutée à la premiere par une mauvaiſe conduite.

(*a*) Nec vero ſatis eſt, medicum ſuum feciſſe officium, niſi ſuum quoque ægrotus, ſuum aſtantes faciant, ſintque externa ritè comparata. *Hippocr.* *Aph.* 1.

Combien de fois encore n'ai-je pas vu la cessation de tous les symptomes dangereux arrivée après un paroxime critique, se soutenir non seulement pendant la durée ordinaire de la ré-mission, mais encore n'être point suivie de redoublement, ce qui prouvoit qu'il y avoit eu une véritable crise, & qu'il n'y avoit plus de danger, & cependant les mêmes symptomes, ou d'autres encore plus dangereux, reve-nir dans le temps qu'on s'y attendoit le moins, & prolonger la maladie au delà du terme annoncé par cette ré-mission soutenue & entiere de tous les symptomes? Et cela par la mau-vaise conduite des malades, & encore plus par celles de leurs gardes qui en tuent les trois quarts en leur don-nant ou leur permettant des alimens & autres choses qui reproduisent une nouvelle cause, contre laquelle la na-ture, qui ne devoit plus avoir d'assauts violens à soutenir, est encore obligée de lutter.

Combien de fois n'ai je pas vu, dans des fievres putrides, arrêter mal à propos, un cours de ventre salutai-re, même dans les commencemens, & l'humeur se porter sur le champ à la poitrine; ou encore plus souvent à la tête, & produire ou des péripneumonies ; ou des phrénésies le plus souvent mortelles, ou, si elles étoient susceptibles de guérison, n'y parvenant qu'après avoir rétabli le cours que la nature avoit pris, mais avec bien plus de temps & de difficulté, que si l'on ne l'avoit pas interrompu ? Il en faut dire autant des sueurs critiques qui devoient emporter tous les symptomes graves, & qui annonçoient, dans deux jours, l'entiere guérison, sans retour de redoublemens, mais qui étant suprimées, en attirent encore d'autres & prolongent d'autant l'entiere guérison.

J'ajoute l'observation d'un fait rélatif à la mauvaise conduite, auquel, peut être, peu de Médecins font attention : bien des gens, les femmes surtout, appliquent, à l'insçu du Médecin, sur un point de pleuresie, des topiques pénétrans, & répercussifs ou résolutifs, & croient avoir fait un beau coup, lorsque ce point s'est dissippé : mais le mal n'a fait que changer de place, c'est à présent une douleur gravative dans la substance même du poûmon, avec des crachats sanguinolens, symptome moins douloureux, à la vérité, mais aussi fatigant, & infiniment plus dangereux.

I V.

Il y a tant de choses à dire, &
tant d'observations à faire sur les crises relativement à mon sujet, que j'ai
jugé à propos d'en faire un article
séparé, auquel, ce que je viens de
dire dans le précédent, n'est presque
qu'une introduction.

Les jours critiques ne sont point
déterminés, puisqu'ils arrivent plûtôt
ou plus tard. Cependant il y a des
jours où les crises se font plus ordinairement que dans d'autres ; & ces
jours décident de la mort ou de la
guérison, & dans ce dernier cas ils
font connoître combien la maladie, exempte de danger, doit encore
durer. Ce font ordinairement les impairs où se fait ce combat qui prépare
l'évacuation critique. Mais pour les
avoir, il ne suffit pas de compter du
jour que la maladie a commencé, il
faut que ce soit de l'heure, & prendre ensemble le redoublement & la
rémission pour deux jours. De façon
qu'une maladie, ayant commencé le
soir du premier du mois, sera encore
dans son deuxieme jour jusqu'au soir
du troisieme du mois, quoiqu'elle ait
commencé le premier. Le redouble-

ment avec sa rémission doivent être
considérés comme une maladie entiere
qui a son commencement, son accroif-
sement, son état, & sa déclinaison de
maniere que la rémission n'est autre
chose que la déclinaison ou diminution du paroxisme, jusqu'à ce qu'un
autre recommence. Il peut se faire
qu'Hppocrate, Galien, & les autres
observateurs des crises, pour n'avoir
pas tous compté de la même façon,
leur aient assigné des jours différens,
qui dans le fond, sont les mêmes.
Cette contradiction a fait douter, même
à des anciens, qu'il y eût des jours
critiques marqués; & voyant d'ailleurs
bien des maladies guéries sans crises,
il y en a beaucoup qui ont regardé
cette doctrine comme une chimère.
Pour moi, je crois que, le reste étant
égal, la marche de la nature est toujours la même, & que, si l'on traitoit les maladies comme faisoit Hippocrate, ou plûtôt qu'on ne fît que
les observer, elles nous présenteroient
encore les mêmes phénomènes : Nous
verrions des crises, des évacuations,
& des éruptions critiques; & si ce
n'étoit pas dans les mêmes jours qu'il
a déterminés, c'est que nous ne comp-
terions pas comme lui.

Aujourd'huy on observe rarement

des crifes fenfibles prifes dans le fens d'Hppocrate: il entendoit des affauts violens dans lefquels les malades fuccomboient fouvent, ou dont ils étoient quelquefois délivrés par quelque évacuation abondante, ou par quelque éruption, ou dépôt. Dans ce cas, il regardoit le malade entierement guéri, parce qu'il ne jugeoit des maladies que par les fymptomes graves, dont le fujet fe trouvoit alors délivré; il ne confidéroit pas beaucoup le pouls. Cependant comme la crife étoit un combat violent & orageux de la nature contre l'ennemi qu'elle vouloit détruire, lorfqu'elle étoit victorieufe, il lui reftoit encore à le chaffer entierement. Auffi voyoit-on que la crife étoit fuivie, avec la céffation des fymptomes, de quelque évacuation abondante, ou de quelque eruption, que pour cela, on appelloit critiques; & cette opération fecondaire ne pouvoit s'éxécuter que par un mouvement qui, quoique plus paifible, n'étoit pas moins fievreux, jufqu'à ce que le fang fût entierement dépouillé. Ce qui devoit, comme aujourd'hui, durer encore quelques jours. (*a*) Comme le

---

(*a*) Tout cela eft conforme à l'explication que donne Galien de L'aph. 13. f. 2.

L 5

plus souvent nous n'observons pas des
crises avec tout ce terrible appareil,
nous ne prenons pour crise, que son
effet salutaire, qui est la cessation des
symptomes dangereux pour ne plus
reparoître. Voilà ce que nous entendons ordinairement par crise, soit
que quelque évacuation sensible l'accompagne, ou non. Et comme ce
calme & cette destruction des symptomes graves viennent à la suite d'un
redoublement critique, c'est presque
toujours un des jours pairs que nous
les observons, ou à la fin des impairs.

On cherche la raison pourquoi l'on
n'observe pas aujourd'hui dans les
maladies, des crises aussi fréquentes,
& les jours critiques aussi réguliers
qu'on le faisoit autrefois dans la Grece.
La différence de climat pourroit y
contribuer, ainsi que l'ont pensé plusieurs Auteurs, au nombre desquels
est Baglivi. Cependant comme l'action de la nature pour guérir les maladies, est par tout essentiellement la
même, la différence de climat semble
devoir n'y influer que pour y causer
quelques variations accidentelles. On
dit que dans les pays froids, le sang
plus épais, plus tenace ne se prête
pas facilement à cette opération de la
nature. Mais si les fluides ont plus

de confiftence, les inftrumens que la nature emploie, les folides, font plus robuftes ; leur action fur ces fluides plus denfes, eft proportionnellement la même que celle des folides plus foibles fur des humeurs plus déliées, & qui réfiftent moins. Le même effet doit en réfulter, c'eft-à-dire, l'atténuation de la matiere, & cet état qui convient pour qu'elle foit expulfée, en un mot, tout ce qu'il faut pour produire des crifes. Tout ce que le climat peut faire en rendant le tiffu de la peau plus ferré, & fes pores moins ouverts, c'eft de mettre plus d'obftacle, de ce côté, à l'expulfion de la matiere préparée, qui fe portera plus volontiers vers quelque autre couloir. Ainfi, s'il n'y avoit pas d'autre raifon que la différence de climat, la crife n'arriveroit pas moins, mais elle fe feroit différemment.

Auffi Baglivi ne fe borne-t-il pas à cette caufe, il en reconnoit une autre dans la mauvaife maniere de traiter les maladies, par laquelle on trouble l'ordre de la nature (*a*). Cela

---

(*a*) Mirari definant Practici, fi hodiè nec frequentes, nec perfectæ fuccedant crifes, ut olim in græciâ, fiquidem illi Græcarum legum vel ignari ;

n'arrive que trop souvent. Mais cet
Auteur, suivant le passage que je cite,
semble vouloir dire qu'il n'y a aucun
Médecin qui traite les maladies comme il convient, puisqu'on observe si
peu de véritables crises. (*a*) Cependant de deux choses l'une : ou toutes
les maladies où l'on n'observe pas des
crises, sont mal traitées, ou le défaut de crise ne vient pas du mauvais
traitement. Mais peut-on penser qu'u-
ne maladie ait été mal traitée, &
que l'ordre de la nature ait été troublé, parce qu'elle s'est terminée sans
crise, lorsque cela a été aussi tranquillement, & aussi promptement que la

---

vel obtrectatores, à principio morbi ad declinationem usque purgantibus, diaphoreticis, phlebotomiis,
spirituosis, aliisque imprudenter & intempestivè ex-
hibitis medicamentis, ægrotantes ferè conficiunt,
ideò impossibile est, ut humores per tam diversas
remediorum seditiones distracti, ad criticæ despu-
mationis negotium stato tempore disponantur ; sed
assiduis confusionibus agitati, loco criseos perfectæ
in metastases præternaturales desinant, atque hâc de
causâ nec criseos, nec dierum criticorum, nec
aliorum demùm naturæ motuum regulas ab antiquis
traditas, in febribus observabimus. *Bagl. prax.*

(*a*) C'est-à-dire, telles que les observoit Hippocrate. Car quand on dit qu'on ne voit pas des
crises comme autrefois, c'est toujours dans ce sens
qu'il faut l'entendre. Parce que, selon moi, il n'y
a point de guérison sans quelque espece de crise,
quelquefois semblable à celles des anciens, le plus
souvent fort différente, & qui ne se manifeste que
par ses effets.

violence, le nombre, & le mauvais caractere des fymptomes pouvoient le permettre, fans laiffer dans le corps la moindre impreffion, de façon qu'a-près un temps raifonnable de conva-lefcence, le fujet fe porte auffi bien, ou mieux que s'il n'eût point été ma-lade? Les Praticiens les plus heureux, qui dans leurs cures nombreufes, re-marquent fi peu de crifes, peut-on dire qu'ils ne favent ce qu'ils font? Les crifes, telles que les obfervoient les anciens, puifque c'eft de celles-là qu'on parle, qui très fouvent ne gué-riffoient qu'imparfaitement, & qui étoient fujettes à des rechutes pires fouvent que la premiere maladie, ces crifes feront-elles la marque d'un bon traitement plutôt qu'une heureufe & parfaite convalefcence? Il faut conve-nir que le mauvais traitement empê-che fouvent les crifes d'être amenées, ou qu'il les arrête fur le point de fe déclarer, ou les fupprime étant déja déclarées, mais c'eft toujours au dé-triment des malades : L'opiniâtreté de la maladie, l'augmentation des fymptomes exiftans, la production de nouveaux, des métaftafes affreufes, & fouvent mortelles, en font les fuites ordinaires, & qui ne font que trop fréquentes. Mais ces accidens arrivent

également très souvent, lorsque, au-
lieu d'avoir troublé la nature par des
remedes, elle a été abandonnée à
elle même, & qu'elle n'a pas eu la
force de détruire l'humeur, & de l'expulser par une crise. Ainsi le défaut
de crise, & les accidents qui s'ensui-
vent, ne viennent pas toujours de ce
qu'on a troublé sa nature par des remedes. On dit bien qu'il arrive des
crises parmi les païsans qui ne font
point de remedes, mais on ne dit pas
qu'il en périt beaucoup plus qu'il ne
s'en guérit. La guérison de quelques-
uns par le bénéfice de la crise, ne
vient pas precisément de ce qu'ils n'ont
point fait de remedes, puis qu'il y en
a beaucoup qui périssent sans en avoir
fait, & qu'on voit beaucoup de guérisons, quelquefois avec crise, quelquefois sans crise, quoiqu'on ait fait
des remedes. Mais cela vient de ce
que le genre de vie qu'ils menent,
les rend plus robustes & que la nature a la force de se procurer quelquefois toute seule des évacuations
nécessaires; qu'elle ne sauroit, dans
d'autres, se procurer sans secours.
Ainsi le défaut de crise n'est pas plus
la marque ni l'effet d'un mauvais traitement, que la crise n'est la marque
ni l'effet d'un bon. Il est vrai qu'un

mauvais traitement empêche souvent les crises, mais conclurre de là que le défaut de crise vient toujours d'un mauvais traitement, le sophisme est trop palpable. Outre cela, les deux opinions de Baglivi sur le défaut ou la rareté des crises, présentent deux conséquences contradictoires : En l'attribuant une fois au climat, on ne peut plus l'attribuer à autre chose ; l'influence du climat sur les crises, indépendante de la volonté des hommes, est commune à tous, & suppose que le défaut de crise qui en provient, est commun à ceux qui ne font point de remedes, & à ceux qui en font. Il n'en est pas de même de la mauvaise administration des remedes ; en soutenant qu'elle empêche les crises, on suppose que ceux qui n'en font point, en éprouvent ; non-seulement Baglivi le suppose, mais il l'assure même en allégant l'exemple des paysans, ce qui est contradictoire à sa premiere opinion.

Quand la mauvaise administration des remedes a empêché ou arrêté la crise, le malade s'en trouve toujours mal, mais quand il se trouve bien, & que la guérison est parfaite au tems ordinaire qu'elle devoit arriver, ou même plutôt que la nature de la maladie sembloit l'annoncer, quoiqu'on n'ait point apperçu de crise, on ne peut pas dire que les remedes ayent été mal administrés. Comme il ne s'agit ici que de cette administration raisonnée & éprouvée des remedes, qui est suivie de la guérison des maladies, & que nous ne parlons des crises que rélativement à cet objet, nous nous bornerons à chercher la raison pourquoi dans ce cas on ne voit pas aussi souvent des crises qu'autrefois, & pourquoi, lorsqu'elles arrivent, ce n'est pas toujours dans les jours marqués par les anciens. Cela ne peut venir que de la maniere de traiter les maladies, qui est différente de la leur. Mais il ne s'ensuit pas, comme nous l'avons établi, qu'elle soit mauvaise. Avant d'aller plus loin, établissons, pour une bonne fois, ce qu'on doit entendre, & ce que nous entendons par crise, & comment elle s'opére : la crise est une évacuation sensible & manifeste par quelqu'un des couloirs excrétoires, accompagnée de la cessation, ou d'une très grande diminution des symptomes, & d'un beaucoup meilleur état du pouls, & de la respiration, produite par les forces de la nature, après qu'elle a travaillé l'humeur, qu'elle l'a atténuée, & rendu plus fluide, & propre à enfiler ces couloirs.

Si vous procurez plus de liberté à la nature pour travailler l'humeur, par

des délayans , des relâchans, & des
évacuans , de façon qu'à mesure que
l'humeur s'atténue en partie , elle sorte
à proportion, il n'en restera pas assez ,
au bout d'un certain nombre de jours ,
pour faire une évacuation spontanée
assez abondante & assez sensible pour
être appellée crise ; & c'est dans ce
sens qu'on en voit moins souvent. Cependant, dans le tems, à - peu - près ,
qu'elle doit se faire, on ne laisse pas
de voir les suites d'une bonne crise. Cela
vient de ce que l'évacuation critique
ou salutaire, au lieu de se faire tout à
la fois, s'est faite en détail ; & à-peu-
près dans le tems critique, ce qui reste
acheve d'être expulsé, quelquefois d'une
maniere assez sensible , quoique moins
abondante , pour pouvoir s'appeller
crise, mais plus souvent avec trop peu
d'abondance pour qu'on s'en apperçoive ; & dans ce sens on peut dire qu'il
n'y a point de guérison absolument
sans évacuation critique, qui se fait non-
seulement pendant le cours de la maladie , mais encore dans le tems proprement critique, & qui se manifeste
par les signes que nous avons dit ; l'E-
vacuation qui, dans ce cas , fait la
crise, soit par les sueurs, soit par les
selles, differe trop peu, par son abondance, de celles qui souvent ont accom-

pagné la maladie, pour pouvoir se faire diftinguer par-là, mais on la diftingue par les fignes d'une bonne crife. Ce n'eft pas l'abondance qui la caractérife, puifqu'elle eft fouvent fymptomatique & funefte, mais c'eft la ceffation des fymptomes. L'évacuation qui fe fait pendant le cours de la maladie, ne peut, il eft vrai, être appellée critique qu'improprement, mais elle emporte une portion très confidérable de ce qui doit former la crife proprement dite, & la rend plus facile. Elle ne fauroit être contraire au but & à l'ordre de la nature. Pour nous en convaincre obfervons fa marche: dans prefque toutes les maladies aiguës il y a des redoublemens, & des rémiffions plus ou moins remarquables; & dans celles où l'on n'en remarque point, & qui font bien rares, il y a tout lieu de penfer qu'il ne laiffe pas d'y en avoir, quoique trop légers pour fe faire obferver. Qu'eft-ce autre chofe que des efforts de la nature qui tente chaque fois une crife, c'eft-à-dire, la deftruction entiere, & l'évacuation de l'humeur qui s'oppofe à fon cours, mais qu'elle n'execute qu'en partie chaque fois jufqu'à ce qu'il n'y en ait plus au-deffus de fes forces? En effet lorfqu'il y en a peu, elle en vient à bout du premier coup; lorfqu'il y a un peu plus, c'eft le fecond ou le troifieme, & ainfi du refte. Quoi de plus conforme à fes vues que de lui aider, chaque fois qu'elle a préparé une certaine quantité d'humeur, à s'en délivrer en l'évacuant? Mais, dira-t-on, à chaque redoublement c'eft le plus fouvent par les fueurs qu'elle cherche à expulfer l'humeur, & lorfque cela eft, il faudroit donc choifir la même voie pour lui aider à l'évacuer, autrement c'eft troubler fon cours; & cependant dans le commencement des maladies, & même jufqu'au commencement de la déclinaifon qui eft le tems des crifes, elles font fymptomatiques, & elles aggravent le mal plutôt qu'elles ne le foulagent. Par conféquent il feroit dangereux de les provoquer. Tout cela eft vrai; & de la conclufion j'en tire une autre, qui eft que fouvent on favorife & l'on foulage la nature, lors même qu'il femble qu'on s'écarte de fon but. En difant que ces fueurs fymptomatiques aggravent le mal, c'eft prendre l'effet pour la caufe : pendant le plus fort du redoublement elles font l'effet de la violence du mal, & ne marquent autre chofe finon que la nature fait des efforts violens, & fouffre beaucoup. Mais dès qu'on s'apperçoit de quelque rémiffion, quelque légére

qn'elle foit, les fueurs deviennent alors
critiques partielles, c'eft-à-dire, qu'elles
ne le font que rélativement au redoublement qui commence à fe calmer,
quoiqu'elles foient encore fymptomatiques rélativement à la maladie entiere,
qui, malgré cette petite rémiffion, eft
encore dans toute fa force. C'eft pourtant cette petite rémiffion dont il faut
profiter pour attaquer la caufe du mal,
mais ce ne doit pas être encore par les
fueurs, quand même la nature auroit
pris cette voie pendant le redoublement,
parce qu'elle ne l'a prife que forcément,
& que ce feroit la forcer encore, & la
tourmenter fi l'on continuoit de la lui
faire prendre. Il faut attaquer la caufe
dans fa propre fource qui eft le canal
inteftinal. Par ce moyen non-feulement
on diminue cette fource, qui par conféquent fournira moins, en continuant
de paffer dans le fang, au paroxifme
fuivant, mais on évacue encore ce qui,
dans la circulation, fe trouve préparé
par le redoublement précédent. Et cette
opération, qui s'exerce principalement
fur les premieres voies, & fort légérement dans celles de la circulation,
n'excite dans celle-ci qu'un mouvement
très peu confidérable, & infiniment
plus tranquille que ne feroient les
fueurs qu'on ne pourroit provoquer fans

causer un trouble énorme dans toute
la machine en tentant de briser & d'atténuer des humeurs qui sont encore
trop grossieres & très peu disposées à
subir ce grand changement qui ne doit
s'opérer que peu à peu.

Les erreurs ont tant de peine à se
dissiper, que, malgré le grand jour
qui devroit les chasser avec les ténébres
qui les ont fait naître, elles subsistent
long-tems après, comme l'idée des
fantômes nocturnes subsiste encore dans
les esprits foibles qui en ont été frappés,
après que la lumiere les a fait disparoître. Il nous en reste encore quelques-
unes de celles où l'ignorance de l'économie animale avoit fait tomber les
anciens, malgré la connoissance que
nous en avons. Celle qui me surprend
le plus, & qui, en même tems, me paroit la plus pernicieuse, c'est de croire
encore que les évacuations intestinales
attirent de la circonférence au centre.
J'ai fait observer ailleurs que toutes
les évacutions se font à la circonférence,
que chacune attire, non-seulement du
centre de la circulation, mais encore
des autres points de sa circonférence.
De ce principe tout simple, & qu'on
ne peut contester, on peut tirer des
conséquences plus utiles que de bien
d'autres dont on fait grand cas.

1°. On doit mettre à la circonférence, & à l'extrêmité des rayons qui partent du centre de la circulation, non-seulement la superficie de la peau, mais la surface interne du canal intestinal à commencer depuis la bouche jusqu'à l'anus. Celle du bassinet des reins, où aboutissent les conduits excrétoires de l'urine, celle des uréthères, de la vessie & de l'uréthre; & enfin celle des vésicules pulmonaires, des bronches, de la trachée artere, & de la membrane pituitaire prise dans toute son étendue. 2°. Dans la supposition que toute la matiere morbifique se trouveroit ramassée dans quelqu'une de ces extrêmités, il faudroit ne la faire sortir que par-là, & ne pas l'obliger de sortir par quelqu'une des autres, parce qu'elle n'y pourroit parvenir qu'en traversant l'océan de la circulation en passant par le centre, & qu'elle pourroit être arrêtée en chemin dans quelque viscere par quelque obstacle qu'elle y trouveroit, ou parce que les forces pourroient manquer à la nature pour la conduire plus loin, & surtout parce que les conduits excrétoires, où l'on auroit dessein de l'amener, pourroient bien n'être pas disposés à lui donner passage. 3°. Mais la supposition ne sauroit avoir lieu à l'égard d'aucun autre couloir que celui

des inteſtins. Par - exemple dans les
ſueurs critiques, & les plus ſalutaires,
celles qu'il eſt le plus dangereux de
détourner, la matiere briſée, atténuée,
en un mot, devenue propre à ſortir par
les pores de la peau, nage abondamment dans l'océan de la circulation,
& elle eſt portée par les forces vitales
vers cet émonctoire. Comme elle ſe
trouve préparée à ſortir par ces pores,
que ceux-ci ſe trouvent diſpoſés auſſi à
lui donner paſſage, & qu'elle y a pris
ſon cours, il ſeroit également dangereux de l'en détourner par les mêmes
raiſons que nous venons de dire. 4°.
Cependant dans ce cas, s'il arrivoit
tout d'un coup que la voie des reins, ou
celle des inteſtins s'ouvriſſent ſuffiſamment par une diſpoſition naturelle, on
ne voit pas qu'il en réſultât aucun inconvénient, quand même la ſueur ſe
ſupprimeroit : comme toute l'humeur
qui doit ſortir eſt répandue dans toute
la maſſe du ſang, il faut que, pour
cette excrétion, elle ſe porte de toutes
les autres extrêmités, vers celle de la
peau ; que la partie qui ſort, ſoit ſuivie
d'une autre, celle-ci d'un autre, &
ainſi ſucceſſivement de toutes celles
qui forment une continuité juſqu'à l'extrêmité oppoſée ; & il n'y a pas plus
d'inconvenient, ſi à cette extrêmité

oppofée il fe préfente un paffage qui lui donne une fortie également facile : la partie de l'humeur qui fe trouve le plus près, fort fans être obligée de traverfer par le diametre du cercle, & elle eft fuivie de toutes les autres jufqu'à l'extrêmité par où elle avoit commencé de fortir, & d'où revient celle qui s'en trouvoit le plus près, comme s'y feroit portée celle qui fe trouve le plus près du nouveau paffage, s'il ne s'étoit pas ouvert. Celles des deux extrêmités ont le même chemin à faire de part & d'autre, & celle qui fe trouve au centre, n'en a pas plus d'un côté que de l'autre, tout eft compenfé. Il ne peut réfulter du mal que lorfque l'évacuation de l'humeur cuite, comme difoient les anciens, ou fuffifamment travaillée, étant fupprimée d'un côté, il n'y a aucun autre couloir qui fe prête à lui donner paffage. 5°. Il fuit enfin que l'humeur morbifique répandue dans toute la maffe peut fortir par quelque couloir que ce foit avec le même réfultat, & que, plus la partie qui forme l'organe excrétoire, & celles qui en font plus près, contiennent de cette matiere contrenaturelle, plus il eft à propos qu'elle foit extraite du corps par ce même couloir.

Il s'agit donc de déterminer quel eft
celui

celui de tous les organes excréteurs qui
contient le plus de ces matieres éthéro-
génes, & contraires à la nature. Excepté le canal inteftinal, tous les autres
ne les tiennent que du fang, foit qu'ils
leur fervent fimplement de paffage,
foit qu'elles s'y dépofent pour quelque
tems. Se forment-elles dans le fang, ou
lui font-elles fournies d'ailleurs ? Souvent elles fe forment en partie dans le
fang, mais ce n'eft qu'autant qu'il arrive à la circulation quelque chofe qui
l'empêche de fe faire avec toute la
liberté requife, qui en trouble le mouvement, l'accélére ou le ralentit, &
qui y excite un mouvement inteftin
contre-naturel. Ce trouble dans le mouvement du fang en pervertit la qualité, lui fait changer de nature, ce qui
eft la même chofe qu'y faire naître des
humeurs contre-naturelles. Mais d'où
lui vient cette caufe qui en pervertit
ainfi la qualité ? Vient-elle de l'air
en s'infinuant par les pores de la peau,
ou ceux du poumon ? C'eft ainfi qu'a-
giffent les caufes épidémiques & con-
tagieufes, & celles qui, fans être de ce
nombre, ne rendent de même malades
qu'une partie des fujets fur lefquels elles
agiffent. Mais ces caufes, précifément
parce qu'elles ne produifent pas leur
effet fur tous les corps qui font expofés

M

à leur action, ont besoin, pour le produire, d'une disposition préexistante
dans les sujets qu'elles rendent malades,
& cette disposition n'est conçue, con-
sister que dans la corruption des humeurs. (*a*) Il reste donc toujours à
savoir d'où provient cette premiere,
soit qu'elle soit réduite en action par
les causes externes ci-dessus, soit que,
parvenue à un certain point, elle se
réduise en action elle même, ou, pour
mieux dire, qu'elle le soit par les forces
de la nature sans le concours d'aucune
autre. La transpiration subitement arrêtée peut produire, il est vrai, de
grands ravages, mais cette cause rentre
souvent dans la classe de celles qui
demandent une disposition dans le sujet.
Il est vrai encore qu'il y a quelques
causes externes capables de pervertir
subitement la qualité du sang, quelque
sain qu'il soit d'ailleurs, comme un
excès de colére, les venins, les poisons
&c. Mais ces causes sont rares, & il
s'agit ici de celles qui sont les plus
ordinaires, & qui produisent le plus
grand nombre des maladies. On n'en
peut trouver la source que dans les
organes qui fournissent au sang, savoir

______

(*a*) V. La note, *agens enim,...* p. 105.

ceux de la digeſtion. Tant qu'ils ne fourniront que du bon , & dans la quantité requiſe , le corps ſe trouvera expoſé impunément à toutes les cauſes externes de maladies, qui demandent, pour produire leur effet, une diſpoſition du ſujet. Mais dès qu'ils fourniſſent du mauvais, ou le ſang contracte cette diſpoſition à donner priſe aux cauſes externes, ou la corruption devient au point de n'avoir pas beſoin, pour produire des maladies, du concours de ces cauſes déterminantes. Ils fourniront du mauvais toutes les fois que les digeſtions ſeront dérangées, & cela à proportion de ce dérangement. Et elles ſont dans ce cas preſque continuellement : outre la quantité, ou la qualité d'alimens , dans quoi l'on pêche ſans ceſſe, même ſans s'en appercevoir, tout influe ſur les digeſtions : le mouvement & le repos, le ſommeil, & la veille, les paſſions de l'ame & toutes les cauſes externes.

Ce ſont donc ces organes qui contiennent le plus de matieres morbifiques, ſoit 1°. Qu'elles n'ayent pas encore paſſé dans le ſang aſſez abondamment pour produire quelque maladie, ſoit 2°. Qu'y ayant paſſé juſqu'à ce point, elles ne ſe trouvent pas encore aſſez travaillées par les forces de la nature

pour être expulsées par quelque couloir.
Soit enfin 3°. qu'elles ayent atteint ce
degré de coction ou d'élaboration.

Dans tous ces cas, par quels couloirs
convient il mieux de les faire sortir ?
Dans le premier, & dans la supposition
qu'il est à propos d'en délivrer le corps
pour prévenir une maladie dont il est
menacé, il est incontestable que non-
seulement toute autre voie que celle de
l'estomac ou des intestins n'est pas
pratiquable, mais qu'il seroit même
nuisible de la tenter.

Dans le cas où elle a passé suffisamment dans le sang pour y causer du
désordre, & qu'elle n'est pas encore
assez travaillée pour se donner passage
par d'autres couloirs, si vous voulez l'y
forcer, vous ne pouvez le faire qu'en la
mettant en grand mouvement, de
façon que, au lieu d'en faciliter la
sortie en dégageant les voies de la circulation, & des excrétions, vous la
rendrez bien plus difficile, parce que
toutes ces voies déjà trop embarrassées
par la plénitude, le deviendront encore
d'avantage par l'augmentation de volume que vous y ajoutez en augmentant le mouvement expansif des liqueurs.
De-là des engorgemens inflammatoires
dans les visceres, des ruptures de vaisseaux, des hémorrhagies, &c. Que s'il

arrive que le syftême vafculeux foit
affez robufte pour réfifter à cette ex-
panfion extraordinaire des liqueurs, &
que vous veniez à bout de forcer les
digues des vaiffeaux excréteurs de la
peau, qui ne fe trouvoient rien moins
que difpofés à cette dilatation, c'eft
alors que vous faites, fans vous l'imaginer, ce que, peut-être, vous voudriez
éviter : vous attirez réellement de la
circonférence au centre : le magafin qui
fe trouve à l'autre extrêmité & qui
fourniffoit au fang toute cette humeur
que vous forcés de fortir par la peau,
continue de lui en fournir, & d'autant
plus abondamment qu'elle y eft attirée
par le vuide qu'elle trouve à remplir ;
le torrent l'entraine vers l'habitude du
corps, où font les ouvertures que vous
avez faites. Elle n'y parvient qu'en
paffant par le centre. Vous attirez donc
au centre & dans toutes les voies de la
circulation, une grande quantité de
matieres impures, & non travaillées,
qui, obligées de s'y arrêter dès que
ceffe l'action qui procuroit la fueur,
remplacent celles que vous avez fait
fortir. D'où réfultent bien des maux
pires que celui que cette fueur forcée
femble avoir calmé, ou enlevé, ou qui
n'en a été que plus aigri.

Enfin que convient il de faire lorfque

la matiere qui a paffé dans le fang a acquis, par les forces de la nature, ce dégré néceffaire d'élaboration pour être facilement expulfée par quelque couloir, par-exemple par celui de la peau ? Il faut encore confidérer cet état dans deux circonftances différentes : ou il n'en refte plus dans le magafin qui l'a fournie, ou il y en refte encore. Dans le premier cas, rien de plus fur, & de plus inconteftable que de favorifer fa fortie par le couloir qui paroit le mieux difpofé à la recevoir, & vers lequel elle paroit diriger fon cours. C'eft le cas où l'évacuation doit terminer la maladie entiere, & ce cas n'arrive jamais que, ou lorfque la maladie eft légére, ou lorfque, étant grave, c'eft-à-dire, caufée par beaucoup de corruption, l'on a déjà enlevé une grande partie de cette corruption en l'attaquant dans fon propre retranchement, ou enfin après que la nature a fouffert des travaux & foutenu des affauts immenfes pour l'atténuer, la brifer, la rendre propre à être expulfée, & pour s'en délivrer entiérement. Dans le fecond l'évacuation ne termine qu'une partie de la maladie, un paroxifme, ou elle ne la termine en entier qu'en apparence; un autre paroxifme revient dans fon tems, ou une rechute. *Quæ poſt criſin relinquuntur &c.* L'un & l'autre produits par un nouvel abord de matiere fournie par le foyer qui n'étoit pas épuifé. Dans ce cas il feroit plus falutaire qu'elle fortît par le couloir infecté par les raifons que nous avons données.

Par cette maniere d'envifager les opérations de la nature dans les maladies, on voit plus clairement celle dont on doit s'y prendre pour lui donner à propos les fecours dont elle a befoin. Le premier jour, & enfuite pendant chaque exacerbation, on s'attache à calmer le mouvement violent tant inteftin que circulatoire qui l'épuife, qui eft capable de caufer des défordres affreux ; à émouffer la caufticité de l'humeur, à en corriger la qualité deftructive ; à faciliter la circulation dans des vaiffeaux trop gorgés, en les défempliffant par les faignées ; en un mot à procurer une rémiffion plus prompte, & plus confidérable. Mais dès qu'elle eft arrivée, on ne doit rien avoir de plus preffé à faire que de diminuer la caufe humorale, ayant toujours égard au plus ou moins de calme qui le permet. Il ne fuffit pas de débarraffer la nature de fes entraves pour lui donner plus de liberté de combatre, il faut encore diminuer les forces de l'ennemi, pour qu'elle puiffe

le vaincre. Autrement on auroit beau
faire d'ailleurs, on auroit beau calmer,
faciliter la nature à agir, la corruption
paſſant continuellement des premieres
voies dans le ſang, s'y développant,
augmentant toujours de volume en ſe
joignant à celle qui y eſt déjà, ſeroit
bien-tôt en état de l'accabler, d'autant
plus facilement que ſes forces diminuent
toujours, & elle ſuccomberoit dans
quelqu'un de ces aſſauts qu'elle eſt
obligée de ſoutenir. Que ſi elle en ſortoit à la fin victorieuſe, ce qui, dans
ce cas, ne pourroit arriver que rarement,
ce ne ſeroit qu'après avoir eſſuyé chaque
fois toutes les forces de l'ennemi. Hé !
quel effort ne lui faut-il pas faire dans
ce dernier pour le ſubjuguer & l'expulſer en entier par une criſe abondante,
lorſque toute l'humeur s'y trouve encore?
Que ſi dans ce dernier combat, ſuppoſé
même capable de chaſſer toute l'humeur
déjà préparée pour cela, les conduits
excrétoires ne peuvent pas lui donner
un libre paſſage, ſoit par leur diſpoſition, ſoit parce qu'elle eſt trop abondante, ce même effort l'oblige à ſe
dépoſer dans quelque partie glandu-
leuſe. Si c'eſt à l'extérieur, le dépôt
eſt ſalutaire, il eſt vrai, mais dans l'intérieur il eſt mortel, comme il arrive
ſouvent. Mais en diminuant la cauſe

humorale dans le courant de la maladie,
& dans les intervalles qui y font propres, on évite tous ces inconvéniens,
chaque effort de la nature eft moindre,
& il la fatigue moins, elle rifque bien
moins d'y fuccomber ; celui qui doit
terminer la maladie par une crife, eft
moins violent, la matiere moins abondante trouve plus de facilité à fortir,
& quoique cette derniere évacuation
foit fouvent fort tranquille & peu abondante, parce qu'elle eft proportionnée
à l'humeur qui refte, la crife ne fe fait
pas moins, puifqu'elle ne confifte effentiellement que dans la ceffation des
fymptomes dangereux.

Cette conduite daus le traitement des
maladies n'empéche point qu'on ne
doive faire, & qu'on ne faffe en effet
une attention toute particuliere aux
crifes qui peuvent arriver. On les attend
même plutôt, quand on a détruit &
enlevé une bonne partie de la caufe,
parce qu'il refte moins à faire à la nature.
Quand on a bien obfervé la marche
d'une maladie, on eft à même de juger
de ce qui annonce une crife dans le tems
à-peu-près qu'elle doit arriver : fur le
déclin d'un redoublement on peut voir
une légére moîteur, au lieu de cette
féchereffe qui jufque-là avoit été répandue fur le corps, un pouls plus

dilaté, & plus mol, & avec cela sur-
tout un calme plus grand que dans le
déclin des paroxifmes précédens, & l'on
peut attendre une fueur critique. Alors
on ne donne rien, on ne fait rien qui
puiffe la détourner. C'eft le plus, effentiel, & fouvent il fuffit. On prévoit
également une évacuation critique prochaine par les felles. Je n'ai jamais vu
arriver des accidens plus funeftes que
par la fuppreffion des évacuations par
cette derniere voie, foit qu'elles n'arrivent que dans les tems critiques, foit
même avant, à moins qu'elles ne foient
abfolument fymptomatiques. Ce qui fait
bien voir que c'eft la voie la plus familiere & la plus commode à la nature
pour fe délivrer de la matiere qui la
trouble, qui la dérange. L'effentiel eft
donc de ne pas les arrêter. Que fi elles
étoient trop abondantes, on peut les
modérer, & fur-tout fortifier le malade
par quelques cordiaux. Du refte ce ne
feroit pas un grand inconvénient, quand
on auroit donné quelque léger purgatif
dont l'effet viendroit à fe rencontrer
avec cette efpece d'évacuation critique,
il n'en pourroit réfulter qu'une évacuation un peu plus confidérable, mais qui
répondroit toujours au deffein de la
nature. *Quò natura vergit &c.* Il n'y
auroit alors, fi on le jugeoit néceffaire,

qu'à la modérer, comme je viens de dire, & à fortifier le malade, ce qui n'eſt pas bien difficile. Bien plus, j'ai obſervé pluſieurs fois qu'un léger purgatif ne ſupprime point les ſueurs, ſoit critiques partielles à la fin de chaque redoublement, ſoit critiques abſolues à la fin du dernier. En effet les légers purgatifs, avant que d'agir ſuffiſamment ſur les inteſtins pour exciter l'évacuation, ont le tems de paſſer en grande partie dans le ſang, ſur lequel ils agiſſent comme diaphorétiques, à cauſe de la diſpoſition où il ſe trouve à produire cette excrétion ; ſur-tout s'ils ſont de nature à prendre facilement cette façon d'agir : par-exemple, trois ou quatre grains de Kermés minéral, avec deux ou trois onces de manne dans le cas de pleuréſie, ou de péripneumonie, pouſſent plus par les ſueurs, lorſqu'il y a quelque diſpoſition, que par les ſelles. Il n'en eſt pas de même des purgatifs âcres & trop forts, ils détourneroient, & attireroient vers le couloir des inteſtins l'humeur qui a pris ſon cours vers celui de la peau. Mais la cauſe la plus ordinaire de la ſuppreſſion des ſueurs critiques, eſt de ſe découvrir par impatience, de changer trop tôt de linges, & plus encore le régime trop rafraichiſſant qui, comme

M 6

le remarque Profper Martian, épaiffit
les humeurs, & refferre les folides au
point que les évacuations fpontanées ne
peuvent pas fe faire. (*a*)

Il y a aujourd'hui une manie dans le
monde de craindre toujours d'être
échauffé, & l'on ne parle que de fe
rafraichir, tandis qu'on ne penfe qu'à
s'échauffer, & à fe bruler, pour ainfi
dire, le fang, par l'affaifonnement des
mets, par l'ufage des liqueurs fpiri-
tueufes, par les veilles, en un mot,
d'une infinité de façon. On craindroit
qu'un bouillon de bourrache ou de
créffon n'échauffât, & l'on ne le craint
pas d'un verre de liqueur forte. De façon
que nous fommes obligés d'appeller
rafraichiffant ce qui n'eft rien moins
dans fon action & qui ne le devient que
par fon effet. On fe fent quelquefois
échauffé par une caufe que les rafraichiffans proprement dits augmente-
roient. Si l'on alloit dire à quelqu'un,
je vous ferai prendre des bouillons alté-
rans, diaphorétiques, apéritifs, ou
diurétiques, il demanderoit tout de
fuite fi c'eft rafraichiffant. On peut bien

(*a*) Continuo medicamentorum refrigerantium
ufu propter febrem, incraffatis humoribus, corpori-
bufque denfatis, fpontaneæ evacuationes fæpè pro-
hibentur, ut hæc non fit levis caufa, cur noftris
temporibus tàm rarò fiant crifes, quæ frequentif-
fimæ erant antiquis. *Profp. Mart. comment. in lib.*
11. de morb. Hippocr. feff. 11.

lui dire qu'oui, parce qu'effectivement
leur action est suivie de rafraichisse-
ment, mais elle n'est point rafraichif-
sante. S'il savoit que, pour ouvrir les
pores de la peau, briser l'humeur
épaissie qui les bouche, & celle qui
épaississant le sang, cause quelquefois
ce qu'il appelle un grand feu, & qui
doit sortir par la peau ou par les reins,
il est nécessaire d'augmenter le mouvement des solides & des fluides, & que
cela ne peut se faire sans une sorte d'é-
chauffement passager, on auroit beau
lui dire qu'il s'en trouvera bien-tôt rafraichi, cela ne calmeroit pas ses inquiétudes.

Monté sur ce ton-là, on le conserve
dans les maladies aiguës, & l'on veut
absolument être rafraichi. Bien des
gens qui font la médecine sans principes, & qui, se bornant aux symptomes qui frappent leurs sens, ne pénétrent pas jusqu'à leur cause, donnent
dans cette idée par complaisance & par
ignorance. Cependant l'indication la
plus ordinaire à remplir dans les maladies aiguës est bien de ne pas échauffer, mais il ne s'ensuit pas qu'il faille
rafraichir par des rafraichissans proprement dits, qui étant tous acides coagu-
lans, ou de la classe des incrassans, &
disposés à l'acidité, mettent un obstacle

à la dépuration du sang. Dans les maladies inflammatoires l'épaississement de la lymphe domine ; il n'en faut pas augmenter le phlogistique par des échaufans trop forts, mais les rafraichissans augmentent l'épaississement, & les engorgemens inflammatoires ; il y a des échauffans légers qui sont en même tems calmans & antiphlogistiques. Il faut sur-tout détremper beaucoup & délayer : la détrempe souvent refraichit assez en noyant l'acrimonie, en rendant les liqueurs plus fluides, & facilitant par-là la circulation, sur-tout si l'on a soin en même tems de donner du jeu aux vaisseaux en les désemplissant. L'acrimonie délétere qui tend à la dissolution du sang, à la gangrène, comme dans les fievres malignes, pestilentielles, gangréneuses, demande des antiseptiques, qui sont la plûpart acidules. On a donc besoin quelquefois de rafraichissans ; & quelquefois de véritables échaufans : quand il s'agit de ranimer des forces entiérement abbatues & prêtes à succomber, il faut des cordiaux, quelquefois même très-forts. Et quand ils laisseroient quelque impression de chaleur, c'est compté pour rien s'ils sauvent la vie. Il vaudroit bien mieux faire quelque contusion, quelque écorchure, quelque mutilation à un homme pour

le tirer d'à-moitié chemin d'un précipice, que de l'y laisser tomber tout-à-
fait, & perdre la vie. On peut remédier
au premier mal, & non pas à l'autre. Mais
si l'administration de ces différentes classes de remedes n'est faite à propos, faute
de connoître la cause ou le principal caractere de la cause du mal auquel on
veut remédier, ses différens degrés, ou
combinaisons ; que tous ces secours
soient donnés, pour me servir de ces
termes, à tort & à travers, c'est dans
ce cas que le sentiment que nous avons
rapporté de Baglivi, trouve son application : on contrarie la nature, on la
trouble dans ses opérations, les évacuations critiques, soit sensibles, soit
insensibles, ne peuvent pas se faire, &
le danger en est augmenté.

On doit conclure de ce que nous venons de dire que la rareté & le défaut
de crises sensibles, dans les maladies
qui se guérissent, viennent de la maniere de les traiter, qu'on peut assurer
être meilleure que celle d'Hippocrate
& des anciens, puisqu'elle guérit plus
de malades que la leur. Ils ne troubloient
pas la nature, il est vrai, mais ils l'a-
bandonnoient dans son trouble. Ils ne
pouvoient guére faire mieux, parce
qu'ils n'avoient pas les mêmes ressources
que nous avons. Ils observoient bien les

phénoménes , mais ils ignoroient les
refforts cachés qui les produifent. Nous
les obfervons également , mais ce n'eft
pas feulement ceux que la nature opére
toute feule , mais encore ceux qu'elle
opére aidée des fecours que la connoiffance du méchanifme dont elle fe fert ,
nous autorife & nous oblige de lui
donner. C'eft ainfi qu'on doit obferver ,
autrement la médecine n'auroit jamais
fait , & ne feroit jamais aucun progrés.
De quoi fert d'obferver les phénoménes
qui tuent , fi l'on ne cherche les moyens
de les empêcher de tuer ? Il faut les
obferver pour les connoître , mais il faut
obferver auffi les changemens que les
fecours peuvent y apporter , & pour
cela il en faut employer. Mais ils connoiffoient peu de remedes , encore
étoient-ils de nature à ne devoir être
employés qu'avec une très grande circonfpection , & tels que nous n'oferions
pas nous en fervir aujourd'hui. (a)
Nous en connoiffons beaucoup & d'une
nature bien différente. Ce n'eft pas à
dire qu'on doive en employer beaucoup.

____

(a) Veteres quidem , quibus clementia laxantia
maximà ex parte unà cum falium ufu erant ignota ,
frequentiùs his drafticis ufi funt , ipfeque Hippo-
crates elaterio potiffimùm atque helleboro purgationes
molitus eft. Sed fi eorum fcripta curatiùs perluftra-
mus , non nifi neceffitate urgente ea propinarunt.
Hoffmann.

il en faut peu dans chaque maladie, mais il en faut beaucoup pour leur multitude. Ce peu doit être un choix, & plus on en a, plus on eſt à même de le faire bon.

Nous regarderons toujours Hippocrate comme le pere de la Médecine, qui nous a ouvert le chemin pour arriver à ſa perfection, & ſans les lumieres duquel elle n'auroit pas fait autant de progrès. Il nous a laiſſé des définitions, & des deſcriptions exactes des maladies par leurs ſymptomes eſſentiels, ſuite néceſſaire de ſes attentives obſervations, dans leſquelles il rapporte les mauvais ſuccès comme les bons, pour l'inſtruction de ſes ſucceſſeurs; c'eſt-à-dire, pour nous engager à chercher les moyens d'éviter les mauvais, en même tems qu'il nous donne ceux d'arriver aux bons; ce qui ne peut ſe faire ſans ſuivre une route différente de la ſienne. Ses préceptes, ſes conſeils ne ſeront pas moins bons, & moins vrais, mais ils ſe vérifieront d'une maniere différente. Nous les ſuïvons lors même que nous ſemblons nous en écarter, & partant des mêmes principes, nous arrivons au même réſultat par des routes différentes, mais plus courtes, plus faciles, & plus ſures.

Je donne pour exemple le douzieme

aph. de la I. fect. où il eft dit; ,, fi
,, dans la pleuréfie les crachats paroif-
,, fent dès le commencement , ils en
,, annoncent la briéveté , & au con-
,, traire, s'ils ne paroiffent que tard. Il
,, en eft de même des urines, des felles,
,, & des fueurs pour quelque maladie
,, que ce foit. ,,

Tout cela eft très vrai , ces fignes
annoncent encore aujourd'hui la longueur, ou la briéveté, & le caractere
des maladies. Mais il n'eft pas moins
vrai que par la maniere de les traiter,
on les rend plus courtes , & moins dangereufes refpectivement au tems d'Hippocrate, dont les principes ne perdent
rien par-là de leur vérité. Pour le
prouver, rapportons l'application que
fait Galien, dans fes commentaires,
de cet aphorifme à la pleuréfie d'Ano-
xion d'Abdère, tirée du troifieme des
épidémiques d'Hippocrate , dans laquelle on ne voit pas qu'il ait donné
d'autres fecours que quelques fomentations, & une faignée faite le huitieme
jour, quoique le malade fût tombé dans
le délire le 6, & que le 7 il fe trouvât
beaucoup plus mal par l'augmentation
de la fievre, de la douleur, de la toux,
& de la difficulté de refpirer. Après
cette faignée , il fut moins fatigué,
mais la toux feche continuoit. Ce ne

fut que le 11 que la fievre relâcha un peu
par une fueur de la tête, & qu'on commença de voir quelques crachats li-
quides. Ils ne parurent cuits, c'est-à-
dire, épais, & tels qu'ils doivent être
pour être de bonne qualité, que le 17..
Le 20 il fua, &, felon lui, la fievre
ceffa. Après cette crife, il fe trouva
mieux, quoiqu'il continuât d'être altéré,
& que les crachats ne fuffent rien moins
que bons. Auffi le 27 la fievre revint
avec la toux, & les crachats furent
bons & abondans; les urines faifoient
un dépôt confidérable, & blanc; la
foif ceffa, la refpiration devint libre.
Le 34 il fut entiérement guéri par une
crife de fueur générale. Galien, qui
rapporte l'hiftoire de cette maladie,
pour faire voir la vérité de l'aphorifme
qu'il commente, obferve avec raifon,
qu'elle fut prolongée jufqu'à ce jour là,
parce que les crachats n'avoient paru
que tard.

Cette hiftoire fournit une foule de
réflexions: d'où vient qu'on n'obferve
prefque plus, dans les maladies caractérifées par les mêmes fymptomes, ce
retard dans la coction & dans les crifes,
ces crifes imparfaites, avant de voir
arriver celle qui doit emporter entiérement la maladie, & qu'on ne voit prefque jamais cette derniere fe faire auffi

tard ? C'eſt qu'on laiſſoit preſque tout
à faire à la nature, qu'il falloit que ſes
forces vinſſent à bout, ſans preſque aucun ſecours, de détruire tout l'obſtacle,
l'engorgement général ne permettoit
aucune ſécrétion, ni excrétion de l'humeur morbifique, & entretenoit & augmentoit la fievre, le délire, la douleur,
la toux, & la difficulté de la reſpiration.
Quels moyens employat-il, dans le
commencement, pour faciliter l'action
des ſolides ſur les fluides, & avancer
par-là l'atténuation de la matiere, la
rendre plus propre à ſe donner jour par
quelque couloir, ſur-tout par celui du
poumon, faciliter la circulation dans
cette partie, & prévenir l'engorgement
inflammatoire des ménynges ? Il ne fait
mention d'aucun. Foeſius, il eſt vrai,
dit que ce n'eſt pas une preuve qu'il
n'en eût employé aucun avant la ſaignée faite le huitieme jour, & qu'il ne
parle de celle-ci que pour faire voir
qu'on peut la faire après le quatrieme
jour, quand le cas eſt preſſant, contre
l'opinion de ce tems la. Mais Foeſius
eſt-il bien fondé ? qu'Hippocrate ait
eu deſſein de faire voir qu'on peut ſaigner après le quatrieme jour, cela ne
prouve nullement qu'il l'eût déjà fait.
Il parle des fomentations qui n'avoient
ſervi de rien, il en auroit dit autant

d'une saignée précédente, ou d'autres secours ; rien , dans cette rélation , n'autorise à croire qu'il en eût employé d'autres. Ce qu'il y a de vrai, c'est que la saignée ne lui étoit guere familiere , quoiqu'il reconnût que , dans les maladies inflammatoires., elle est très-propre à abattre l'effervescence & la fougue des humeurs , & à faciliter l'action & le bon effet des remedes qu'on donne ensuite (*a*). Ce qu'il y a de vrai encore ; c'est que , quand il a fait mention d'une purgation donnée dans l'un des 4 ou 5 premiers jours, il ne paroit pas qu'il en donne davantage , à moins d'un cas bien pressant, & alors, passé ce tems, il conseille le vomitif. Dans toutes ses observations on ne voit guere au de-là d'une saignée , ni au de-là d'une ou de deux purgations , même pour les maladies de 20, de 30 ou de 40 jours. Cependant si l'on compare ce procédé avec l'idée qu'il a des maladies, & la conduite qu'il veut en général qu'on tienne pour les guérir , on apperçoit une espece de contradiction qu'on ne

------

(*a*) Après avoir rapporté des symptomes d'irritation , & d'inflammation , il ajoute : his sanè , priùs adhibitis fomentis , statim per initia venam secare convenit , cùm adhuc sublati sunt , qui affigunt , tùm spiritus , tùm humores. Faciliùs enim remedia adhibentur.... *de vict. rat. in morb. acut.*

peut lui fauver qu'en la rejettant fur le
défaut de moyens. Pour le prouver, je
vais rapporter, entre autres, un paffage
remarquable tiré du troifieme des maladies. ,, Pendant les 4 ou 5 premiers
,, jours il faut s'attacher d'avantage à
,, purger par les felles, pour diminuer
,, la fievre, & calmer les douleurs ;
,, mais, dès que, pour avoir été ainfi
,, vuidé, le corps fe trouvera affoibli,
,, il faut fe contenter de tenir le ventre
,, libre de deux jours l'un, afin que le
,, corps devienne plus robufte, & que
,, les parties fupérieures foient exemptes
,, d'humeur. ,, (C'eft-à-dire, afin que
d'un côté le corps ne s'affoiblifle pas
d'avantage, & que de l'autre, l'humeur
ne fe porte pas trop vers les parties fupérieures ou à la poitrine) ,, car les
,, grandes évacuations, après le cin-
,, quieme jour font mortelles, parce
,, qu'en defféchant les parties fupérieures
,, l'expectoration ne peut plus fe faire.
,, C'eft pourquoi le ventre ne doit pas
,, être refferré, de peur que la fievre
,, n'augmente ; ni trop vuide, pour que
,, l'expectoration puiffe fe faire, & que
,, les forces ne s'épuifent. Que fi, après
,, le fixieme, le feptieme ou le neuvieme
,, jour, la maladie ne diminue pas, il
,, faut par préférence donner un vo-
,, mitif, tel que l'hellebore blanc, le

„ thapſia, l'élaterium récent, par égale
„ portion. „ (*a*) Peut-on rien voir en
général de plus conforme à notre maniere d'enviſager & de traiter les maladies, les moyens particuliers excep-
tés ? Il reconnoit que les purgations
diminuent la fievre & les douleurs ; ce
qui ne peut ſe faire qu'en facilitant la
circulation, & en diminuant la tenſion.
Ce qui, par conſéquent, doit faciliter
l'atténuation, la coction, les excrétions,
les criſes. D'où vient donc qu'il en donnoit ſi peu, reconnoiſſant en même
tems, qu'il faut tenir le ventre libre
pour que la fievre n'augmente pas ? Rien
n'a pu le retenir dans cette réſerve que
la nature des remedes en uſage alors,

(*a*) Primis quidèm quatuor aut quinque diebus
paulò magis alvum ſubducere oportet, quò febres
retundantur, & dolores leniantur. Cùm verò vacua-
tus, corpuſque debile fuerit, tertio quoque die
alvus ſubagitanda, tùm ut corpus robuſtum evadat,
tùm ſuperiora loca humoris ſint expertia. Nam ſi
multus humor per inferiora ſecedat, poſt quintum
diem mortem adfert. Secedente enim per inferiora
humore, ſuperiora ſicceſcunt, neque ſputum per
ſuperiora repurgatur. Inferiorem igitur alvum neque
nimis ſiſti oportet, ut ne febres increſcant, neque
nimis demitti, quò ſputum ſurſùm emitti poſſit, &
æger viribus valeat. Ubi autem ſextum & ſeptimum,
ac nonum diem attigerint, jamque alteriùs progreſſo
morbo, medicamenta quæ ſurſùm educant, potiùs
exhibeto. Taleque ſit medicamentum, veratrum
album, thapſia, elaterium recens, cujuſque par
portio. *de morb. lib.* III.

& dont nous ne nous servons plus. Tout
le prouve : il veut qu'il y ait une coction
avant de purger, & cependant il le fait
dans les 4 ou 5 premiers jours. Il ne
demande donc pas toujours une parfaite
coction, mais seulement une certaine
préparation de l'humeur. Quand la
coction s'avance, l'humeur devient,
par ce principe, toujours plus propre
à être évacuée, & par ce principe, il
faut continuer de l'évacuer. Mais *il
craint les trop grandes évacuations*. Les
premieres l'ont déjà été beaucoup, on
ne peut pas les continuer, *crainte de
trop affoiblir*, & cependant, *il faut
tenir le ventre libre*, c'est-à-dire, procurer de petites évacuations, *pour que la
fievre n'augmente pas* ; il ne se seroit pas
trouvé entre ces deux extrêmités, ou
de trop affoiblir, ou de laisser trop
augmenter la fievre, s'il avoit connu
les remedes dont nous nous servons,
qui ne sont capables de produire que
des évacuations médiocres, sans trouble, ni irritation. (*a*) Sans s'écarter de
son principe, au contraire, pour mieux

(*a*) Nostro verò tempore, quo habemus secu-
riora meritò à violento hoc medicamine abstinemus,
& . . . tantùm ea seligimus quæ naturæ, & nervosis
partibus .... non adeò inimica, nec cùm ancipitis
periculi metu propinantur. *Hoffmann.*

s'y

s'y conformer, il auroit continué de purger après le cinquieme jour. Le malade n'auroit pas été trop affoibli par les premieres évacuations, & il n'en auroit pas craint de trop grandes après ce tems. Par-là il auroit tenu le ventre libre, comme il le veut, & la coction qu'il exige pour purger, se perfectionnant toujours, l'auroit engagé à le faire. Car pourquoi s'en abstient-il? C'est parce que, dit-il, *les grandes évacuations, après le cinquieme jour, sont mortelles.* Mais elles ne le deviennent que parce que les précédentes ont été trop fortes, qu'elles ont trop affoibli le malade, & l'ont mis hors d'état d'en supporter d'autres pareilles. C'est sans doute la raison pourquoi, si le mal augmente & qu'il exige des remedes, il donne la préférence au vomitif, comme ne faisant point d'évacuations par les selles. Mais si le malade affoibli n'est pas en état de supporter les évacuations, comment étoit-il en état de supporter la fatigue d'un vomitif, tel que l'hellebore blanc, le turbit bâtard (thapsia) l'élaterium, tous remedes caustiques & violens; de même que les purgatifs, l'hellebore noir, & une espece de Tithymale, (peplion) & tout cela dans les inflammations de poitrine? Qui est-ce aujourd'hui, qui,

N

dépourvu de tout autre fecours, oferoi-
employer ces remedes? Nous aimerions
mieux abandonner la nature à fes propres reffources, que de la bouleverfer
ainfi par des remedes auffi âcres, &
auffi irritans, & nous ferions encore
plus avares de remedes que lui. Mais
heureufement nous en avons de plus
doux, entre lefquels nous pouvons choifir fuivant l'exigence des cas; & nous
les employons dans tout le cours de la
maladie, fans nous écarter pour cela
des principes du pere de la Médecine,
qui étoit forcé lui-même de s'en écarter, faute de fecours qui répondiffent à
fes vues, c'eft-à-dire, à la néceffité qu'il
voyoit de procurer à la nature pendant
toute la maladie, les mêmes avantages
que nous pouvons lui procurer. Nous
penfons également tout comme lui à
l'égard de la faignée, favoir qu'elle
abbat l'effervefcence des humeurs, relâche les folides, les rend moins fufceptibles d'irritation, & qu'elle facilite le
bon effet des remedes. C'eft pour cela
que nous l'employons avant tout, &
plus ou moins fuivant le befoin; &
avec elle les autres moyens qui préparent en peu de tems les humeurs à
commencer d'être vuidées, tels que la
diete, les boiffons de différente efpece,
les lavemens, &c. Nous ne craignons
pas alors de commencer par l'émétique,

s'il y a indication, sans attendre que les forces du malade soient diminuées, & quand elles le seroient, si le cas le demandoit, nous le donnerions de même, parce que nous pouvons le proportionner au dégré de forces, soit pour la dose, soit pour le choix de l'espece. Nous attaquons par-là tout d'un coup la cause du mal dans sa propre source; celle qui est dans le sang n'en est plus augmentée, & il est plus facile aux forces de la nature de la détruire que s'il y en étoit fourni continuellement. Outre cela les purgatifs qu'on donne ensuite, percent mieux, font plus d'effet, & fatiguent moins. On les réitére de deux jours l'un, (a) choisissant le jour, & l'heure de la rémission la plus sensible, jusqu'à la crise, je veux dire, jusqu'à ce que tous les symptomes dissipés laissent

(a) Il est à remarquer qu'il y a des maladies si putrides, les vermineuses surtout, qu'on n'en viendroit jamais à bout, si l'on n'aiguisoit tous, ou presque tous les purgatifs qu'on est obligé de donner, avec quelque légére dose d'émétique, suivant les forces, & au point qu'on juge ne pouvoir faire vomir qu'une fois ou deux. J'en vois souvent, où je suis obligé de le faire dans tout le cours de la maladie, & chaque fois je vois vomir des vers, & de la corruption au grand soulagement des malades, qui en rendent également par bas, & à qui, sans cette addition, les purgatifs simples ne feroient rien. Mais on a soin alors de diminuer la force du purgatif à proportion de celle de l'émétique, pour que le tout ne fasse qu'un remede assez doux, & proportionné aux forces & à la sensibilité du malade.

le malade hors de danger. Ce qui n'arrive jamais sans quelque évacuation critique , mais qui souvent est trop modique pour se faire remarquer , par les raisons que j'en ai déjà données.

Nous ne craignons donc pas, comme Hippocrate, de donner des purgatifs dans tout le cours de la maladie, parce que nous n'avons pas les mêmes raisons de le craindre , & il l'auroit fait comme nous, si, comme nous , il n'avoit pas eu à craindre de trop grandes évacuations. Rien n'est donc plus convenable, & plus conforme à son principe, & aux vues de la nature que de vuider tous les deux jours l'humeur qui a été préparée le jour précédent , qui est ordinairement celui où la nature travaille le plus. Le malade n'en est jamais fatigué que lorsque l'évacuation excede la quantité préparée. Et si nous n'avions que des remedes trop forts à donner , & qui causassent de trop grandes évacuations, il vaudroit mieux alors n'en procurer aucune. Mais on observe souvent qu'a-près l'effet de chaque remede , il se trouve moins fatigué , moins abattu ; ce qui prouve non-seulement que l'évacuation n'a pas été trop forte, mais encore qu'ayant délivré la nature d'une partie du poids qui l'accabloit , elle se trouve soulagée. C'est une espece d'é-

vacuation critique partielle , quoique
artificielle , d'autant plus falutaire ,
qu'elle est plus conforme aux vues de
la nature , qui n'avoit ainfi travaillé
cette portion de l'humeur que pour
tâcher de s'en délivrer. Ce qu'elle n'auroit pu faire en détail , parce que chaque
fois il ne s'en trouve pas affez , & qu'elle
eft obligée d'attendre qu'elle foit accu-
mulée au point qu'elle ait befoin d'un
effort violent pour être évacuée par une
crife abondante , effort auquel elle fuc-
combe fouvent. On le prévient par cette
manœuvre , & c'eft pourquoi on n'apperçoit pas auffi fouvent des crifes , ou ,
fi l'on en voit , elles font peu confidérables. Mais qu'elles foient fenfibles ou
non , elles ne font pas moins falutaires ,
puifqu'elles terminent la maladie ; &
furement elles laiffent le malade moins
abattu , moins affoibli, que fi la nature ,
ayant eu tout à faire , ne fe fût délivrée
qu'à force de travail , & d'efforts qui
l'euffent épuifée.

Par cette méthode , différente de celle
des anciens , où il arrivoit plus de crifes
manifeftes , laborieufes , & fouvent funeftes , on voit , en revanche , moins de
fauffes crifes , moins de rechutes & plus
de guérifons. Quand on dit qu'on voit
moins de crifes qu'autrefois & que cela
vient de la mauvaife façon de traiter

les malades, on donne le change, en
confondant les maladies qui ne se guériffent pas, à cause de la mauvaise conduite, avec celles qui se guériffent dans
lesquelles on n'apperçoit pas plus de
crifes que dans les autres. Qu'on dise
tant qu'on voudra, que les maladies
qui ne se guériffent pas, ont été mal
traitées, ce qui n'arrive que trop souvent, quoique cela ne soit pas toujours
la cause du défaut de guérison, ce n'eft
pas de mon sujet actuel: je suppofe qu'on
les traite avec prudence,& auffi bien que
celles qui se guériffent, mais qu'on ne
dise pas que ces dernieres ayent été mal
traitées parce qu'on ne voit point de
crifes fensibles. La plus certaine eft la
guérison parfaite, comme je l'ai déjà
remarqué. Si l'on ne juge qu'avec des
sens groffiers, on n'en apperçoit point,
il eft vrai; mais si une attention plus
parfaite leur prête la fineffe qu'ils n'ont
pas par eux-mêmes, on en appercevra,
on les verra arriver plutôt, & plus
parfaites, quoique moins abondantes.
Quelque petite que soit la crife, si elle
ne laiffe rien, elle eft parfaite, & cela
arrive toutes les fois qu'on a eu soin de
vuider l'humeur à mesure qu'elle se de-
veloppoit, qu'elle se travailloit, qu'elle
se formoit; quelque abondante qu'elle
soit, si elle laiffe quelque chose, elle eft

imparfaite, & cela arrive toutes les fois
qu'on a laissé accumuler l'humeur au
point qu'elle ne peut pas toute sortir par
une crise, quelque abondante qu'elle
soit. Ainsi les évacuations qui se font
dans le courant de la maladie, & qui
sont comme des especes de crises partielles, avancent d'autant la crise parfaite. Et quand elle arrive, c'est-à-dire,
qu'on voit une diminution sensible des
symptomes, & plus considérable qu'elle
n'a encore été dans les rémissions précédentes, & surtout si elle passe le tems
ordinaire des autres rémissions, on peut
assurer que la maladie n'empirera plus,
qu'elle ira au contraire toujours en diminuant, & prédire le jour qu'elle
finira tout-à-fait. Ainsi, pour revenir à
la maladie d'Anaxion, que j'ai prise
presque au hazard, parce que de pa-
reils exemples sont très fréquens dans
Hippocrate, si on la compare avec ce
qu'on voit arriver communément aujourd'huy, dans la cure des maladies,
on est fondé à croire que, si elle avoit
été traitée comme on traite aujourd'hui
les maladies semblables, cette petite
crise imparfaite qui n'arriva que le 11
& qui marquoit un commencement de
dégagement, seroit venue plutôt, &
quelques autres semblables, ayant produit plus de dégagement, auroient pu

amener le 11 ces crachats qui étoient
d'un bon augure, au lieu qu'ils ne parurent que le 17 ; & ce jour-là on auroit
pu voir une sueur critique parfaite, qui
auroit amené la guérison entiere pour
le 20 ou le 21 , au lieu que la sueur ne
parut que le 20 encore ne fût-elle qu'imparfaite. Ce jour-là présente une chose
remarquable qu'on n'observe plus quand
une maladie est bien traitée : il est dit
que le malade sua , & que la fievre cessa.
Quoiqu'on puisse assurer que la fievre
ne cessa pas entierement, puisqu'il continua d'être altéré , & que les crachats
n'étoient pas encore bons , & qu'on ne
voit pas ordinairement qu'une crise ,
même parfaite , ôte tout d'un coup entierement la fievre ; quoiqu'on puisse
dire qu'Hippocrate , qui ne s'en rappor-
toit guére au pouls , a pris cet état
pour la cessation de la fievre , parce que
le malade se trouva plus tranquille , &
infiniment mieux ; à supposer même
tout cela que je ne trouve point étrange,
il est sur , aujourd'hui , que , dés que
cet état arrive , la fievre diminuant toujours , ne manque pas de cesser entierement , 2. 3. ou 4 jours après , sans qu'elle
revienne du tout , à moins que le malade
n'y donne lieu par une mauvaise conduite. Mais ce qui doit surprendre ,
c'est qu'après 7 jours d'une guérison

apparente, la fievre revienne, c'eſt-à-
dire, qu'il reparoiſſe des ſymptomes
auſſi graves qu'auparavant. Et cela
vérifie l'aphoriſme, *quæ poſt criſim re-*
linquuntur recidivam faciunt. Il reſtoit,
en effet, quant aux ſymptomes, la
ſoif, & les mauvais crachats, & quant
à la cauſe, beaucoup d'humeurs qui
n'avoient pas pu ſortir par la ſueur, ni
former une criſe parfaite. Ce qui ne
ſeroit pas arrivé, ſi l'on avoit eu ſoin
auparavant d'en diminuer le volume.
Il faut regarder cette rechute du 27
comme un nouvel effort de la nature
pour s'en délivrer entiérement. Ce fut
effectivement une criſe continuelle par
les crachats & les urines juſqu'au 34 où
tout fut enfin entiérement diſſipé par
une ſueur générale. On ne voit rien de
tout cela aujourd'hui. Mais ſuppoſons
la poſſibilité de ne voir arriver une
bonne criſe que le 27 comme dans la
maladie d'Anaxion, & le mal diminuant toujours, de le voir finir 7 à 8
jours après. On le concevroit ſi la
maladie avoit réſiſté ſans interruption
aux remedes juſqu'à ce jour là, & l'on
n'auroit point de raiſon de croire qu'on
l'eût mal conduite. Mais ce qui eſt
étrange, & qu'on ne voit point lorſque
la maladie a été bien traitée, c'eſt qu'a-
près une guériſon apparente arrivée le

20 tout revienne le 27 c'est-à-dire, 7
jours après, pour ne se dissiper entiérement par une seconde crise qu'au bout
encore de 7 a 8 jours.

Il est donc vrai que nous facilitons
les crises, que nous les rendons plus parfaites, que nous les avançons, & que
les guérisons en sont plus promptes &
plus assurées. Reste à faire voir que nous
en procurons plus qu'Hippocrate. Il ne
faut point de raisonnement pour cela.
Pour s'en convaincre, il n'y a qu'à par-
courir ses observations, sous le titre
d'épidémiques ; on verra facilement
qu'il n'y a point de Praticien aujour-
d'huy, je ne dis pas des plus heureux,
mais de ceux qui joignent la prudence
aux lumieres que leur fournissent la
théorie & l'observation, qui compte
autant de morts, à proportion des malades qu'il a vus, qu'Hippocrate, à
proportion de ceux qu'il a traités, &
dont il nous a laissé l'histoire. Nombre
qui seroit aujourd'huy infiniment moindre, si le Médecin étoit si bien maitre
de tout ce qui dépend de la volonté,
que ses conseils fussent toujours exactement & fidelement suivis. Ce n'est pas
une conjecture, mais un fait certain, &
visible à quiconque veut y voir, que
des malades qui périssent, il y en a plus
de la moitié par leur mauvaise con-

duire, ou par la faute de leurs gardes ;
& si l'on joint à cela les fautes de ceux
qui font la médecine fans la favoir, &
qui font en très grand nombre, furtout
dans les campagnes, on en pourroit
mettre dix pour un fans rifque de fe
tromper. C'eft à eux qu'il faut reftrain-
dre le paffage que nous avons rapporté
de Baglivi, & que bien des gens, après
lui, généralifent trop. On ne peut dif-
convenir que des remedes donnés l'un
pour l'autre, fans choix, fans regle,
fans diftinction des temperamens, des
maladies, des différens tems de la maladie, fans égard aux indications &
aux contre-indications &c. bien loin de
favorifer les opérations de la nature,
ne peuvent que les troubler, & devenir
funeftes.

SECONDE PARTIE.

Nous avons montré qu'il n'y a prefque
point de maladies qui puiffent fe guérir
fans le fecours des remedes évacuans,
qui doivent, pour cela, être adminiftrés
fuivant certaines regles, que nous avons
rapportées en même tems, & qui ne
peuvent être fuivies que par des perfonnes prudentes & éclairées. Les
preuves que nous en avons données,
étant fondées phifiquement fur la plus

ſaine théorie, & moralement ſur la plus
conſtante obſervation de tous les tems,
tout Médecin doit les connoître, pour
le moins, auſſi bien que nous, & nous
ne croyons pas qu'il y en ait aucun qui
n'en ſoit perſuadé. Que s'il y en a qui
tiennent un autre langage, ce ne doit
pas être par la conviction de leur propre conſcience. Ce n'eſt donc pas pour
apprendre aux Médecins quelque choſe
qu'ils ignorent que nous avons donné
cet ouvrage, mais plutôt pour détromper les hommes ſur ce que leur penchant
les porte à croire trop facilement à leur
préjudice. Il ſemble que notre tâche
devroit être déjà ſuffiſamment remplie
par tout ce que nous avons dit. Mais les
préjugés que nous avons entrepris de
combattre, tenant plus de la volonté
que de l'ignorance, produiſent une
foule d'objections, qui ſe reduiſent
néanmoins à celles-ci : que les remedes
même les mieux adminiſtrés ont quelque
choſe de pernicieux, ou qu'on ne peut
pas ſavoir les bien adminiſtrer ; & quoique ce ne ſoit que des aſſertions ſans
preuves, elles ont tant de crédit ſur les
hommes trop portés à les croire, que
nous n'aurions pas beaucoup avancé, ſi
nous ne travaillions encore à les détruire.
Et c'eſt ce que nous allons faire dans
cette ſeconde partie.

Il y a des gens qui croyent avoir tout
dit, quand ils ont prononcé, d'un ton
magiſtral, que les remedes uſent le
corps, que la nature ſe ſuffit ſouvent à
elle même, pour ſe guérir, & que,
comme tous les remedes n'empêchent
pas tous les malades de mourir, on ne
peut pas aſſurer ſi ceux qui ſemblent
être guéris par leur moyen, ne l'auroient pas été également par la ſeule
nature.

Je fais obſerver, avant d'aller plus
loin, que ceux qui tiennent ces diſcours,
les ſubſtituent à la place d'autres raiſons
particulieres qu'ils ont, (quelquefois
même ſans s'en appercevoir) & qui
feroient contre eux, ſi elles étoient
connues. On peut les ranger ſous certaines claſſes, dont je rapporterai celles
que l'expérience a pu me faire connoître.

Il y a des gens qui ſont d'une ſi bonne
conſtitution qu'ils n'éprouvent jamais
aucune maladie, ou, s'ils ont quelquefois quelque légére indiſpoſition, la
nature la ſurmonte ſi promptement,
qu'à peine s'en apperçoivent-ils. Et
comme on ne peut juger de ce que les
autres ſentent que par comparaiſon avec
ce qu'on a déjà ſenti ſoi-même, ou que
l'on ſent actuellement, les maladies les
plus graves ne leur paroiſſent, dans les

autres, que des indispositions semblables à celles qu'ils ont éprouvées, & qui n'ont eu besoin d'aucun remede. S'ils ont souffert quelque brulure, quelque piqueure, quelque contusion, ils compatiront bien à ceux qu'ils verront dans le même cas, mais à l'égard des maladies internes, ils ne sont pas capables de s'imaginer ce qu'elles sont. Et voyant des personnes très-souvent malades, & prendre souvent des remedes, ils croyent que c'est qu'elles se choient trop, & qu'à force de vouloir se conserver, elles se détruisent par les remedes. Ils ne croiront jamais qu'elles prennent des remedes parce qu'elles sont réellement malades, mais plutôt qu'elles sont malades parce qu'elles prennent souvent des remedes. Souvent cette derniere opinion se trouve bien fondée, mais il s'en faut bien qu'elle le soit généralement. Ce qui est d'une vérité incontestable & générale, c'est qu'on ne doit jamais juger des autres par soi-même, à moins qu'on ne se trouve, ou qu'on ne se soit trouvé absolument dans le même cas. Ces gens-là, en parlant d'eux, vous feront un autre sophisme semblable : *voyés*, quelqu'un d'eux vous dira, *comme je me porte moi qui ne fais point de remedes*. Est-ce parce que vous n'en faites point que vous vous portés bien, ou si c'est parce que vous

vous portés bien que vous n'en faites
point ?

D'autres ne tiennent ce langage que
par une espece d'antipathie qu'ils ont
pour-tout ce qui porte le nom de remede,
ou même de Médecin. Ce qui autorise
à le croire, c'est qu'en décriant continuellement la médecine & les remedes,
ils ne cessent d'en prendre. Ce sont de
ces incrédules bizarres, singuliers &
inconséquens, qui ne croyent pas à dieu,
mais qui croyent au diable, aux sorciers,
aux revenans. Ils ne veulent pas entendre
parler de Médecin, mais ils suivent
aveuglément les conseils des Femme-
lettes, d'un grossier, & ignorant paysan,
ou du premier charlatan qui se présente,
& on les trouvé tous les jours à prendre
quelques remedes de leur façon.

Il y en a d'autres de mauvaise humeur
qui, parce que la Médecine n'a pas pu
faire un miracle en leur faveur, ou
parce qu'ils ont eu le malheur de tomber
entre mauvaises mains, ou pour avoir
jugé de tous les Médecins par ceux
qu'ils ont connus, ne cessent de décrier
également la Médecine, les Médecins,
& les remedes. Mais en même tems on
les voit se conduire suivant les régles
de la Médecine bien ou mal entendues,
qu'ils ont puisées dans quelques auteurs,
souvent fort mauvais ou qui le devien-

nent entre leurs mains, ou qu'ils se forgent eux-mêmes, se croyant en cela supérieurs au reste des hommes, comme ils le sont, ou qu'ils croyent l'être par leur esprit, leurs talens, leur science, ou leur philosophie. (Ce sont des esprits forts en fait de Médecine.) Qu'on souhaitte de se conduire suivant les régles de la Médecine, & qu'on le croie, il n'y a rien en cela de suprenant : la Médecine est aussi naturelle & réelle dans la recherche que font tous les hommes pour se conserver & pour se guérir, qu'il leur est naturel de chercher à boire & à manger lorsqu'ils ont faim ou soif. En un mot c'est un besoin de la nature, & il ne se peut pas que son auteur, nous ayant donné ce besoin & cet empressement de le satisfaire, ne nous en ait pas donné en même tems les moyens, comme il nous a donné ceux de satisfaire nos autres besoins. Ces moyens existent donc autant qu'il est possible pour des êtres qui doivent finir une fois. Et comme les besoins de ces moyens sont extrêmement variés & multipliés, ceux-ci doivent l'être également. Cela fait que tout le monde ne peut pas les connoitre tous autant qu'il est possible, comme on connoit ceux de satisfaire la faim & la soif, & qu'il n'y a que ceux qui en font leur seule, continuelle, & longue étude,

qui puiffent poffèder ce tréfor. C'eft un
avertiffement qui a paru à Hippocrate
le plus important, puifqu'il l'a placé à
la tête de fes aphorifmes, *ars longa vita
brevis*. Cet empreffement de fe foulager
& de fe guérir, plus il eft naturel aux
hommes, plus il fuppofe, non-feulement
la poffibilité, mais encore la réalité des
moyens d'y parvenir, & ceux qui l'ont
ne font que fuivre l'impulfion de la
nature. Mais la plus grande inconféquence & la plus grande abfurdité,
c'eft de croire & de nier, de fuivre une
régle fans régle, de la voir où elle ne
peut pas être, en un mot de vivre médi-
cinalement, & de foutenir qu'il n'y a
point de médecine. On peut être dans
l'erreur à fon égard, comme tout homme
peut y tomber à tous autres égards, ce
n'eft qu'ignorance ou préjugé, mais
l'inconféquence eft autre chofe.

Un de ces génies fupérieurs, qui ont
le don de perfuader les chofes par la
maniere de les préfenter plutôt que par
de bonnes raifons, furtout à ceux qui,
n'ayant aucun intérêt à les contredire,
ne les lifent que pour fe laiffer prendre
aux charmes de la diction, dans un
traité qui n'a de rapport à la Médecine
que celui qu'il veut bien lui donner en
reftraignant l'éducation à un fujet qui
ne foit fait que pour lui, amene de loin

& à deſſein l'occaſion de faire contre les Médecins une ſortie forte d'invecti-ves. Pour dire en deux mots la choſe à laquelle toute ſa déclamation ſe réduit, ſavoir qu'il *conduira ſi bien ſon eleve, pour le corps & pour l'ame, qu'il ne ſera jamais malade, par conſequent, qu'il n'aura jamais beſoin de Medecin, & que perſonne n'en auroit beſoin, ſi l'on vi-voit d'une maniere conforme à la nature, comme font les animaux.* Pour dire cette vérité que perſonne ne conteſte, & qui ſeule peut avoir quelque rapport au ſujet qu'il traite, il s'en écarte pour dire contre la Médecine tout ce que ſon imagination aigrie peut lui ſuggerer. Mais qu'eſt-ce qui l'y engage? C'eſt qu'a-yant fait la triſte épreuve d'être trente ans entre les mains des médecins, il a moins vécu pour lui & pour les autres pendant ce tems, que pendant dix ans qu'il s'en eſt paſſé. Reſte à ſavoir s'il s'en eſt paſſé étant malade, & s'il s'en eſt ſervi ſans néceſſité, ſi l'inutilité où il a été pour lui & pour les autres, vient plutôt de la Medecine que de ſes infir-mités. Quoiqu'il en ſoit, il lui faut un motif qui montre moins de paſſion, le voici: *un corps débile affoiblit l'ame, de là l'empire de la Medecine....* Il a lui même un corps débile, & l'ame forte, on pourroit dire, trop forte. Moliere avoit le corps débile, c'étoit un génie dans son genre, il avoit beaucoup d'esprit à tous égards; seroit-ce parce qu'il étoit sensible, généreux, bon ami, qu'il auroit eu l'ame foible? le plus beau génie de notre siecle est logé dans un corps délicat. Combien d'ames foibles logent-elles dans des corps très-robustes? Les maladies aiguës qui font des changemens prompts dans le corps, & surtout dans le siege des opérations de l'ame, les affoibliffent, mais on voit communément que les maladies de tempérament, ou de naiffance, celles surtout dont le virus est âcre, leur donnent de l'activité & de la force. Le virus scorbutique nous en fournit tout au moins un exemple bien grand dans le sujet dont on vient de parler. Presque tous les rachitiques ont beaucoup d'esprit. Voilà déjà un principe faux, puisqu'il s'en faut bien qu'il soit général. La conséquence sera-t-elle vraye? de là *l'empire de la Médecine.* C'est-à-dire, de ce que l'ame est foible, car c'est à quoi fe rapporte cette conclufion. Mais que l'ame foit forte ou foible, il fuffit que le corps foit malade pour qu'il fe trouve néceffairement fous l'empire de la Médecine: quiconque fe fent malade cherche à fe guérir ou à fe foulager, cela est naturel, & la plus grande

preuve, peut être, de l'exiſtence de la
Médecine, en même tems qu'il l'eſt de
ſon empire. Tous les cacochimes, les
valétudinaires, en un mot, les malades
de toute eſpece y ſont ſoumis, ſans
qu'il dépende d'eux de s'en ſouſtraire,
c'eſt une loi de la nature, comme c'en
eſt une de vouloir écarter un objet qui
nous bleſſe. Je parle de la Médecine
en elle même, de cette Médecine qui
ſe préſente toute ſeule telle qu'il la
voudroit. Mais il entend parler de l'empire des Médecins, puiſque c'eſt ſur
eux que tombent toutes les injures, &
alors il eſt faux encore que tous ceux
qui ont le corps débile, malade, ſoumis
à l'empire de la Médecine, le ſoient à
celui des Médecins. On reconnoit l'empire de la Médecine par l'uſage que la
nature nous oblige d'en faire, mais on
méconnoit ſon exiſtence pour avoir un
prétexte de nier qu'il y ait des Médecins,
qu'on ſuppoſe pourtant, ſans s'en appercevoir, exiſter ou avoir exiſté,
comme interprêtes de la nature ſouf-
frante, en ſuivant des régles de Médecine, qui ſurement ne vous ont pas
été révélés immédiatement. Quand eſt-
ce que les hommes s'accorderont avec
eux-mêmes! Moliere vivoit ſuivant les
régles de la Médecine, & il jouoit les
Médecins. Cette conduite n'étoit pas en

lui, entiérement & dans le fonds contradictoire , l'un & l'autre étoient de son intérêt. Celui qui attaque aujourd'huy les Médecins , parle médecine , adopte ses principes , en prescrit des régles , & il ne veut pas qu'il y en ait; il est sous l'empire de la Médecine, mais il vit sans Médecin. Je suis persuadé qu'il n'en demordroit pas , quand même il seroit malade dangereusement. Mais il se conduiroit suivant les régles de sa médecine particuliere, qu'il n'auroit pourtant pas entiérement inventées. Il seroit lui-même son Médecin , tant mieux pour lui, s'il est mieux en état de l'être que tout autre. Mais tout le monde ne l'est pas. Vous avés votre médecine & votre Médecin , & vous vous emportés pour me dire qu'il n'y en a point pour tous ceux qui n'ont pas les mêmes talens que vous !

Suivons le raisonnement de l'auteur: les animaux, & les hommes qui vivent encore dans certains climats , comme faisoient tous les hommes dans les premiers âges du monde , sont exemts de maladies, & n'ont pas besoin de Médecins; je veux qu'on vive comme eux pour pouvoir également s'en passer. Donc la Médecine & les Médecins sont inutiles parmi les hommes qui, vivant autrement , sont sujets aux maladies.

Voilà une singuliere conséquence! C’est pourtant à quoi se reduit tout le sarcasme, quoiqu’il soit arrangé différemment. A l’égard des faits qui le remplissent, il faut également les suivre dans leur ordre naturel, & non dans l’ordre renversé, où il les a placés: depuis bien des siecles, la maniere de vivre a produit des maladies, ou la disposition à les contracter, la foiblesse de corps, les infirmités, qui nous ôtent à la société par les soins qu’elles nous imposent, & nous empêchent de remplir les devoirs des gens robustes par la crainte des dangers qu’elles nous font connoitre, & qui inspirent la pusillanimité, le désir de prolonger ses jours, ou la crainte de la mort. Le tout a inventé la Médecine, a fait des Médecins, & les a multipliés à mesure de son accroissement. Voilà la chaine claire & naturelle des choses. Mais non, ce sont les Médecins qui ont produit tous ces maux, sans lesquels cependant on n’auroit pas pu avoir l’idée même de Médecin.

Un Médecin tue cent malades pour un qu’il guerit. La terre seroit bientôt dépeuplée, car on en voit qui, dans un an, guérissent cent malades, & qui les laissent mieux portant qu’ils n’etoient avant la maladie. Il faut qu’ils tuent,

dans le même tems, dix mille hommes.
Je sai bien qu'on me dira que je suppose
que ces Médecins guériffent tous les
malades qu'ils traitent ; mais je suis bien
plus en droit de vous dire auffi que
c'eft une fuppofition que vous faites en
difant qu'ils ne les guériffent pas. Si je
n'ai pas pour moi une certitude phyfique, peu s'en faut, mais, tout au moins,
j'ai une certitude morale, qui n'eft pas
moins, une certitude, & que vous n'a-
vés pas. (*a*) Quand je dis qu'ils guériffent des malades, je parle des maladies réelles, de celles que tout le
monde fait, & a obfervé, par des fignes
conftans, être dangereufes, & qui tuent
ordinairement étant abandonnées à la
feule nature ; & non pas de celles qui
font l'amufement des gens oififs, & dé-
œuvrés, & auxquelles vous fuppofés
fans fondement, que toute la Médecine
eft occupée. Eft-ce par amufement &
defœuvrement qu'on demande du fecours pour une fievre maligne, une
pleurélie, une colique néphretique &c?
Il n'y a pas ici d'autre réponfe que celle
que peut fournir le cercle vicieux : pourquoi n'a-t-on pas vécu conformément à
la nature pour fe garantir de ces ma-

(*a*) Dans la fuite on pourra en donner une démonftration phyfique. v. ci-après.

ladies ? Mais il s'agit ici de savoir si, ayant fait cette faute, c'est par amusement qu'on cherche à la réparer. Un homme a pris un poison, si vous voulez même volontairement ; il se ravise aussi-tôt, & veut se guérir ; & vous lui dites, ceux qui ne s'empoisonnent pas, n'ont pas besoin de secours, ni vous non plus. De bonne foi, tiendrez-vous ce langage à tous ces malades ? ne leur donnerez-vous pas des secours, ou ne leur en ferez vous pas donner ? Dans ce cas, vous serez leur Médecin, ou qui que ce soit que vous employez, le deviendra à leur égard, le nom ne fait rien à la chose. Oui, me direz vous, je leur en ferai donner, mais je n'appellerai le Médecin qu'à l'extrêmité. Autre inconséquence : car pourquoi ne pas les laisser mourir en paix par la force du mal, ou se guérir par un effort de la nature, plutôt que de les faire tuer par un Médecin ? Et vous, ou ceux qui, sans porter le nom de Médecin, les aurez secourus jusqu'à cet état d'extrêmités : (car vous ne les aurez pas vu tranquillement souffrir jusques là, sans leur rien faire) pourquoi ne pas continuer jusqu'au bout, puisque jusques-là, vous vous en êtes cru plus capables ? Pourquoi cesseriez vous de l'être ? C'est donc un décret de la nature que, par

tout

tout où il y a des maladies, il y ait des Médecins, ſoit qu'ils en portent le nom, ſoit qu'ils ne le portent pas. Que s'il eſt vrai que ceux qui n'en portent pas le nom, ſoient plus capables de conduire la nature pour la ſoulager ou la guérir, que ceux qui le portent, vous faites très bien de ne point vous ſervir de ces derniers, mais ſurtout ne les appellez jamais, pas même à l'extrêmité. Que ſi vous penſez que la nature n'a beſoin abſolument d'aucun ſecours étranger pour ſe guérir, ne prenez pas plus garde à un malade que s'il ſe portoit bien, ou s'il n'exiſtoit pas.

Encore une petite remarque: *le ſage Locke recommande fortement de ne jamais droguer les enfans ni par précaution, ni pour de légéres incommodités.* Mais, *vous allez plus loin...*. vous ſuppoſez donc que Locke, en donnant ce conſeil, a voulu parler contre la Médecine, & les Médecins? Mais c'eſt la Médecine qui le lui a dicté, & tous les Médecins, n'ayant point intérêt à droguer ni les enfans ni les adultes, parce qu'ils n'en ont point à débiter des drogues, & qu'ils n'ont qu'à donner de bons conſeils autant qu'il dépend d'eux, quand on leur en demande, tiennent continuellement le même langage.

Je n'ai fait juſqu'ici que tracer le

caractere de la plûpart des perfonnes antagoniftes de la Médecine, des Médecins & des remedes ; & je laiffe à penfer, d'après cet expofé, fi leur décifion n'eft pas fufpecte. S'il y en a d'autres, je crois qu'on peut les rapporter à ces claffes, furtout pour la validité, ou plutôt, pour la frivolité des raifons. Mais cela ne fuffit pas, j'ai encore à repondre directement à leurs objections.

Comme on ne doit ni fe payer de mots ni en payer les autres, il faut favoir ce qu'on entend par ces termes, *les remedes ufent le corps.* Pour les entendre il faut favoir comment eft-ce, en général, que le corps s'ufe. La machine humaine, ainfi que tous les corps organifés, & toutes les machines artificielles, dont le mouvement eft fans interruption, s'ufent continuellement, parce que c'eft ce mouvement continuel, cette action non interrompue, qui en ufent les refforts. Et comme la vie confifte dans ce mouvement continuel, vivre c'eft mourir infenfiblement, ou avancer fans ceffe vers fa deftruction entiere. Cette altération, ce détriment de la machine eft en raifon du mouvement ou de l'action des refforts, & des parties élémentaires dont elle eft compofée. Ce mouvement & cette action font indépendans du mouvement local de la machine entiere ou de fes parties, puifqu'ils s'exécutent sans interruption, & sans le concours de ce dernier, dont il souffre seulement des variations selon qu'il s'exécute plus ou moins, ou point du tout. C'est par ce mouvement non interrompu que se fait la circulation des liqueurs, dans laquelle consiste la vie. Cependant la circulation n'est proportionnée à ce mouvement des solides qu'autant que leur cavité est suffisamment libre. Mais dès que celle-ci s'embarrasse, le mouvement, & les efforts des organes augmentent, tandis que la circulation se ralentit dans ces mêmes organes, à proportion des obstacles qu'elle y rencontre. Cette action, dans des organes sensibles, (*a*) est augmentée à raison de l'irritation, ou du poids qu'ils ont à mouvoir, soit que ces deux puissances soient séparées, soit qu'elles agissent ensemble, comme il arrive le plus souvent. Ainsi tout ce qui sera capable d'exciter la sensibilité, ce que j'appelle irritation, & d'augmenter la résistance de la part des fluides, augmentera l'action des solides, & accélerera leur destruction. Pour ne pas multiplier les classes, & pour les sim-

---

(*a*) J'entends par sensibilité ce que d'autres appellent irritabilité, & je me sers indifféremment de l'un & l'autre terme.

O 2

plier autant qu'il est possible , je mets dans celle des causes irritantes , les mouvemens & les exercices des parties soumises à la volonté ; parce que je vois d'ailleurs que leur résultat est à peu-près le même : une légére irritation est semblable , par son effet , à un léger exercice , & la plus forte , capable , par-exemple de causer des mouvemens convulsifs , est assez semblable , par ses phénoménes actuels , & les suites qu'elle a , à un exercice violent. L'irritation & la volonté mouvante ne font que mettre en jeu , plus ou moins , le fluide nerveux.

La résistance des fluides agit comme cause irritante , c'est - à - dire , que les fluides ne sauroient faire résistance sans dilater les vaisseaux , & tendre les fibres , ce qui sert d'aiguillon pour en augmenter le mouvement & l'action. Mais quoiqu'elle agisse , dans ce sens , comme cause irritante , nous ne la considérons pourtant pas ici sous ce dernier rapport , pour ne pas la confondre avec l'irritation par elle même , qui est indépendante de la résistance.

Il y a une résistance naturelle des fluides qui reveille continuellement l'action des solides pour vaincre cette résistance. Ce qui fait l'action , & la réaction des fluides & des solides , les uns fur les autres, ou le mouvement alternatif de contraction & de dilatation de tout le fiftême vafculeux. (*a*)

La réfiftance naturelle des fluides n'excite pas toujours dans les folides un aiguillon fuffifant pour que ceux-ci puiffent la vaincre avec toute la facilité réquife. Par-là, quelque naturelle qu'on la fuppofe, elle augmente, & devient bientôt trop grande, fi un aiguillon étranger ne vient reveiller l'action des folides, & augmenter leurs forces pour la vaincre facilement. Cet aiguillon eft l'exercice du corps. Lorfqu'il manque, la réfiftance ne laiffe pas d'être furmontée, tout au moins, en partie, mais ce n'eft pas fans des efforts redoublés & violens de la part des folides. De façon que, tandis que tout le corps femble être dans l'inaction & fort tranquille, les organes font dans un état de fouffrance, furtout les plus petits vaiffeaux, comme étant les plus foibles, les plus délicats, & le fiege principal de la réfiftance. Auffi voyons nous que dans ceux qui font trop peu d'exercice, quand même il n'y auroit que cette raifon, je veux dire

---

(*a*) Ce n'eft pas de mon fujet de chercher le principe de cette alternative d'action & de réaction, théorie abfolument fpéculative, & qui ne fait rien à la pratique dont nous traitons ; il lui fuffit de connoître les faits.

qu'ils vivroient d'ailleurs fobremenc
pour ne pas augmenter le volume des
fluides, les fonctions languiffent avec
anxieté, un mal-être général, ou particulier, fuivant les parties qui font le
plus affectées. Il fe fait dans ces petits
vaiffeaux ainfi fatigués, & faifant des
efforts continuels, un détriment des
molécules infenfibles qui les compofent,
plus grand, peut - être, que par un
exercice des plus forts, qui en ranimant
leurs forces, & en diffipant plus promptement l'obftacle qui les fatigue, abrégeroit leurs travaux. D'un autre côté,
un exercice trop fort ou trop affidu, ne
donne pas le tems, il eft vrai, au ralentiffement de la circulation des humeurs,
& ne leur permet pas d'acquerir le
moindre dégré de réfiftance au-delà
de la naturelle. Au contraire il accélére
trop le mouvement des folides & des
fluides. Les uns & les autres fouffrent
un détriment très-confidérable. Mais on
peut affurer, fans crainte de fe tromper, que cet état violent ne fe trouve
que dans des travaux qu'on fait forcément, que ceux qui n'ont pas befoin
de travailler pour vivre, ne font jamais
trop d'exercice, rarement affez, & que
ceux même qui, travaillant pour vivre,
fe donnent à eux-mêmes leurs ouvrages,
rarement le pouffent-ils trop loin.

Il faudroit donc, pour que la circulation se fit avec le plus de liberté & le moins péniblement qu'il est possible, & que le corps se portât bien, qu'il y eût toujours une raison réciproque & alternative entre la résistance & la force qui doit la vaincre. Je veux dire que la résistance ne fut jamais au-dessus de la force, & que la force ne fût jamais plus grande que pour vaincre la résistance. Ou bien, que la résistance n'eût que le dégré nécessaire pour exciter dans les solides un effort qui ne fût que suffisant pour la vaincre, laquelle, l'effort cessant pour l'avoir surmontée, se retrouvât au même dégré pour exciter de nouveau un effort semblable. Mais si au contraire, la résistance est telle que, quelque grand effort qu'elle excite, il ne soit pas suffisant pour la vaincre entierement, les efforts continuent d'être violens tant que la résistance leur est superieure, à moins qu'elle ne soit si forte qu'elle fasse perdre leur ressort aux fibres & aux vaisseaux. Mais il n'est pas question ici de ce cas. Si d'un autre côté la force est plus grande qu'il ne faut pour vaincre, & cesser de vaincre alternativement la résistance; (ce qui ne peut provenir que d'un aiguillon autre que cette résistance,) le mouvement des solides & des fluides devient alors excessif. De l'un & l'autre excès il nait un mouvement beaucoup plus deſtructif que de la proportion que je viens de dire. Mais comme cette force, n'ayant d'autre aiguillon que celui qui provient de la réſiſtance, n'eſt pas aſſez animée pour la vaincre parfaitement, & que la circulation languiroit avec ſouffrance des plus petits reſſorts, & au préjudice de la machine, il faut joindre à cet aiguillon celui de l'exercice, mais ſeulement au point que la force des ſolides ne devienne que ſuffiſante pour vaincre continuellement la réſiſtance, ſans aller au-delà, par les raiſons que nous venons de donner. (*a*) C'eſt dans ce point que ſe trouvent la plûpart des payſans & des gens de travail, qui jouiſſent d'une meilleure ſanté que le reſte des hommes ;

(*a*) Cette opinion eſt celle d'Hippocrate qui entend par alimens les fluides qui en proviennent, & ſur leſquels agiſſent les ſolides aidés de l'exercice du corps. *Eſt autem .... & affectûs corporum cognitio, utrum cibi labores, an labores cibos ſuperent, an moderaté inter ſe habeant. Quodcumque enim ſuperetur, ex eo morbi contingunt, ex mutuâ verò inter ſe æquabilitate, ſanitas adeſt.* On peut rendre ainſi ſa penſée ; pour connoître comment les corps ſont indiſpoſés, il faut ſavoir *ſi l'exercice du corps eſt trop foible pour vaincre la réſiſtance des fluides, ou s'il eſt plus fort qu'il ne faut pour la ſurmonter, ou s'il y a entre eux une égale proportion. Car de quel côté que ſe trouve la ſupériorité, il en réſulte des maladies, & la ſanté n'exiſte que par leur parfait & mutuel accord. De vict. rat.*

à quoi il faudroit ajouter encore d'autres raisons, dont ce n'est pas le lieu de parler.

Voilà l'idée juste qu'on doit se faire de la maniere dont la machine humaine s'use, & parvient par dégrés à sa destruction entiere. Cette altération est proportionnée aux mouvemens, aux efforts, & aux travaux de ses ressorts. Ces mouvemens, ces efforts, & le déchet qui s'ensuit, lorsqu'ils ne sont pas l'effet de trop d'exercice, ou d'une simple acrimonie, qui est extrêmement rare, comme nous l'avons déjà fait voir, n'excédent l'état naturel, que lorsque quelque obstacle s'oppose à la liberté de la circulation. Cet obstacle ne vient que du défaut de proportion entre la déperdition ou l'emploi des liqueurs, & la quantité de ces mêmes liqueurs qui se trouve dans les vaisseaux. D'où il résulte qu'il pourroit venir d'inanition aussi bien que de plénitude : des vaisseaux affaissés, en atonie, font languir la circulation. Mais c'est encore extrêmement rare. Il suit ultérieurement que les travaux forcés des ressorts, qui causent leur déchet, sont excités, le plus ordinairement, par la trop grande plénitude des vaisseux capillaires, laquelle fait obstacle à la libre circulation des liqueurs.

Tout ce qui est capable d'enlever cet obstacle, doit empêcher cet excès d'altération. L'exercice ou le travail du corps peut souvent le faire; mais s'il n'a pas lieu, soit parce qu'on ne veut ou qu'on ne peut pas le mettre en pratique, soit parce qu'il seroit insuffisant pour l'enlever, il faut recourir à d'autres moyens, & les seuls qui puissent y suppléer, ce sont les remedes évacuans. Cette opinion, outre que les faits la rendent incontestable, n'est pas nouvelle, elle est aussi ancienne que la Médecine, puisque c'est encore celle d'Hippocrate. (*a*)

Ainsi ces remedes bien administrés, bien loin d'user, de détruire, d'épuiser la machine, la conservent, & l'empêchent de se détruire aussi-tôt qu'elle auroit fait, toutes les fois que ses travaux sont portés au-delà de son état naturel, c'est-à-dire, toutes les fois qu'elle est malade. Ils ne font d'autre impression sur les organes que celle qui est suffisante pour attirer un influx de fluide nerveux qui les met en action, comme feroit un exercice, & cette action, semblable en cela à un exercice, pour l'ordinaire est beaucoup moins forte.

(*a*) Confert etiam ut vomitionibus utantur, quò corpus repurgetur, si quid negligentiùs labores effecerint. *De vict. rat.*

Que fi, pour n'avoir pas affez bien
faifi ce que j'ai dit, & ce qui en réfulte,
on infiftoit encore à dire que les remedes
les mieux adminiftrés ne pouvant faire
leur effet qu'en augmentant le mouvement, il faut qu'ils augmentent l'altération ; on pourroit retorquer l'argument
contre l'exercice que perfonne ne dif-
convient être très falutaire ; mais la réponfe directe eft facile à quiconque eft
tant foit peu capable de raifonner fur
les proportions. Cela feroit vrai, fi cette
augmentation de mouvement produite
par les remedes n'étoit pas fuivie d'une
diminution de celui qui exiftoit déjà,
& de celui qui auroit continué d'être
excité, ou que cette diminution ne fût
qu'égale à l'augmentation, & qu'elle
laiffât le mouvement & les travaux dans
le même état où ils étoient. Il y auroit
alors cette augmentation de plus. Mais
l'augmentation de mouvement, quoiqu'elle paroiffe fenfiblement dans les
organes miniftres, ou inftrumens principaux de la circulation, tels que font
le cœur & les arteres, eft très-légere
dans les vaiffeaux capillaires, & les
organes élémentaires, & quelque petite
qu'elle foit, elle fuffit pour les dégorger
en partie, & leur donner le jeu néceffaire pour achever de fe dégorger eux-
mêmes. De façon que le mouvement,

ou l'action, dont il est ici question principalement, celui des plus petits vaisseaux & de leurs fibres, qui gorgés, tendus, tiraillés, faisoient des efforts violens, & souffroient tout le déchet, est diminué à proportion du dégagement qui s'y fait, & bientôt suivi d'un calme dans le mouvement sensible, la circulation étant devenue plus libre. Donc une petite augmentation de mouvement, dans les vaisseaux capillaires, y produit un grand dégagement, & il est suivi d'une grande diminution du mouvement & des efforts qu'ils faisoient. De façon que la somme du mouvement qui existoit, de celui qui est ajouté, & de celui qui reste après l'effet de l'ajouté, rélativement à sa force & à sa durée, est beaucoup moindre que celle du seul mouvement auquel on n'auroit rien ajouté. Parce que, ou il resteroit aussi fort, ou il augmenteroit, & dureroit plus long-tems. La raison de tout cela est que la portion enlevée de l'obstacle qui occasionne les efforts, non-seulement ne produit plus rien de positif, mais son défaut même donnant plus de facilité à un nouveau dégagement, diminue de plus en plus les travaux des organes.

Ce raisonnement est confirmé par l'observation: on ne peut pas supposer un plus grand engorgement des vaisfeaux capillaires avec augmentation de leur mouvement, que leur engorgement inflammatoire ; de façon que leur tenfion étant pouffée à l'extrême, ils font fur le point de rompre, pour peu qu'ils augmentent leur mouvement en augmentant leurs efforts. Cela nous engage, il eft vrai, à employer, avant tout, les faignées, une diete liquide, délayante, antiphlogiftique, pour défemplir les vaiffeaux, les relâcher, diminuer l'inflammation, ou empêcher qu'elle n'augmente, & pour faciliter l'effet des remedes. Mais, malgré cela, ils font toujours dans un état violent tant qu'il y a inflammation ; & lorfque la caufe eft telle que nous jugeons qu'elle demande d'être évacuée par des remedes, fi l'augmentation qu'ils excitent dans le mouvement des vaiffeaux enflammés étoit un peu confidérable, l'inflammation augmenteroit pendant qu'ils agiffent. Mais nous voyons fouvent qu'elle n'augmente pas pendant cette action, & quelquefois qu'elle diminue. Il faut donc que l'augmentation du mouvement caufée par les remedes foit bien peu confidérable, furtout ayant fait les préparations néceffaires, tandis qu'elle eft fuivie d'une diminution, quelquefois petite, il eft vrai, mais quelquefois très-grande, fuivant la quantité de la matiere qui refte. Mais quand même l'inflammation augmenteroit jufqu'à un certain point pendant l'action du remede, pourvu que cette augmentation fût fuivie d'une diminution au-deffous du dégré qui exiftoit avant l'augmentation, il y auroit toujours à gagner. Si un corps étranger, une épine, parexemple enfoncée dans la chair, y caufe une douleur & une inflammation; quelque facile qu'en foit l'extraction, elle augmente la douleur pendant le peu de tems qu'on la pratique; cette augmentation de douleur eft-elle une raifon de laiffer le corps étranger, quoique fon extraction foit fuivie de l'entiere ceffation de la douleur?

Que dire de plus à ceux qui foutiendroient encore qu'il fuffit que l'augmentation de mouvement augmente l'altération, pour ne devoir pas la procurer? Peut être feroit-ce perdre fon tems que de vouloir les perfuader par d'autres raifons, puifqu'ils ne fe rendent pas à celles qu'on a données. J'ajoute cependant que, fi le mouvement eft libre & naturel, il faut le laiffer tel qu'il eft; la mêche brule, elle s'ufera affez d'elle même, il n'en faut pas accélerer la confommation. Mais il ne s'agit pas de cet état. Tout Médecin qui eft deftiné autant à la maintenir

dans fon état de deſtruction néceſſaire
& la plus naturelle, qu'à la délivrer de
celui qui l'uſe d'avantage, ſe gardera
bien, dans le premier, de rien faire qui
puiſſe l'expoſer au dernier. Il s'agit de
cet état où elle s'uſe trop, & où l'on
peut, par un ſoufle oppoſé, qui l'uſera
comme un, la ſouſtraire à celui qui
l'uſe comme dix, comme vingt, peut-
être, comme cent. De cet état, en un
mot, où les organes ſouffrent par un
obſtacle qui s'oppoſe à la libre circulation du ſang, ſoit que le mouvement
en ſoit ſenſiblement augmenté, comme
dans le cas de fievre, ſoit que la machine
paroiſſe en langueur, n'y ayant alors
que les vaiſſeaux capillaires, où ſe
trouve l'obſtacle, qui travaillent le plus,
& qui font les plus grands efforts pour
le détruire. Ce qui ne peut ſe faire ſans
que leur mouvement de contraction n'en
ſoit plus fort, & plus pénible. Je dis
qu'il faut alors augmenter leurs efforts,
& par conſéquent leur mouvement,
pour qu'ils ſoient en état de vaincre
l'obſtacle, & qu'ils ceſſent d'être tourmentés. Quand l'obſtacle eſt bien léger,
il peut ſe diminuer ſans augmenter, ce
ſemble, les efforts & le mouvement : la
diete, la ſaignée peuvent le faire, quoiqu'on puiſſe aſſurer que, dès qu'il commence de diminuer, & que les vaiſſeaux

ont plus de jeu , leur mouvement en eſt augmenté , & ils redoublent d'efforts pour achever de l'emporter , ce qui eſt ſuivi d'un calme. Mais il ne s'agit pas encore de cet état. D'ailleurs la diete ſeule n'a guére lieu que quand il s'agit de donner le tems à l'eſtomac de ſe dé-faire d'un levain qui le fatigue , & qui n'eſt pas aſſez conſidérable pour exiger des remedes ; de même que la ſaignée n'eſt pratiquable que lorſqu'il y a plé-thore générale , ou du moins lorſque les forces la permettent pour diminuer l'embarras des plus petits vaiſſeaux , quoique le reſte du genre vaſculeux ne ſoit pas trop plein. Mais ſi l'obſtacle eſt plus fort , il ne peut être attaqué , entamé que par de nouveaux efforts. Cela peut cependant s'opérer encore quelquefois ſans remedes : un exercice plus ou moins grand peut en venir à bout. Les ſolides & les fluides ſont affectés par l'exercice de la même ma-niere que par l'action immédiate d'un remede évacuant. Je ſuis perſuadé même qu'elle eſt moins forte à effet égal ; que fait un exercice ? Par le moyen du fluide nerveux il met en action les ſolides ſur les fluides ; ceux-ci ſont agités , atténués , pouſſés avec force contre l'obſtacle qui eſt forcé de ceder ; leur volume étant augmenté par l'effer-

vefcence, une partie eft forcée de fe
donner jour par quelque couloir, c'eft
ordinairement par les pores de la peau,
& tout fe remet dans le train ordinaire
de la circulation. Un purgatif n'agit
pas autrement, & ce qu'il y a dans le
fang de fuperflu eft expulfé par le couloir des inteftins, parce que c'eft fur cet
organe qu'il a commencé d'agir ; quelquefois même il pouffe par d'autres
voyes. C'eft ainfi qu'il fupplée au défaut d'exercice ou à fon infuffifance, &
c'eft pour cela qu'on confeille aux perfonnes fédentaires de fe purger de tems
en tems, & qu'il faut y recourir lorfque,
malgré le travail, on fe trouve incom-
modé. Il donne, pour ainfi dire, de
l'exercice à tous les vaiffeaux, à tous
les organes; il atténue le fang, & la
lymphe épaiffis; il les exprime des plus
petits conduits, & facilite par-là les
fécrétions & les excrétions ; & ce qu'il
a au-deffus de l'exercice, c'eft que non-
feulement il les dépouille des matieres
éthérogenes, mais encore il enleve la
fource qui les fourniffoit. Ce que ne fait
pas l'exercice qui ne peut fuffire que
pour prévenir la formation des mauvais
levains, & les embarras qu'ils produi-
roient, mais qui d'ailleurs, lorfqu'ils
infectent le fang, ne l'en dépouille qu'en
partie, & ce qu'il enleve eft bientôt

remplacé par la même quantité fournie par les premieres voyes, d'autant plus facilement qu'elle y eſt comme attirée par le vuide qui s'y eſt fait.

L'exercice eſt très-néceſſaire pour entretenir la vigueur des organes, & empêcher la formation des cauſes de maladies. Ceux qui n'en font point ſont ſouvent malades, preſque toujours languiſſans, ou dans le mal aiſe. Mais quand il y a une cauſe humorale bien décidée, ſuppoſé que l'exercice pût l'emporter, il faudroit pour cela des mouvemens extrêmement violens imprimés aux ſolides & aux fluides, & une très-grande déperdition du fluide nerveux. Un purgatif agit plus tranquillement, & détruit encore mieux la cauſe. Quand même, pendant ſon action, on auroit le cœur malade, affadi, ce qui produit quelque mal aiſe, quelque inquietude, & qui vient de la préſence du remede dans l'eſtomac, cela ne ſuppoſe aucune eſpece, ni aucun dégré de mouvement deſtructif; la vue de quelque choſe de ſale, de dégoutant fait ſouvent le même effet ; quand on s'appercevroit de quelque augmentation de mouvement dans la circulation, elle eſt bien éloignée du mouvement turbulent & forcé, qui accompagneroit un exercice tel qu'il le faudroit en pareil eas. Le remede agit si doucement que souvent il endort. Ses suites sont souvent un bien être, quelquefois sans aucune sorte de lassitude, quelquefois avec une lassitude tranquille qui vous fait goûter avec plaisir la douceur du repos, & du sommeil. Mais celle qui vient d'un exercice fort, est une lassitude infiniment plus grande, inquiete, qui continue d'être fatigante, & empêche de dormir. Ce qui suppose que les organes ont beaucoup souffert, que le sang conserve une agitation acrimonieuse, & que ce qui reste de fluide nerveux, après une grande perte qui s'en est faite, est extrêmement agité.

A n'envisager la maniere d'agir des purgatifs que sous ce point de vue, le seul, selon moi, sous lequel on doit la considérer pour se rassurer sur leur effet, toujours dans la supposition qu'ils sont donnés à propos, on conviendroit, peut-être, qu'on a tort de les craindre. Mais d'autres préjugés empêchent de s'y tenir. Celui qui a quelque apparence de vrai, est que les évacuations affoiblissent; qu'elles enlevent aussi bien ce qu'il y a de bon que ce qu'il y a de mauvais; qu'elles laissent un vuide difficile à réparer. Je commence toujours par dire que, si aucune cause humorale ne donne des marques de son existence,

ſoit dans les premieres voies, ſoit dans
celles de la circulation, il faut bien ſe
garder de procurer ce vuide, non pas
tant parce qu'il ſeroit difficile à réparer,
mais parce que, n'y ayant que du bon,
ce ſeroit toujours faire tort que de l'enlever, à moins qu'il ne fût poſſible de le
remplacer par du meilleur; parce que
ce ſeroit fatiguer les reſſorts que de leur
imprimer un dégré de mouvement de
plus, quelque léger qu'il fût, ſans
eſpérance d'un meilleur état que celui
où ils ſont par la ſuppoſition; & que
l'efferveſcence où le ſang entreroit, en
altéreroit la qualité, ſans eſpérance
également de le mettre dans un meilleur
état que celui où il eſt ſuppoſé être.
Mais dès qu'on eſt aſſuré, par des ſignes
non équivoques, de l'exiſtence d'une
telle cauſe, qui demande d'être détruite,
je dis qu'on ne doit pas craindre un
affoibliſſement momentané, qui eſt ſuivi
d'un rétabliſſement des forces au-deſſus
de celles que l'on avoit, & que pour
éviter cet affoibliſſement paſſager, on
tomberoit dans un autre d'autant plus
grand que ce qui le produit, ſéjourne-
roit plus long-tems, & augmenteroit
toujours de plus en plus. *Le bon ſort
avec le mauvais:* ce n'eſt pas une ex-
preſſion exacte, parce qu'il n'y a point
de triage à faire. Dès que le ſang eſt

suppofé vicié par la préfence de quelque
mauvais fuc, il l'eft dans fa totalité, il
n'y a pas une partie meilleure que l'autre;
mais il l'eft feulement plus ou moins
fuivant la quantité & la qualité de ce
mauvais fuc, comme quelques gouttes
d'une mauvaife liqueur corrompent du
bon vin dans fa totalité à proportion
directe de cette liqueur & inverfe de
celle du vin. Un purgatif agit, ou pour
mieux dire, fait agir les folides fur
toute la maffe, la rend plus fluide, dé-
bouche les conduits. Et comme par cette
action les humeurs occupent plus de
place, à caufe de leur raréfaction, &
que les vaiffeaux continuent d'agir fur
elles avec plus de force, parce qu'ils
font plus dégagés, & excités à cela par
l'action du remede, il faut qu'une
partie en foit exprimée par les couloirs
qui fe trouvent plus difpofés, plus ouverts, qui font ceux des inteftins, parce
que le remede a agi fur eux plus immédiatement, qu'il a commencé de les
déboucher, en les obligeant, par des
contractions réitérées de fe dégorger
des mauvais fucs qu'ils contenoient. De
façon que, non-feulement ils fe trouvent
prêts à donner paffage à ce qui fe préfente, mais encore ils ne fourniffent plus
au fang le mauvais levain dont ils étoient
les dépofitaires. Ce qui refte dans la voie

de la circulation eſt encore preſque auſſi
vicié, que ce qui eſt ſorti. Je dis preſque, parce que l'action immédiate du
remede lui a fait d'abord ſubir quelque
changement; mais ce qui ſort du corps
l'eſt beaucoup plus, parce qu'il eſt com-
poſé, non-ſeulement de ce qui eſt ſorti
du ſang, mais encore de ce qui eſt exprimé, & entraîné des glandes, du tiſſu,
& de la cavité du canal inteſtinal, ſource
de la corruption qui infectoit le ſang.
De façon que celui-ci non-ſeulement ne
continue plus de recevoir ce qui l'infectoit, mais encore la circulation, &
les ſecrétions devenues plus libres, il
change de plus en plus de qualité, étant
travaillé par des organes qui ont repris
leur état naturel. Il s'eſt fait un vuide
qui cauſe un affoibliſſement paſſager,
quelquefois ſi léger & ſi court qu'on ne
s'en apperçoit pas, & qui eſt bientôt
réparé par un chyle bien travaillé, bien
conditionné, qui ne s'aſſociant plus
avec des levains corrompus, paſſe dans
le ſang pour y remplacer ce qu'il a
perdu de mauvais, & changer en bon
ce qui lui en reſte encore. Ces remedes
n'appauvriſſent les fluides que de mauvaiſes denrées, en les mettant à même
de s'enrichir de bonnes.

Le préjugé le plus fort & celui qui
donne le plus d'éloignement pour ces

fortes de remedes, eſt qu'ils alterent même l'organiſation de l'eſtomac & des inteſtins, qu'ils les raclent, en détruiſant le velouté, les affoibliſſent, leur laiſſent des impreſſions douloureuſes, ou un état d'inertie, & les rendent incapables de faire leurs fonctions. Et l'on voit qu'il eſt fondé ſur des comparaiſons abſurdes pour des Phyſiciens qui connoiſſent la nature de ces organes, & la maniere d'agir ſur eux des remedes, mais plauſibles pour ceux qui s'en font de fauſſes idées, & ſur quelques faits particuliers, qui, bien loin d'être contraires à mes principes, ne ſervent qu'à les confirmer. On dit, par exemple, que, comme en écurant les vaſes, on les polit, on les affoiblit, on les uſe, on en fait de même ſur ces organes lorſqu'on les nettoie, & cela, quelque légérement qu'on puiſſe le faire. On pourroit répondre ſimplement que la craſſe, la rouille rongeroient & uſeroient encore plus la vaiſſelle, ſi on les y laiſſoit; mais ce ſeroit admettre une comparaiſon qui ne peut pas ſe faire, & ce ſeroit ſuppoſer que l'organiſation ſouffre quelque déchet de la part des remedes. Pour qu'une comparaiſon ſoit juſte, il faut qu'il y ait quelque analogie entre les choſes comparées. Mais quel rapport, quelle reſſemblance y a-t-il entre des corps durs, non organifés, infenfibles, & des corps flexibles, fenfibles, & organifés? Et encore entre la maniere d'agir de la force écurante, & la maniere d'agir d'un remede? Ne femble-t-il pas qu'un remede eft un torchon dont on frotte les inteftins? La comparaifon la plus jufte & la feule qu'on puiffe faire pour apprécier la maniere d'agir des remedes, c'eft celle de l'action & de l'effet de différens corps fur le corps humain, avec l'action & l'effet de ces remedes, parce qu'on compare des chofes femblables quant à leur maniere d'agir & de fouffrir, & qui ne different que du plus au moins. C'eft par de telles comparaifons que j'efpere de démontrer évidemment, que les remedes, dans leur action ni dans leur effet n'ont rien d'approchant de l'action de frotter, d'écurer, ni de l'effet qui s'enfuit. J'avertis auparavant, & je demande qu'on ne perde jamais de vue que je bannis entiérement de l'ufage interne de la Médecine, tout remede qui pourroit avoir quelque qualité corrofive & cauftique, capable de fe faire appercevoir par l'application extérieure, ou moyenne. Tous ceux qui n'ont pas cette qualité à l'égard de l'extérieur & des cavités moyennes, (on va voir ce que j'entends par ce terme) ne

fauroient

sauroient l'avoir à l'égard des parties internes, & il faudroit qu'ils l'eussent pour produire l'effet que le préjugé, que je combats, veut leur attribuer. Pour prouver cette proposition, je comparerai donc, comme je l'ai promis, des organes absolument semblables relativement à l'action des remedes, le palais, la langue, tout le dedans de la bouche, & la membrane pituitaire, avec l'intérieur de l'estomac, & des intestins : & s'il y avoit, à cet égard, quelque différence entre ces organes, elle seroit plutôt favorable que contraire à mon opinion, parce qu'elle ne consisteroit que dans une plus grande sensibilité qu'on seroit obligé d'admettre dans les premiers que dans les derniers. Je dis donc que les remedes, même les plus forts, n'endommagent pas plus la membrane interne, & le tissu de l'estomac, & des intestins, qu'ils causeroient des dommages dans le tissu du dedans de la bouche & du nez, s'ils y étoient appliqués.

Commençons par examiner quel pourroit-être l'effet du tabac, qu'on sait être un émérique très violent, sur les membranes de l'estomac, par son action sur celles du nez & de la bouche, & par l'effet qu'il produit étant appliqué sur ces parties. C'est une comparaison qui ne cloche en aucun point. Le tabac,

P

ainsi que les autres sternutatoires, en
agissant sur la membrane pituitaire,
détermine dans les muscles de la poitrine un courant de fluide nerveux qui,
les faisant contracter avec violence,
après une grande inspiration, produit
une expiration forte & subite pour
emporter ce qui fatigue cette membrane,
avec une abondance de serosité, qui
s'en est exprimée. Mais ce mouvement
violent est-il l'effet de quelque déchi-
rure, de quelque rongement arrivé à la
membrane pituitaire, sur laquelle il a
agi immédiatement ? On ne voit pas
même que sa contexture change par
l'usage journalier & extrêmement fréquent que bien des gens en font. Tout
le changement qu'il y arrive, c'est de
devenir moins sensible à son action seulement, (*ab assuetis non fit passio*) car
elle conserve pour l'ordinaire sa même
sensibilité pour tout le reste ; encore la
reprend - elle souvent à l'égard d'un
tabac différent de celui qu'on avoit
accoutumé de prendre. D'ailleurs on ne
voit pas qu'il lui en arrive aucun. Les
effets pernicieux du trop grand usage
du tabac, qui sont des effets secon-
daires, se rapportent ailleurs qu'à la
membrane sur laquelle il agit immédiatement : il affoiblit le cerveau & les
nerfs 1°. Parce qu'en ébranlant conti-

nuellement ceux de la membrane pituitaire, cet ébranlement se communique à tout le sistême, & dissipe beaucoup de son fluide. Toutes les fibres du corps se ressentent de cet ébranlement, & se dessechent 2°. Parceque ses parties subtiles pénétrent dans le corps, & s'insinuent partout. Rien ne le prouve plus sensiblement que le vomissement excité par l'application extérieure du tabac. (*a*) Cependant la membrane sur laquelle il est appliqué immédiatement n'en souffre aucun déchet. Elle lui sert seulement de moyen pour porter ailleurs ses effets. La mastication journaliere du tabac se borne à faire contracter les conduits salivaires, à en faire exprimer l'humeur visqueuse qui les gorge, en un mot, à faire saliver ; mais on ne voit pas que la langue & le palais en soient altérés. Cependant, à le prendre intérieurement, c'est un vomitif plus puissant qu'aucun de ceux dont nous nous servons. Mais après l'observation que nous venons de faire de son application habituelle sur la membrane pituitaire, & celle de la langue & du palais, seroit-on fondé à dire que son action immédiate sur les membranes de l'estomac y produit quelque altération, quelque

---

(*a*) V. Journ. de Méd. T. VII. p. 67.

abrafion ? (*a*) Il agit fur lui par le même méchanifme que fur l'organe du nez : fon action fur l'eftomac détermine vers les mufcles de la poitrine & du bas ventre un courant de fluide nerveux qui, les faifant contracter avec violence, les oblige à preffer l'eftomac au point de lui faire vuider ce qu'il contient, en même tems que fes tuniques, fe contractant auffi avec force, expriment des conduits qui les compofent, les fucs vifqueux dont ils étoient gorgés. Voilà à quoi fe borne l'action des émétiques ordinaires.

Leur effet le plus frappant & celui qui effraye le plus ceux qui ne jugent que fur les apparences, c'eft-à-dire, prefque tout le monde, ce font les efforts qu'on fait en vomiffant, efforts qui varient par dégrés depuis les plus légers, jufqu'aux plus grands, fuivant l'efpece & la dofe des remedes, & fuivant la difpofition du fujet, ou naturelle, ou dépendante de la qualité & de la quantité de l'humeur qui embarraffe l'eftomac. Cependant ces efforts, ou ce travail ne doivent être confidérés que comme un exercice plus ou moins forts qu'on feroit éprouver de toute autre

______

(*a*) Je dis *fon action immédiate.* Nous en allons voir la raifon.

façon à ces mêmes muscles, ou à ceux
de tout le corps, puisqu'ils ne font que
l'effet immédiat de l'impulsion du fluide
nerveux. Laquelle, quelque forte qu'elle
soit, est souvent produite par une très
petite cause, je veux dire, par une
cause dont l'action immédiate sur la
partie est très légére. Sans compter la
volonté qui, sans application d'aucun
corps sur une partie, produit, par le
moyen de ce fluide, des efforts & des
travaux violens des muscles; des miafmes, dont la force toujours proportionnée, comme celle de tous les corps,
à leur masse & à leur vîtesse, doit n'é-
branler que légerement les houpes
nerveuses auxquelles ils s'appliquent,
parceque ces houpes nerveuses font très-
sensibles, ces miasmes déterminent un
courant de fluide nerveux qui produit
un très-grand effet. C'est ainsi qu'il y a
des odeurs qui font éternuer certaines
personnes, quoiqu'elles soient douces &
agréables pour les autres. Ainsi, comme
il suffit d'un petit chatouillement sur la
membrane pituitaire pour produire l'é-
ternument qui est un mouvement violent
des muscles du thorax, & qui quelquefois secoue violemment toute la machine,
il suffit de même d'une petite action sur
l'estomac, incapable de l'endommager,
pour produire le vomissement. Si ceux

P 3

fur qui le tabac produit l'éternument,
le réïéroient plufieurs fois de fuite
pendant une heure, ils s'en trouveroient
extrêmement fatigués, & furement plus
que celui qui, dans le même tems, auroit fait autant d'efforts pour vomir.
D'une & d'autre part le mouvement
violent, le travail énorme que fouffrent
les mufcles, ne font donc que l'effet de
l'influx du fluide nerveux ; & cet influx
eft occafionné par une caufe trop légére
pour produire aucune altération des
parties fur lefquelles elle agit immédiatement. Dans un état où le cours du
fluide nerveux eft intercepté, & où l'on
n'a pas à craindre des fecouffes violentes
des mufcles, qu'on donne les plus forts
émétiques, les plus forts fternutatoires,
pourvu qu'ils ne foient pas corrofifs,
l'eftomac, ni la membrane pituitaire
n'en feront pas plus endommagés que
fi l'on n'avoit donné qu'un verre d'eau,
ou chatouillé le nez avec une plume. Ce
n'eft pas l'action immédiate de ces remedes qui endommage ces parties lorfqu'il arrive quelques accidens. D'ailleurs,
ils arrivent quelquefois dans des parties
fur lefquelles les remedes n'ont point
agi. Mais ils font l'effet du mouvement
violent des mufcles, & du trouble de
la circulation, lorfqu'à l'occafion d'un
remede, le fluide nerveux fe porte à

ces mufcles avec trop d'impétuofité.
Ainfi l'on a vu des éternumens, & des
travaux violens faire cracher le fang,
fans qu'aucun remede eût été appliqué
à la fubftance du poumon ; ainfi l'on a
vu des vomiffemens de fang dans l'effet
des émétiques, qu'on ne pouvoit pas
foupçonner avoir aucune qualité ron-
geante, pour les avoir donné plus fouts
ou à la même perfonne, ou à d'autres,
fans aucun effet femblable. Ce n'eft donc
pas parce qu'ils déchirent le tiffu de
l'eftomac, mais parce que la violence
avec laquelle les mufcles le compriment,
& l'impétuofité avec laquelle le fang
en effervefcence y eft porté, dans le
tems même de la compreffion, y font
rompre quelques vaiffeaux. Ces effets
accidentels font faciles à prévenir par
un Médecin prudent & éclairé. Que fi
malgré cela il lui en arrive, comme il
eft poffible, on doit les regarder comme
ceux qui arriveroient, fans la faute de
perfonne, & fans aucune corrofion, à
l'occafion d'un verre d'eau, dont quelques gouttes, ayant paffé dans la glote,
exciteroient une toux affreufe & con-
vulfive, avec les fuites fâcheufes qu'elle
peut avoir. Il remédieroit aux premiers,
peut-être, encore plus facilement qu'aux
autres.

Paffons à d'autres comparaifons :

qu'on mette fur la langue, qu'on garde dans la bouche, fans en avaler même l'extrait que la falive en peut faire, les efpeces d'émétiques, & les drogues purgatives dont nous nous fervons; qu'on le réitére tant qu'on voudra; les plus forts exciteront la falivation, avec quelque fenfation plus ou moins défagréable, mais qui ne fera pas abfolument infuportable, fi ce n'eft par l'amertume. D'ailleurs elle ne fera ni affez douloureufe, ni affez âcre, pour fuppofer aucune altération, deftruction, abrafion, ou déchirement des fibres de la langue & du palais. Le poivre, la moutarde, & autres femblables, dont bien des gens font un grand ufage, affectent ces organes avec autant ou plus de force, ils n'y portent aucune deftruction, encore moins dans le tiffu de l'eftomac, fur lequel leur impreffion fe fait moins fentir que fur le palais. Que fi leur trop grand ufage porte quelque dommage dans la machine, ce n'eft pas en cela qu'il confifte. Il y en a qui mâchent tous les jours de la rhubarbe fans s'appercevoir de la moindre altération fur la langue & le palais. On peut mâcher, fans aucune fenfation défagréable, de la caffe, de la manne, des tamarins &c. Cependant ce font des purgatifs. Peut-on dire qu'ils ayent pour

les inteſtins quelque qualité deſtructive
qu'ils n'ont pas pour le palais? Tous
les purgatifs n'agiſſent pas autrement
ſur les inteſtins, que la plupart ſur les
organes de la bouche; le réſultat en eſt
le même: ils font ſaliver, ſi ce terme
eſt permis, les inteſtins. Et comme ce
canal eſt d'une étendue immenſe rélativement à celle de la bouche, on ne ſera
pas étonné que la ſomme de toutes les
quantités d'étendue, égales chacune à
celle de la bouche, donne une auſſi
grande quantité de ſuc exprimé des
glandes inteſtinales. C'eſt la purgation.
Du reſte, pourquoi feroient-ils ſur l'eſtomac & les inteſtins des ravages qu'ils
ne font pas ſur les parties que nous comparons avec eux? Sont ils plus ſenſibles,
& leurs fibres heurtent-elles contre les
molecules de ces remedes avec plus
de force?

Il ſe préſente ici une explication à
donner: bien des gens ſe font de fauſſes
idées de la maniere d'agir des remedes
en s'imaginant que ce ſont eux qui agiſſent ſur les parties, tandis que ce ſont
celles-ci qui agiſſent ſur eux. Cela eſt
d'ailleurs fort égal pour le réſultat dont
il s'agit: ſi les fibres en devoient être
endommagées, elles le feroient également-
ment, dans l'opinion vulgaire paſſive-
ment, & dans le vrai activement. Mais

cette explication devient néceſſaire pour la comparaiſon que je fais. (*a*) Les molécules des remedes n'ont pour agir que leurs ſurfaces, leurs configurations, leur peſanteur ; aucune force ne les pouſſe contre les fibres, & ſans aucune force on ne conçoit pas qu'un corps puiſſe agir ſur un autre. Ces molécules ſe trouvent ſeulement appliquées ſur les fibres comme par hazard,

------

(*a*) Bien des gens qui font la Médecine ſans aucune connoiſſance de phyſique, par conſéquent du méchaniſme par lequel ſe font les opérations dans la machine, tombent ſouvent dans de très-grandes erreurs par cette fauſſe idée. La principale eſt de croire que les remedes ont des forces eſſentiellement inhérentes, & abſolues ; d'où il ſuivroit qu'ils doivent produire dans chacun & toujours le même effet. Ce qui eſt démontré faux par l'expérience. Au lieu que, ſi l'on ne perdoit point de vue qu'ils n'ont d'autres forces que celles qu'ils empruntent de la force motrice de nos vaiſſeaux, & que leur effet doit toujours répondre à cette force, & à la maniere dont ils la reçoivent ſuivant leur maſſe, & leur figure, on n'emploiroit jamais aucun remede que conſéquemment à la connoiſſance que l'on auroit de l'état du corps, état qui varie en une infinité de façons, ſuivant le tempérament, l'âge, les différentes maladies, les différens tems, dégrés, & circonſtances de la même maladie &c.

Quòd non modò vulgus, ſed & ipſi Medici, qui doctis accenſeri volunt, noxiam hanc foveant opinionem, quaſi ipſis medicamentis formaliter inhærerent noxii, vel ſalutares effectus, qui ipſorum uſum ſequuntur. At verò hæc aſſertio non ſolùm erronea, ſed etiam pernicioſa eſt, ac tùm in phyſicis, tùm Medicis rebus ingentem ſterilitatem affert. Hoffm. de medicam. virib.

& en paſſant, ſans aucune autre force
impulſive que celle des inteſtins ; s'y
arrêtent plus ou moins , retenues par
quelque viſcoſité , ou quelque ride. Les
vaiſſeaux ſuperficiels , qui ſont continuellement dans un mouvement de
contruction & de dilatation , pouſſent
& font heurter contre ces petits corps
les fibres & les houpes nerveuſes. Ainſi
ce ſont ces dernieres qui ont la force
active ; la ſenſibilité eſt réveillée , leur
mouvement augmenté . & tout le reſte
s'enſuit.

Je demande à préſent : les fibres de
l'eſtomac , & des inteſtins , ont-elles
plus de force active , ont-elles plus de
ſenſibilité , plus de tenſion , ſont-elles
plus ſerrées que celles de la langue &
de la bouche , pour s'endommager d'a-
vantage en heurtant avec plus de force
contre ces molecules? L'inſpection ſeule
fait voir le contraire : elles ſont plus
lâches , plus ſouples , toujours enduites
d'une viſcoſité qui les garantit des trop
vives impreſſions , & diminue leur ſenſibilité reſpectivement à celles de la
langue & du palais qui ſont expoſées à
toutes les impreſſions , plus ſerrées &
plus tendues. La nature a eu ſes deſſeins
en douant ces parties d'une plus grande
ſenſibilité , pour que l'homme rebutât

ce qui, l'affectant trop vivement, pourroit lui être nuifible. Ce qui lui feroit
impoffible, fi l'eftomac avoit plus de
fenfibilité, & qu'il fût plus fufceptible
d'être endommagé que le palais. L'expérience d'ailleurs démontre cette fenfibilité plus grande que celle de l'eftomac : combien de chofes qui affectent
beaucoup le palais, & qui ne font
aucune fenfation fur l'eftomac ? Par
conféquent quel dommage pourroient
caufer à celui-ci des médicamens qui
affectent l'autre avec bien moins de
force qu'une infinité de chofes dont on
fait ufage journellement, & qui n'en
caufent aucun à l'eftomac ?

Ainfi, fi quelque remede, ou l'ufage
des remedes, ont des fuites fâcheufes,
elles viennent d'ailleurs, & ne reffemblent en rien à l'effet d'une caufe qui
racle, ratiffe, ou frotte. Effet qui feroit
inévitable, fi les remedes avoient par
eux-mêmes une force active femblable
à celle qui fait impreffion fur les corps
infenfibles, la volonté ne pouvant tout
au plus qu'en diminuer l'intenfité; au
lieu que les mauvais effets, des remedes
font toujours de nature à pouvoir être
évités entierement, parce que ne dépendant que du dégré de fenfibilité, on
peut fi bien lui proportionner les re-

medes qu'il n'en refulte aucun mal. (a).

Un effet des émétiques qui effraye encore beaucoup, ce font les foibleffes, quelquefois trés légéres, quelquefois approchantes de la fyncope, qui dévancent, pour l'ordinaire, chaque vomiffement. Les fyncopes qui feroient l'effet de la caufticité d'un remede, qui par là, fe trouveroit dans la claffe des poifons, feroient très dangereufes. Mais ce feroit fortir de ma thefe, que de les fuppofer. On fe fouvient que je n'admets aucun remede qui montre la moindre caufticité fur la langue & le palais, parties encore plus fufceptibles d'irritation que l'eftomac. Je n'admets pas même ceux qui, fans aucun indice d'une telle caufticité, ne laiffent pas de faire, comme le tabac, des effets violens. Les foibleffes auxquelles donnent lieu les remedes dont on doit fe fervir, ne font rien : un levain dans l'eftomac, des alimens indigeftes, ou répugnans, les graiffes, les huiles, l'eau chaude, la vue de quelque chofe de dégoûtant les produifent. Elles ne fignifient autre chofe qu'une diminution ou ralentiffement

---

(a) Purgantia non funt verè deleteria, & perniciofa medicamenta. *Galen. in 6. epidem.*

Galien cependant parle de remedes infiniment plus violens que les nôtres.

dans le cours du fluide nerveux vers le cœur. Lenteur qui vient de ce que, dans ce moment, la nature rassemble ses forces, qui consistent dans ce fluide, pour les envoyer plus abondamment dans les muscles qui doivent servir à procurer le vomissement. Si le vomissement produit par les agens ci-dessus étoit capable d'enlever entierement les mauvais sucs dont l'estomac est chargé, nous n'aurions pas besoin d'autres remedes; mais il n'enleve que le plus abondant, & laisse toujours un levain qui, venant bientôt à augmenter, rend inutile le vomissement procuré de cette façon. Nous avons donc besoin de remedes un peu plus énergiques, pour que les parois de l'estomac, se contractant avec plus de force, expriment de leur tissu les mauvais sucs dont il est imbibé, en même tems que les forces comprimantes l'obligent à se vuider plus parfaitement. Mais dans le fonds, le méchanisme avec lequel tout ceša s'opére, est le même dans l'un & l'autre cas; & les foiblesses qui accompagnent le vomissement produit par les remedes, ne reconnoissent pas une cause plus forte, & plus pernicieuse, puisque souvent dans le vomissement spontané elles sont bien plus grandes.

Il seroit difficile de rapporter toutes

les objections qu'on fait tous les jours
contre les remedes. En voici une qu'on
me donnoit comme victorieuse contre
les émétiques, comptant bien que je
serois embarraffé d'y répondre d'une maniere convainquante. On difoit „ qu'il
„ falloit que ces remedes fuffent bien
„ contraires à la nature, puifque l'éva-
„ cuation qu'ils procurent eft le renverfe-
„ ment de fon cours, & du mouvement
„ naturel de l'eftomac, au lieu que les
„ autres remedes procurent des évacua-
„ tions qui, du moins, font conformes
„ au cours de la nature. „ Comme c'étoit
un homme d'efprit je me trouvai, à
mon aife pour raifonner avec lui fans
m'écarter du langage de la Médecine,
& je ne défefperai pas de lui faire
voir le captieux de fon affertion. Je
commençai par lui demander de convenir de certains principes, afin de
s'entendre & de ne pas difputer fur des
mots : les chofes ont différens rapports,
& pour raifonner jufte, il ne faut tirer
les conféquences que fuivant les mêmes
rapports fuivant lefquels on a pofé les
principes. En géné al il n'y a rien de
contrenaturel ou de contraire à la nature,
parce que tout s'opére fuivant fes loix,
même dans les maladies, Mais, pour
diftinguer les phénomenes de la fanté,
de ceux de la maladie , on dit en

Médecine que ces derniers sont contre-
nature, c'est-à-dire, contre la nature
saine, pour faire entendre qu'ils s'opérent d'une maniere opposée au cours
que la nature suit dans l'état de santé.
C'est dans ce dernier sens que vous
voulez dire que le vomissement est contre nature, c'est-à-dire, contre l'ordre
de la nature en santé ; & cela est très
vrai, parce qu'en santé l'estomac ne
doit pas se vuider par cette voie. Le
mot de nature a donc ici deux rapports,
l'un avec l'état de santé, l'autre avec
l'état de maladie. Ainsi après vous avoir
accordé que le vomissement est contre
nature rélativement à l'état de santé,
vous ne pouvez tirer la conséquence
qu'il est contre nature rélativement à
l'état de maladie. Il est au contraire très-
naturel, parce qu'il est conforme à cet
état, & si naturel que dans cet état la
nature le procure souvent toute seule,
& quand elle y travaille sans en pouvoir
venir à bout, il est encore plus naturel
de le lui faciliter ; si naturel que les
chiens qui n'agissent, ainsi que les
autres animaux, qu'à l'invitation de la
nature, se le procurent très souvent.
Ainsi c'est bien le renversement du
mouvement naturel que l'estomac doit
avoir en santé, mais c'est le mouvement
naturel de ce viscere lorsqu'il est malade.

Etat qu'on doit toujours suppofer lorfqu'il s'agit de vomitif & de vomiffement.

Allons plus loin, & parlons toujours
avec précifion autant qu'il eft poffible.
Le terme contre nature ou contre la
fanté, a encore en particulier deux
rélations, favoir avec la caufe & avec
l'effet. Sous la premiere, le vomiffement
eft toujours contre la fanté, parce qu'il
dépend d'une caufe réellement contraire
à la fanté; fous la feconde il eft fouvent
favorable à la fanté, parce que toute
action qui occupe la nature malade,
tend à un effet falutaire, quoiqu'elle
n'y parvienne pas toujours. Si le vomiffement étoit contraire à la fanté aux
deux égards, c'eft-à-dire, que, outre
la caufe qui le produit, & qui eft toujours contrenaturelle, cette caufe fût-
elle en particulier, que par le vomiffement il n'en pût arriver aucun effet falutaire, il faudroit l'arrêter, bien loin
de le favorifer. Tel eft celui qui dépend
d'une caufe corrofive. Parce que, quoique la nature tende à s'en délivrer par le
vomiffement, avant qu'elle en fût venu
à bout, l'eftomac feroit rongé, puifqu'alors c'eft l'érofion qui le produit.
Il faut changer la nature de cette caufe,
lui ôter fa qualité corrofive, c'eft la
détruire & arrêter fon effet nuifible.
L'humeur qui s'engendre dans l'eftomac,

acquiert quelquefois une qualité femblable, elle demande le même procédé.
On appelle ces vomiffemens, *fymptomatiques*, ainfi que tous les phénomenes
des maladies, contraires à la fanté à ces
deux égards. On peut placer dans cette
claffe, c'eft-à-dire, parmi les vomiffemens dont aucun bon effet ne peut s'en-
fuivre, les vomiffemens fympatiques,
c'eft-à-dire, ceux qui dépendent d'une
partie malade, autre que l'eftomac.
Mais toutes les fois que le vomiffement
ou préfent, ou imminent dépend d'une
caufe dans l'eftomac, qui peut être
expulfée, il eft falutaire quant à fon
effet, & d'autant plus falutaire que la
nature tend à l'employer fans remedes,
comme la voie la plus courte, la plus
aifée & la plus fûre pour fe délivrer
d'une caufe nuifble, préférablement
à celle des inteftins, qui eft beaucoup
plus longue, & qui ne pourroit lui fervir
que pour s'en délivrer en partie, l'autre
partie ayant le tems, pendant ce long
trajet, de paffer dans le fang par les
veines lactées. Donc toutes les fois que
le vomiffement produit, tenté, ou
médité par la feule nature dépend d'une
telle caufe, étant falutaire, il eft très-
falutaire auffi de le faciliter par le vomiffement artificiel. Il eft également &
encore plus falutaire de le devancer,

parce que si l'on abandonnoit à la seule
nature l'évacuation, ou la dissipation
des humeurs dépravées, elles auroient
souvent le tems de s'accumuler au point,
qu'elle seroit impuissante pour cette
opération, & qu'elle succomberoit. Au
reste on a des signes qui montrent que
la nature souffrante médite l'expulsion
salutaire plus ou moins prochaine d'une
cause contrenaturelle, & nuisible qui la
rend malade ou qui la menace de maladie. *Est autem & præcognitio antequàm ægrotent.* Hipp

Pour donner aux objections que nous
venons de détruire, une force qu'elles
n'ont pas par elles mêmes, on ajoute:
Hippocrate donnoit très peu de remedes, & laissoit beaucoup agir la
nature; aujourd'hui il y a d'habiles
Médecins qui guérissent sans remedes,
ou presque sans remedes, qui défendent
d'en prendre, & qui proscrivent surtout
l'usage des émétiques.

Nous avons déjà vû les raisons qu'a-
voit Hippocrate de donner peu de remedes, & après ce que nous en avons
dit bien loin de trouver étrange qu'il
fût aussi réservé, sur leur usage, nous
sommes plutôt surpris qu'il ne le fût pas
encore plus. Quand on dit qu'il faut,
comme lui, laisser agir la nature, on
suppose faussement, & l'on donne à

entendre que les autres l'empêchent d'agir. Il y a deux façons oppofées de ne pas laiffer agir la nature : ou en lui facilitant fon opération, ou en l'empêchant de la faire. Les remedes que donne un Médecin qui connoit la nature, ne font pas un ouvrage différent de celui qu'elle veut faire, ou ne la forcent pas d'en faire un oppofé à fes vues, mais ils la mettent à même de le faire plus aifément, & avec moins de rifque. Si Hippocrate avoit pu la favorifer ainfi, il l'auroit fait. Mais dans cette impoffibilité , il fe contentoit de ne pas la troubler , puifqu'il n'avoit que des remedes propres à cela. Il ne manquoit ni de lumieres ni de bonne volonté pour voir & défirer les avantages d'une autre méthode (*a*). Mais obligé le plus fouvent d'obferver la nature toute feule, parce qu'il n'obfervoit pas des effets bien falutaires de fes remedes, ce grand obfervateur , au lieu de cela , auroit obfervé plus fouvent les effets des remedes, s'il en avoit eu , comme nous, de meilleurs à attendre parce que , comme c'eft toujours la nature qui opére, c'eft toujours elle qu'on obferve dans leurs effets. Ce n'eft même que cette maniere d'obferver la nature qui a

____

(*a*) V. La note. *Primis quidèm quatuor*..... p. 287.

fait faire des progrés à la Médecine, &
qui lui en fera faire de plus en plus ;
car obſerver les phénomenes de la nature
dans les meladies, dans un état de travail pénible, & de ſouffrance, ſans lui
donner aucun ſecours, ou ne la point
obſerver, c'eſt fort égal pour l'avance-
ment de la Médecine, & l'avantage
des hommes.

Hippocrate donnoit peu de remedes ;
nous faiſons bien plus, nous n'en donnons point du tout de ceux qu'il pref-
crivoit, nous les avons tous bannis pour
être trop violens & pernicieux. Mais
heureuſement nous pouvons leur en
ſubſtituer d'infiniment plus doux, qui
donnés dix fois dans une maladie occa-
ſionnent moins de mouvement & de
trouble dans la machine, que les ſiens
donnés une ſeule fois. Faute de connoître
les moyens de procurer des vomiſſemens
ſuffiſans d'une maniere douce & ſans
danger, il étoit reduit aux deux extrêmités, ou à ne procurer que des vomiſſemens imparfaits, & comme par indi-
geſtion, & avec cela très fatigans (a) ;

(a) Poſt balneum calidum præbibant vini meri
heminam, mox cibos cujusvis generis aſſumant, neque inter cibos, aut poſt eos bibant, ſed ſe conti-
neant quanto tempore quis quatuor ſtadia percurrat.
Deindè triplex illis vinum in potum permiſcebis, auſ-
terum, dulce, & acidum, primùm quidèm meracius

ou à en procurer de plus violens encore
par des remedes cauftiques toujours
dangereux (*a*). Cependant c'étoit fes
remedes les plus familiers (*b*) & nous
fommes bien plus réfervés fur l'ufage
des nôtres, quoiqu'infiniment plus doux.

Telles étoient les raifons qui enga-
geoient Hippocrate à ne pas prodiguer

---

fenfim & ex magno intervallo, deinde verò dilutius,
celerius & affatim. *De falub. vict. rat.*

Vomitionibus autem poft cibos cujusvis generis
humidiores ter in menfe, utantur, ficciores verò
bis..... a bubulâ & porcinâ carne, aut à quibus vis
aliis, qui fupra modum repletus vomat. Quin etiam
ex cafeoforum, & dulcium & pinguium minimè
confuetorum repletione vomere confert, poft ebrie-
tatem quoque .... *de vict. rat.....* primùm cùm vomitum inducere volet ..... cùnque jam oppletus
fuerit .... vini aquâ tepidâ temperati magno epoto
poculo vomat. . *de intern. affect.*

(*a*) Tels font ceux que nous avons déjà rapportés,
l'hellebore blanc, le turbit bâtard, l'élaterium, &
l'on ne fait trop quelle plante, qu'il appelle fefa-
moïde, qui eft fi acre que les hellebores, tout acres
qu'ils font, il les croit affez doux pour la corriger.
Sefamoides furfùm purgat.... admifcetur etiam vera-
tris .... & itaminùs fuffocat. de rat. vict. in morb. ac.

(*b*) Ce font ceux qu'on y rencontre le plus fréquemment : vomitiones quoque primùm quidèm
duobus interpofitis diebus, deindè longiore inter-
jecto tempore, faciendæ, quò & corpus ad puram
carnem redducas, & victus rationem hoc tempore
(le printems) mollem inftituas. *de vict. rat...* in hæ-
morrhoidibus ... vomat autem feptimo quoque die.
de rat. vict. in morb. ac.

At verò qui fingulis menfibus bis vomere confue-
vit, hunc præftat duobus ex ordine diebus vomitum
ciere, quàm decimo quinto die. *de falub. vict rat.*

les remedes. Malgré cela, il voyoit la nécessité qu'il y avoit d'en donner, & il en donnoit. Les Médecins d'aujourd'hui n'ayant pas de semblables raisons, quelles peuvent être celles de ceux qui semblent vouloir les bannir entierement de la Médecine, & que vous supposez habiles ? Avant d'aller plus loin, il faut observer qu'il y a des Médecins qui ne font réputés habiles que par quelques cures isolées, & procurées par des moyens singuliers, qui suffisent pour leur donner de la célébrité, & qu'il y en a d'autres qui sont habiles par des cures nombreuses, procurées par des moyens ordinaires qui ne font presque pas de sensation dans le public, quoique leur application bien entendue suppose beaucoup plus de génie & de savoir. Si ces Médecins, dont vous parlez, faisoient des cures nombreuses sans remedes, ils seroient effectivement si habiles, qu'il y auroit en eux quelque chose qui tiendroit du prodige. Que si, sans avoir rien de surnaturel, ils sont aussi habiles que vous les supposez, que font donc les praticiens, tant anciens que modernes, & existans, fameux par leurs heureux & nombreux succès? Les ont ils eû autrement que par l'administration fréquente, mais très-prudente, de remedes, surtout de ceux dont il est

ici principalement queſtion, & comment
cela a-t-il pû ſe faire? quelques uns d'eux
cependant ſemblent les condamner dans
quelques endroits de leurs écrits, mais
ſi l'on y fait bien attention, tout ſe reduit chez eux, à cet égard, à faire voir
la néceſſité qu'il y a d'être extrêmement
circonſpect ſur leur uſage, & la condamnation qu'ils ſemblent faire des
remedes ne tombe que ſur leur mauvaiſe
adminiſtration, autrement ils ſeroient
en contradiction avec eux-mêmes. Tout
les autres ſont du même avis, & ce diſcours fait pour prouver l'utilité, & la
néceſſité des remedes, eſt rempli des
mêmes conſeils. (*a*) Quel eſt donc le

(*a*) Hoffmann fait une diſſertation ſur les effets
pernicieux & meurtriers des remedes forts, de ceux
donnés par les charlatans, & ſi l'on en détachoit
certains paſſages tout entiers, & aſſez longs, il
feroît facile à quelqu'un de les faire ſervir à prouver
que Hoffmann condamne entiérement l'uſage de tout
remede. Cependant écoutons ce qu'il enſeigne ailleurs : *nulla in univerſo corpore pars...* V. Suprà p.
192. exquo porrò intelligitur quàm prudenter ii
Medici agant, qui in omni morborum curatione,
ante omnia, ad ſtatum primarum viarum mentem
advertunt, & proſpiciunt, ut per congrua eva-
cuantia, emetica, laxantia, clyſteres, & id genus
alia, morboſi fomites ibi contenti, ſive peſſimorum
humorum conferta ſuburra expurgetur, *de cauſ.
morbif. ſede.*
  Dans le paragraphe ſuivant, il n'y a preſque point
de maladies qu'il n'attribue à la même cauſe. Mais
ces humeurs de tant d'eſpeces différentes, pour
produire tant de diverſes maladies, agiſſent ſur les

but

but de ces Médecins habiles? Il n'y en
a qu'un qui pût les fauver de quelque
foupçon injurieux , encore ne feroit-il
fondé que fur une fauffe fuppofition : ce
feroit celui de guérir les hommes de la
trop grande envie de prendre des remedes. Mais ce feroit combattre des
géans imaginaires dont on auroit bonne
compofition. Qui font ceux qui ont cette
trop grande envie ? Une partie d'un
très petit nombre de gens , ou réellement maladifs , ou malades imaginaires.
Je dis une partie, car tous ceux de ces
deux efpeces fe plaignent bien fans
ceffe , mais il s'en faut bien que tous
foient empreffés de prendre des remedes.
Tout le refte des hommes en ont de l'a-
verfion. Et comme il eft infiniment plus
facile d'augmenter un penchant que de
le diminuer, le très petit nombre qu'on
voudroit corriger, ne le fera pas , &
le très grand empirera. On manquera
le petit bien qu'on veut faire , & l'on
fera un grand mal. Auffi eft-ce de ces
confeils adreffés à tous les hommes que
naiffent la plûpart des objections qu'on
fait contre les remedes. On eft bien aife
d'avoir un prétexte pour les éluder , fans
avouer la foibleffe de la répugnance qui

parties nervofo-membraneufes , & plus ou moins
fuivant leur dégré de fenfibilité. Il faut donc auffi y
avoir égard dans l'adminiftration des remedes qui
attaquent directement ces caufes.

Q

en eft la véritable caufe. Il en eft de même des confeils particuliers : un homme eft attaqué d'une apoplexie de fang, le Médecin qui fe trouve fur les lieux veut le faire faigner ; mais fon efculape lui avoit défendu la faignée, les affiftans s'y oppofent ; on envoie chercher celui-ci, il lui faut vingt-quatre heures pour arriver ; il le fait faigner, mais il n'eft plus tems. Tournons donc tous nos efforts uniquement du côté de l'adminiftration qui fait beaucoup de bien ou beaucoup de mal fuivant qu'elle eft éclairée & prudente, ou aveugle & inconfidérée. Mais il eft trop clair qu'ils ont un autre but que celui que vous venez de leur fuppofer. Il pourroit bien fe faire que leur intérêt particulier fût leur unique mobile, fans fe foucier du mal qu'il en peut réfulter pour les hommes, puifque vous les fuppofez habiles, & qu'un tel Médecin ne peut s'empêcher de reconnoître la néceffité des remedes pour guérir le plus grand nombre de maladies, & qu'enfin l'habileté ne confifte qu'à favoir les employer à propos. (*a*) Tout homme

---

(*a*) Tous les remedes font bons, tous les remedes font mauvais ; c'eft la main qui les donne, qui leur communique leur bonne ou leur mauvaife qualité.

a natureilement pour but son avantage,
mais il ne doit y tendre que par des
moyens honnêtes, c'est-à-dire, toujours
utiles aux hommes; c'est pour lui un
second avantage qui doit le flatter & le
satisfaire plus que le premier, & sans
lequel l'autre est compté pour rien.

Mais ils croyent, peut-être, que,
malgré le peu de penchant naturel pour
les remedes, les hommes ne laissent pas
de se tuer à force d'en prendre, dans la
vue de se conserver ou de se guérir, &
que c'est leur rendre un grand service
que de les en empêcher. C'est fort bien:
& pour les empêcher de se tuer à force
de remedes, on leur défend d'en prendre
aucun. Voila une étrange façon de les
empêcher de se tuer. C'est-à-dire que,
pour les empêcher de se tuer d'une façon,
dont il ne leur prendra jamais envie,
on veut les tuer d'une autre, pour laquelle ils ont toujours témoigné beaucoup d'empressement. Il est vrai que
vous esperez qu'ils vous sauront gré, &
qu'ils vous tiendront compte de les tuer
d'une maniere plus agréable, quoique
plus sure, puisque vous leur épargnez
le désagrement des remedes.

Se tuer à force de remedes, ou même
pour rabattre de la force de l'expression,
se tuer simplement par des remedes,
tombe sur leur usage trop grand, ou

mal entendu , ou fans néceffité. C'eft
donc un cas particulier, & vous en tirez
une conféquence générale. Cela vous
conduit néceffairement à foutenir que
tout remede , toute adminiftration de
remedes , eft nuifible au corps & à la
fanté , lors même qu'ils femblent procurer du foulagement , ou la guérifon ,
ce dont on ne fauroit être affuré. Commençons par examiner fi ce doute eft
fondé. Je vois un remede fuivi de l effet
que j'en attendois , & que j'avois deffein
de produire , fuivi immédiatement de
la diminution fenfible du mal , de la
ceffation entiere d'un de fes fymptomes.
Il n'y a que des aveugles & des fourds
volontaires qui puiffent dire que tout
cela feroit arrivé à point nommé , à la
même heure , & même à ma volonté ,
quand même il n'y auroit point eu de
remede donné. Mais ce n'eft pas à eux
que je parle. On ne peut dire cela qu'à
l'égard des chofes qui n'ont naturellement aucune rélation enfemble , vous
vous trouvez guéri de la colique en
voyant voler un corbeau. Elle vous
auroit quitté également , & à la même
heure , quand vous ne l'auriez pas vu ,
parce que ni lui ni fon vol , n'ont aucune
action , ni aucune influence fur votre
corps. Mais un remede agit fur lui , &
fi vous niez le bon effet que je vois le

fuivre, je fuis encore plus en droit de nier le mauvais dont je le vois quelquefois fuivi, & je ferois d'autant mieux fondé, que je pourrois l'attribuer à la violence du mal qui auroit pu également empirer fans remedes, comme je le vois tous les jours. Et quand, de meilleure foi, je l'attribue au remede, c'eft que j'ai des raifons fondées fur l'obfervation, de croire qu'il ne convenoit pas. Voilà donc le bon effet d'un remede conftaté. Cela me fuffit pour détruire votre prétention qui les exclut tous. Il n'a produit ce bon effet que par ce qu'il a été adminiftré à propos. Pourquoi donc fi un eft adminiftré à propos, plufieurs ne pourront ils pas l'être? Vous allez dire, peut-être, que c'eft le hazard qui l'a fait trouver propre à produire ce bon effet. Mais, outre que cela prouveroit toujours qu'un remede, au lieu de faire du mal, comme il le devroit, puifque, felon vous, ils en font tous, feroit du bien & fauveroit la vie quelquefois, quoique par hazard ; outre que ce hazard ne peut être conçu autrement que comme le concours de certaines circonftances favorables, qu'un Médecin peut faifir à force d'expériences, de raifonnement, & de favoir, & les mettre à profit plus ou moins fouvent, fuivant fes lumieres & fa fagacité, ce qui dé-

truiroit votre affertion ; outre tout cela ,
fi vous entendez un hazard tout à fait
indépendant des connoiffances humaines , comment en ferez vous dépendre
les fuccès conftans , & multipliés de
certains praticiens , vis-à-vis des mal-
heureux fuccès également multipliés de
certains autres ? Ce hazard eft-ce une
intelligence maitreffe des hommes &
qui prenne à tâche de favorifer conftamment les uns , & de contrarier les
autres avec la même conftance ? Donc
fi le bon effet d'un remede dépend une
fois feulement de fa bonne adminiftration , comme on n'en peut douter , laquelle fuppofe néceffairement des connoiffances humaines pour la faire , elle
peut également avoir lieu deux , trois
fois , mille fois par la même raifon. Et
cela non-feulement eft poffible , mais
encore réel & effectif , comme il eft
prouvé par la fimilitude des faits.

Malgré cela , j'avoue fans peine en
gémiffant que cette bonne adminiftration eft bien plus rare que la mauvaife ,
rélativement aux divers fujets à qui les
malades font livrés. Cela prouve qu'il
y en a beaucoup qui font incapables de
remplir un emploi auffi difficile , cela
n'eft pas de la queftion. Les plus capables mêmes fe trompent quelquefois.
Mais pourquoi exigeroit-on d'un Mé-

decin, ce qu'on ne sauroit exiger d'aucun homme de tout autre état? Et-il une divinité pour être infaillible? Mais une science doit avoir des régles sures. Mais ne se trompe-t-on pas souvent à l'égard même des sciences demonstratives dans l'application que l'on fait de ces régles sures? Tout cela nous écarte encore de la question.

Il s'agit de savoir si les remedes bien administrés, en faisant du bien d'un côté, ne font pas du mal de l'autre. Le fait est que souvent après une maladie bien traitée avec des remedes & le reite de la bonne conduite, le sujet se porte beaucoup mieux qu'avant même de tomber malade. Où est le mal qui balance le bien? A l'égard des raisons physiques, je crois les avoir suffisamment établies, & je ne crois pas qu'on en puisse donner d'aussi bonnes pour les détruire, toutes les fois qu'on verra une prompte guérison suivre de près l'administration des remedes, la seule preuve qu'elle a été bien faite.

J'ajoute cependant un raisonnement que je regarde comme une démonstration : tout action d'un corps sur un autre, qui y est suivie de son effet, y produit nécessairement un changement. Cet état nouveau arrivé dans le corps humain par l'action d'un autre corps,

ne peut être que, ou favorable ou nuifible à fon meilleur état, l'en approcher,
ou l'en éloigner. Je vois l'action d'un
remede fuivie immédiatement d'un meilleur état du corps fur lequel il a agi. Je
le vois, le malade le fent encore mieux.
Donc, dans ce cas il eft démontré
même phyfiquement que le remede a
mis le malade dans un meilleur état
qu'il n'étoit, & même qu'il ne feroit,
s'il ne l'avoit pas pris. Quelle eft celle
de ces propofitions qu'on peut nier ? Ne
procédent elles pas néceffairement l'une
de l'autre ? Ce meilleur état n'eft - il
pas l'effet de cette action ? Il faut donc
nier cette action. Mais on ne le peut
par ma premiere propofition ; & fi elle
étoit fuivie d'un plus mauvais état,
vous feriez fervir le même raifonnement
pour le lui attribuer. Ce meilleur état
feroit-il arrivé dans ce même tems fans
cette action ? S'il avoit dû arriver fans
cette action, elle auroit été de trop, &
par conféquent nuifible. C'eft contradictoire. Seroit - il arrivé plus tard ?
Pendant cet intervalle la nature auroit
fupporté des travaux proportionnés à
leur force & à leur durée, qui l'auroient
affoiblie, altérée dans cette même proportion. Dira-t-on que l'action du remede l'a autant altérée qu'auroit fait le
mal dans l'efpace de trois ou quatre

jours, au bout defquels on peut fuppofer que le corps fe feroit trouvé, par
les feules forces de la nature, au même
dégré de bien ? Il faut donc fuppofer
que dans l'efpace de quatre, fix, ou
même dix heures que peut durer l'action
d'un remede, que je fuppofe d'ailleurs
convenir le mieux, la fomme des travaux a été égale à celle de trois jours.
Il faut donc que ces travaux ayent augmente en force à proportion de ce qu'ils
ont diminué de durée, ou qu'ils ayent
reçu en énergie ce qu'ils ont perdu de
durée. De façon que dans fix heures ils
ayent foixante & douze dégrés de violence, c'eft-à-dire à chaque heure, à
chaque inftant, ils ayent onze dégrés &
demi de violence pour un qu'ils auroient
feulement fans le remede. Mais on ne
peut mefurer les forces que par leurs
effets ; s'apperçoit-on, le malade s'apperçoit il qu'il eft tourmenté ou que la
nature fouffre, pendant l'effet d'un remede, onze fois autant que l'inftant
avant de le prendre ? à peine fouvent
s'apperçoit-il d'être un peu plus fatigué,
fi ce n'eft par quelque anxiété qui ne
dure guére que le tems qui précéde
l'évacuation, & qui fouvent auffi, dès
qu'elle commence, difparoit & fait
place à un bien-être qu'il ne fentoit pas
auparavant.

Q 5

Le feul retranchement qui refte eft celui-ci : on peut guérir fans remedes, & l'on évite au moins le défagrément de les prendre, & la fatique de les rendre. Cette propofition renferme deux affertions, l'une vraie l'autre fauffe. Celle-ci paffe à la faveur de l'autre. L'on évite le défagrément des remedes, cela eft vrai ; mais cela vaut-il le bien dont on fe prive ? Cependant ce petit avantage d'éviter ce défagrément donne affez de crédit à la prétendue poffibilité de guérifon fans remedes, pour la faire paffer pour réelle. On a fouvent tant d'averfion pour les remedes qu'un malade feroit porté à croire plus facilement un ruftre qui l'affureroit de le guérir fans remedes, qu'un ange qui l'affureroit que cela ne fe peut pas. Mais qu'en arrive-t-il ? Il eft très-rare que ces belles promeffes s'effectuent ; ou il en faut venir à la fin & fouvent trop tard aux remedes qu'on a méprifé, ou le malade languit long-tems, foit dans fa même fituation, foit dans une autre, la maladie ayant changé de face par des métuftafes, des dépôts, ou des obf-tructions. Ce font des cas qu'on voit arriver tous les jours pour n'avoir pas fait des remedes à tems, foit par con-feil, foit de fon chef. Je fai qu'il y a quelques maladies, ou plutôt quelques circonſtances de maladies, où ces ſortes de remedes ne ſont pas néceſſaires, ou même point convenables. Mais ce ſont, à la régle générale, des exceptions qui la confirment.

Mais tout au moins, direz vous, il en faut peu. Si vous entendez par-là qu'il n'en faut pas trop, nous ſommes très-d'accord. Mais ſouvent, pour éviter un écueil, on tombe dans un autre non moins dangereux ; pour en faire peu on en fait trop peu. C'eſt la longueur de la maladie qui décide du nombre. Les autres circonſtances, comme celles des changemens qui y arrivent, des ſymptomes, des tempéramens, de l'âge, du ſexe, des forces, ne décident que de la doſe, & du choix de l'eſpece, & plus la maladie paroit mauvaiſe, & ſes progrés rapides, plus l'on doit ſe preſſer pour ne pas lui donner le tems de devenir inſurmontable. Mais bien des Médecins, pour ménager, non le malade, mais ſon goût, ménagent ſi bien la maladie, qu'ils la laiſſent trainer en longueur, toujours au détriment du ſujet à qui la moindre choſe qui puiſſe en arriver, c'eſt d'être long-tems lan- guiſſant par les réliquats d'une maladie qui n'a pas été parfaitement détruite. Cependant ils n'ont pas toujours tort ; vous dites que votre Médecin ne veut pas vous faire prendre beaucoup de remedes, ni tel ou tel remede, qu'un autre trouve convenable dans pareille circonstance. Prenez garde, d'où vient qu'il n'est pas aussi reservé pour d'autres malades ? C'est qu'il connoit votre goût & votre caractére; il vous a pénétré à travers votre docilité apparente, & il veut vous épargner, & s'épargner à lui-même jusqu'au désagrément de vous révolter contre la seule proposition qu'il vous en feroit; &, persuadé qu'il ne pourroit pas vaincre votre répugnance, & qu'un autre, peut être, encore plus indulgent, lui accorderoit encore plus, il se détermine à tirer de vous le moins mauvais parti possible. J'en connois cependant qui ne pouvant pas, par l'opposition que vous y mettez, vous faire tout le bien que la nature du mal peut permettre, aimeroient mieux, sacrifiant leur intérêt personnel, qu'un autre eût pour vous des indulgences nuisibles, que d'avoir à se les reprocher. On pourroit, peut-être, aussi leur reprocher trop de délicatesse; il suffit d'empêcher un plus grand mal, & de faire tout le bien qu'on peut, quand on ne peut pas tout celui qui seroit d'ailleurs possible. Tout le mal qu'il y a quelquefois, c'est qu'accoutumé de voir des personnes qui exigent ces sortes de

ménagemens contraires à leur guérison,
un Médecin, trompé par les apparences,
suppose souvent ce même défaut dans
bien d'autres qui ne l'ont pas, & il les
traite en conséquence. De façon que
ceux-ci lui supposent à leur tour un
dessein qu'il n'a pas. Une dame qui ne
cherchoit pas à être mignardée autant
que bien d'autres, demandoit à son
Médecin, pourquoi il ne traitoit pas
ses femmes comme elle, & pourquoi
elles étoient bien plutôt guéries. Je ne
sai ce qu'il lui répondit, mais pour se
tirer d'affaire, il n'avoit rien de mieux
à dire, si non qu'il croyoit qu'elle trouveroit mauvais d'être traitée comme
ses femmes de chambre.

Il faut qu'il y ait des Médecins de
toute espece conformes aux différens
caractères. Ceux qui ne sont pas du goût
des uns, plaisent aux autres. Il y en a
qui veulent être traités sans façon,
pourvû qu'on les guérisse promptement;
peu importe aux autres qu'on les traine
en longueur, qu'on ne les guérisse même
point, pourvû qu'on les caresse, &
qu'on les amuse. La Médecine se fait
aujourd'hui d'une maniere si gratieuse,
qu'un de mes amis, qui venoit de l'é-
prouver dans un pays où domine cette
émulation de douceur, me disoit que
cela est si joli, si joli, qu'il voudroit

être plus riche , pour avoir le plaisir d'être malade plus souvent. Je croyois qu'il alloit ajouter, qu'il auroit plus de plaisir de mourir par un semblable traitement que de guérir par un autre. Cela me fait ressouvenir de ce que M. F. qui n'étoit pas un Médecin des plus galants, disoit à une dame de distinction qui s'en plaignoit : *ici les Medecins n'entretiennent pas leurs malades de jolies choses , mais ils les guérissent.*

J'ai pourtant une observation à faire à ceux qui cherchent des Médecins trop indulgens. Ils supposent qu'un Médecin est le maitre de leur éviter tel ou tel remede , & au lieu de lui dire, traitez moi comme la nature de mon mal le demande, ils lui disent, traitez moi comme je le souhaite; cependant je vous appelle pour me guérir. Il faut donc ou qu'ils prennent le Médecin pour un magicien, ou que, ne l'appellant que pour la forme, ils se croyent meilleurs Médecins que lui. Dans ce dernier cas il falloit l'avoir averti , & ne pas lui dire que vous l'appelliez pour vous guérir lui-même; dans le premier il falloit qu'on lui eût appris une autre science que celle de la nature. Vous croyez que, comme tout ce qui vous environne, vous obéit, & vous flatte, les Médecins doivent le faire aussi , puis-

que vous les payez également. Mais
vous ne penſez pas qu'ils ſont les mi-
niſtres de la nature, qui eſt une mai-
treſſe encore plus puiſſante & plus
impérieuſe que vous, & que ſes miniſ-
tres ne peuvent ſervir & contenter en
même tems deux maîtres auſſi oppoſés.
Si au contraire ils étoient les maîtres
de la nature, comme vous le ſuppoſez,
quel intérêt pourroient ils avoir à ne pas
vous traiter de votre goût? Il faut que
l'amour de la flatterie, & des complai-
ſances ſoit bien fort pour aveugler les
hommes à ce point ſur leurs véritables
intérêts. Car s'il leur permettoit de
raiſonner, ils diroient, cet homme qui
n'a pas pour nous autant de complai-
ſance que nous voudrions, & que d'autres en ont, qu'eſpére-t-il d'y gagner?
Il ſait, à n'en pouvoir douter, qu'il y a
à parier cent contre un qu'il ne s'attirera
pas par-là notre confiance, ni cette
eſpece de bienveillance qu'on accorde
préférablement aux complaiſans, &
qu'il perdra tout ce qu'il en pourroit
attendre. Il faut donc que l'amour de la
vérité l'emporte ſur ſon intérêt per-
ſonnel, & qu'il n'ait d'autre vue, en ne
voulant pas s'en écarter, que celle de
ſuivre ſon devoir qui eſt de nous procurer la ſanté. Ce dont on devroit tout
au moins douter dans celui qui péné-

trant dans notre intérieur par nos yeux, notre maintien, nos discours &c; s'accorde trop bien avec notre inclination. Médecins, opposez le charme des caresses, de la flatterie, de la douce persuasion à l'appas qui attire un homme dans le précipice, c'est là votre devoir, mais ne l'employez jamais pour y accélérer sa chûte (*a*).

Qu'on fasse tous les raisonnemens que les préjugés, la mignardise, ou la délicatesse pourront suggérer contre les remedes, ils n'empêcheront pas qu'on n'observe toujours, si l'on veut s'en donner la peine & en convenir, qu'il n'y a presque point de maladies qui puissent se guérir sans leur secours, & où ils ne soient indispensables : dans le plus grand nombre, comme les seuls, & absolument curatifs, telles que sont toutes les fievres humorales, & l'état qui en menace par des signes évidens de corruption dans les premieres voies, & bien d'autres maladies qui en dépendent ; & comme auxiliaires dans les autres qui ont quelqu'autre cause pro-

---

(*a*) Quæ omnia placidè & succintè facienda, ita ut plerumque in ipsâ administratione ægrum celet, hilari & sereno vultu esse jubeat, eumque à suis cupiditatibus deterreat, simulque eum commonefaciendo, & blandè excipiendo consoletur. *Hippocr. de dec. hab.*

chaine particuliere. Dans les unes & les autres il faut d'autres remedes qui font dans les premieres auxiliaires, & curatifs dans les dernieres, comme les remedes évacuans font auxiliaires dans celles-ci, & curatifs dans les autres. La guérifon de toutes les maladies dépend fi bien de la combinaifon bien entendue & bien placée de tous ces remedes, qu'ils ne fauroient réuffir les uns fans les autres. bien plus on obferve dans la pratique bien des maladies, où l'on ne donnoit d'abord des remedes évacuans qu'en qualité de préparans, & pour faciliter le bon effet des remedes propres & curatifs, ou fpécifiques, dont on croioit avoir befoin, & qui étoient enfuite de refte, les premiers ayant fait l'office des uns & des autres.

Mais ils produifent quelquefois de mauvais effets. Cela n'eft que trop vrai. Concluez-vous de-là qu'il n'en faut point faire? Vous auriez raifon, s'il étoit poffible de fe guérir fans leur fecours, mais ne l'étant pas, le feul parti qui refte, eft de prendre toutes les précautions néceffaires pour qu'ils ne faffent aucun mal, ce qui eft très-poffible. On fe trouve mal des remedes pour l'ordinaire, ou pour ne pas fuivre exactement la conduite que vous prefcrit un bon Médecin, ou pour fuivre les con-

feils des mauvais. J'entends par ces
derniers, outre ceux qui n'en ont que
le nom, tous les autres donneurs d'avis,
donneurs de remedes, les foi-difant-
guériffeurs. Je fais que les émétiques &
les purgatifs ont fouvent des fuites fâcheufes; on voit des évacuations jufqu'au
fang, des vomiffemens violens, ou pro-
longés au-delà du terme convenable,
qui épuifent de fatigue, des fuperpur-
gations, des coliques, des pefanteurs,
ou des foibleffes d'eftomac qui rendent
les digeftions difficiles & fatigantes,
&c. Mais je foutiens que cela n'arrive
prefque jamais à des malades dociles
& raifonnables, & en même tems conduits par un Médecin prudent & éclairé.
Un tel Médecin fait qu'il y a des tempéramens doués d'une fi grande fenfibi-
bilité qu'il ne faut y toucher que légerement, & avec toute la circonfpection
poffible; qu'un remede qui fe feroit à
peine fentir à d'autres, eft quelquefois
capable de les émouvoir violemment.
Il évite les remedes corrofifs (fi l'on
peut les appeller remedes) toujours
capables de caufer du défordre dans
quelque tempérament que ce foit. Qu'il
foit fort ou foible, leur nature eft telle
qu'il faut néceffairement qu'ils exercent
leur action corrofive fur toute partie
animée, il n'y aura jamais que la dif-

férence du plus au moins. Dans le choix
qu'il fait des autres, il a toujours égard
aux indications qui se tirent des symptomes de la maladie, de l'âge, du
tempérament &c. Il en a pour le moins
autant aux contre-indications, pour
éviter de faire du mal d'un côté, en
voulant faire du bien de l'autre. L'inat-
tention à cet égard est, peut-être, la
source la plus féconde des mauvaises
suites des remedes. J'en ai vu des exemples sans nombre. Si un tel Médecin
trouve des malades assez dociles pour
se conduire parfaitement suivant ses
vues, ils sont très-rarement exposés à
ces inconveniens. On attribue souvent
aux remedes des effets qui ne le sont que
de la mauvaise conduite : il y en a qui,
prenant des remedes même les plus
convenables, se conduisent si mal qu'il
n'est pas possible qu'ils s'en trouvent
bien. A ne considérer, comme on le doit,
ce qui se passe dans le corps à l'occasion
d'un remede, que comme un travail,
ou un exercice, cela seul demande des
attentions. N'est-il pas vrai qu'un
homme qui a bien travaillé, par-
exemple à fendre du bois pendant quelques heures, ou qui a fait une course de
toutes ses forces, ne peut plus continuer
jusqu'à ce qu'il se soit reposé, & qu'il
ait repris de nouvelles forces ? Il n'est

de même de celui qui a pris un remede,
furtout un émetique. La difference qu'il
y a, c'eſt que dans le premier ce ſont les
muſcles qui ont le plus ſupporté la
peine, dans l'autre, outre les muſcles,
ce ſont principalement les organes deſ-
tinés à la digeſtion, ils ſont fatigués,
ils ont beſoin de repos. L'ouvrage de
l'eſtomac eſt de digérer, comme celui
des jambes de vous porter. Si vous ne
pouvez obliger, pour un tems, celles-ci
à vous ſervir lorſqu'elles ſont bien
laſſes, pourquoi voulez-vous forcer
l'autre à travailler tandis qu'il a beſoin
de repos ? Il ne le peut pas, & l'ouvrage que vous lui donnez, reſte à
faire. Donnez-lui le tems de ſe repoſer,
de prendre de nouvelles forces, il vous
ſervira alors mieux qu'auparavant, parce
qu'il n'y aura plus d'obſtacles qui s'op-
poſent à ſes fonctions ; ſans quoi les
aliments, s'ils ne ſont de la claſſe de
ceux qui ſont tout digérés, continue-
ront de l'exercer & de le fatiguer, ſans
qu'il puiſſe venir à bout de les digérer.
Voilà autant ou plus de corruption
qu'il y en avoit avant de prendre le
remede : corruption qui fait plus de
ravage que la premiere, parce qu'il eſt
moins en état de ſupporter la peine
qu'elle lui donne. De-là la continuité
de vomiſſement, ou d'envies de vomir,

les superpurgations, les dégoûts, les
pesanteurs douloureuses de l'estomac.
Effet qu'on ne manque pas d'attribuer
au remede, quoiqu'il en eût produit un
tout contraire, si l'on ne l'avoit pas
empêché. Ce qui arrive encore de bien
d'autres manieres qu'il seroit trop long
de rapporter. On comprend bien que
je ne veux parler ici que de ces indispositions qui, sans être trop graves, ne
laissent pas de demander des remedes ;
car dans les maladies sérieuses, on n'en
est pas quitte à si bon marché pour les
fautes qu'on commet, très-souvent il en
coûte la vie.

C'est ainsi que les remedes les mieux
ordonnés, & les plus convenables ont
souvent des suites fâcheuses. Mais combien de remedes qui, n'ayant pas ces
deux conditions, ne peuvent manquer
de faire de mauvais effets ? Combien
de gens qui exercent la Médecine sans
la savoir, qui, ne pouvant jamais avoir
pour guide ni la nature, ni les indications qu'elle présente, ni la balance
qu'on doit tenir entre les indications, &
les contre-indications, ne peuvent que
donner des remedes peu convenables,
& à qui on ne laisse pas de se livrer,
ou forcé par les circonstances, ou volontairement, & par préférence, engagé à cela, non par les merveilles qu'ils

font, mais par celles qu'ils ſavent vous raconter. On peut rapporter à cette claſſe´ les remedes conſeillés par des gens de quelque état que ce ſoit, qui n'a aucun rapport à la Médecine, & ceux qu'on fait de ſa tête par une fauſſe & trop générale application de cette maxime, qu'on doit être Médecin de ſoi-même. J'ai connu un homme d'eſprit & ſurtout de beaucoup de bon ſens qui m'a aſſuré qu'il avoit toujours évité, & qu'il éviteroit toujours de lire des livres de Médecine, ou qui parlent de remedes, dans la crainte, diſoit-il, que, ſur la moindre choſe qu'il ſentiroit, il ne s'imaginât, mal-à-propos, avoir quelqu'une des maladies dont il auroit pris de fauſſes idées dans les livres, & dans la crainte que, voulant ſe guérir d'une maladie qu'il n'auroit pas, ou même de celle qu'il pourroit avoir, il ne prît des remedes dont il ne connoîtroit pas aſſez la nature, ni l'application qu'il en faut faire. Ajoutant que, ſans avoir pour lui ce ménagement attentif que produit la crainte continuelle d'être malade & qui rend malade, évitant d'un autre côté les excès de tout genre, il eſperoit par là d'être rarement malade ; & que s'il avoit le malheur de le devenir, étant d'ailleurs à portée des ſecours, il s'adreſſeroit à celui des Mé-

decins préfens qu'il croiroit le plus
capable, & s'en rapporteroit entierement à lui, perfuadé que, quand même
ce Médecin pourroit fe tromper, parce
que tout homme eft faillible, une chofe
dont il étoit bien affuré, c'eft qu'il feroit bien moins fujet à fe tromper que
lui-même, ou tout autre perfonne qui
ne feroit pas fon unique occupation de
la Médecine.

Ce qui me fait rapporter ce difcours
des plus fenfés, c'eft que je vois tous les
jours des gens qui voulant faire les
Médecins s'expofent à fe tuer ou à fe
faire tuer. Ils fe font faigner & donner
des remedes de leur choix fuivant qu'ils
s'imaginent en avoir befoin. Que fi,
dans des maladies un peu férieufes,
pour fe mettre à couvert de blâme, ils
appellent quelqu'un en qualité de Médecin, ils avouent bien, quelquefois,
qu'il y en a de plus habiles, mais leur
raifon eft que celui-là a leur confiance.
Singuliere confiance que celle qu'on
donne à un homme qu'on ne croit pas
auffi capable qu'un autre! La véritable
raifon eft que celui-ci n'eft pofitivement
que l'exécuteur de leurs ordonnances &
de leurs fantaifies. Au lieu qu'un autre
qui en counoîtroit mieux les conféquences, & qui jaloux de fa réputation,
craindroit de la compromettre, ne leur

permettroit pas des remedes, & autres chofes qu'il jugeroit être contraires à leurs maladies & avoir de mauvaifes fuites. Cela les géneroit, & c'eft ce qu'ils ne veulent pas. Que s'il arrive quelquefois qu'ils tombent entre les mains d'un homme qui fait bien fon metier, ne connoiffant guere que le nom des remedes, & leurs effets les plus frappans, fans aucune des raifons qui les exigent, ils font dans des inquiétudes continuelles pour les entendre feulement nommer. Un grain de Kermes, par-exemple, va les faire vomir, dix grains de rhubarbe dans une prife d'opiat ftomachique vont les purger, tandis que le Médecin fe propofe, & en attend un tout autre effet, & ainfi des autres. Cela leur ôte cette tranquillité & cette confiance fi néceffaires à la guérifon. D'un autre côté, les queftions & les objections continuelles que leur favoir prétendu les met dans le cas de faire au Médecin touchant le traitement, le mettent entre deux écueils qu'il voudroit éviter : il s'agit d'une part de leur accorder quelque chofe pour ne pas les allarmer, & de l'autre de ne pas tout leur accorder parce qu'ils s'en trouveroient mal. Cela dérange fes premieres & meilleures idées, il veut prendre un peu fur l'un, un peu fur

l'autre,

l'autre, le résultat n'en est pas aussi heureux. Voila à quoi sont exposés ceux qui veulent s'initier dans la Médecine sans en avoir que des connoissances superficielles. Il est permis aux malades de faire au Médecin des observations & des représentations, cela est même souvent nécessaire pour le mettre mieux au fait de leur état. Mais il faudroit que ce ne fût pas l'effet de cette inquiétude qui accompagne le défaut de confiance, & qu'après qu'il leur auroit répondu d'une maniere satisfaisante, ils fussent tranquilles sur ses procédés.

Il y a une autre espece de gens qui se trouvent mal des remedes pour ne donner que dans le merveilleux. Si quelqu'un leur explique très intelligiblement quelque phénomene de maladie, & la maniere dont opèrent les moyens qu'il faut employer pour la guérir, ils ne le croyent pas uniquement parce qu'il est trop clair. Il faut à ces gens-là un langage qui ne leur présente que des choses incompréhensibles, & contraires à la nature & à la raison humaine, pour qu'ils les croyent. Ce sont ceux-là qui reçoivent avec avidité, & enchantement, tout ce qui vient de ces hommes vils à secrets, peste la plus destructive du genre-humain, que les loix ont eu soin de proscrire, mais non pas le pouvoir de détruire. Un peu de bon fens feroit plus que fuffifant pour faire voir l'impoffibilité de leurs promeffes ; mais l'empreffement naturel de guérir , la répugnance pour les remedes ordinaires , & la facilité de prendre les leurs , qu'ils ont toujours foin de dépouiller de toute forte de défagrément , comme le feul mérite qu'ils favent bien qui puiffe leur donner du crédit ; à quoi fe joint quelquefois la vanité de ne vouloir point fe rétracter après avoir commencé de s'en fervir ; tout cela forme une paffion ou un préjugé qui aveugle ceux même qui , à tous autres égards , ont le plus d'efprit , de favoir , de raifon , & de prudence , & qui par là ne contribuent pas peu à entraîner , en faveur de ces remedes , le fuffrage de ceux qui , leur étant inférieurs , croyent qu'on peut en fureté les prendre pour modéle. Que les auteurs de ces fecrets doivent bien rire intérieurement de cette crédulité du public qui recompenfe fi bien leur ignorance ! Mais, s'ils n'étouffóient pas le fentiment que tout homme doit avoir , que de remords n'auroient ils pas en même tems d'être la caufe de tant de morts ! Comment eft-ce qu'on ne voit pas que ces remedes univerfels font les enfans de l'ignorance , de la pareffe , &

de l'avidité ? Quand une fois on a fait
cet effort, très facile cependant au plus
ignorant, de déguiser une ou plusieurs
drogues les plus connues, mais qui ne
conviennent que dans des cas particuliers, ou même jamais, tout est fait.
On peut se reposer à son aise; il ne
s'agit plus que de savoir les présenter
au public sous un aspect favorable &
imposant. Il ne faut pas s'étonner si ces
remedes trouvent plus de panégyristes
que d'antagonistes, quoique leurs mauvais effets soient infiniment plus nombreux que leurs bons. La raison en est
toute simple : ceux qui s'en trouvent
bien ou qui le croyent, se croyent en
même tems obligés par reconnoissance
de le publier; ils ne s'en tiennent pas là,
ils les conseillent à tous leurs amis,
l'enthousiasme empêche les uns & les
autres de faire attention qu'ils n'ont ni
le même tempérament, ni la même
maladie, (d'ailleurs ce sont des remedes universels.) Si les derniers s'en
trouvent mal ils gardent le silence,
parce qu'en le disant, ils croiroient
fâcher ceux qui les leur ont conseillés
de bonne amitié, & plus encore parce
qu'on se fait une espece de honte d'a-
vouer qu'on a été trop crédule, on
n'ose pas même souvent se l'avouer à
soi-même ; ceux qui en meurent, ne

R 2

peuvent plus parler, & ceux qui en ont
été témoins, ont des raisons pour garder
le silence ; la faute n'étant plus répa-
rable , ce seroit se faire tort que d'a-
vouer qu'on en a été l'instrument pour
avoir conseillé ces remedes, ou n'avoir
pas empêché de les prendre. Il n'y a
que quelques Médecins qui se trouvant
à portée d'avoir connoissance de ces
mauvais effets , s'élevent contre par
amour pour l'humanité, mais leurs cris
ne font pas beaucoup de sensation. Le
préjugé & l'obstination leur donnent
pour mobile honteux la jalousie de
métier, comme s'il pouvoit y en avoir
entre des gens dont les métiers sont si
opposés.

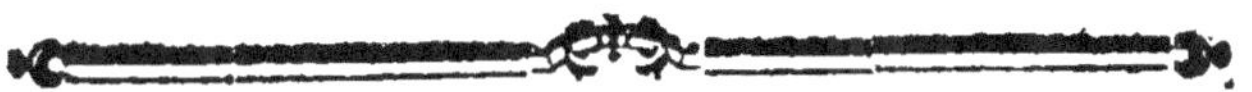

SUPPLÉMENT

*Concernant l'Inoculation & la nature
de la Variole.*

A LA fin de l'impreſſion de cet ouvrage, il y avoit plus de dix huit mois
que le M. S. n'étoit plus entre mes mains,
par des raiſons qu'il eſt inutile de rapporter. Tout ce qui y eſt dit concernant
l'Inoculation, ne peut donc être relatif
qu'à la maniere dont elle ſe pratiquoit
avant ce tems. Il s'eſt établi depuis
différentes méthodes d'inſerer le levain
variolique, d'y préparer les ſujets, &
de les conduire après l'inſertion. Tout
cela ne ſauroit rien diminuer de la
ſolidité de mes raiſons, ou du fondement de mes doutes. Il y en a qui
prétendent qu'on peut y ſoumettre les
enfans dès l'âge le plus tendre, mais
le plus grand nombre penſe toujours
qu'il eſt beaucoup plus prudent d'attendre au moins à l'âge de deux ans, comme
je le ſuppoſe en parlant de l'Inoculation. Il y en a qui veulent que les préparations ne ſoient néceſſaires que pour
ceux qui ne ſe portent pas bien, &
qu'alors ces préparations ne conſiſtent

R 3

qu'à les guérir de la maladie préſente.
Cela eſt conforme à l'idée qu'on doit ſe
faire de la Variole, qui n'eſt point dangereuſe lorſque le ſujet ſe porte aſſez
bien pour qu'il n'y ait aucune complication. Cependant on ne peut pas être
bien aſſuré de l'abſence de toute cauſe
étrangere de maladies , puiſqu'on voit
ſouvent des gens tomber dangereuſe-
ment malades, qui la veille n'auroient
pas été ſoupçonnés renfermer une cauſe
morbifique qui ſurement n'a pas été
créée ſur le champ. C'eſt ce qui fait que
je ſouhaiterois qu'il fût poſſible de
prévoir le jour que la Variole naturelle
doit ſe déclarer , pour y préparer les
ſujets , quelque ſains qu'ils paruſſent ,
& je ſuis perſuadé que je rendrois toujours par-là la Variole ſans danger.
Mais je n'exigerois pas de ces préparations longues & auſteres qui épuiſent ,
& mettent le malade hors d'état de ré-
ſiſter au mal, ou la nature de parvenir à
la parfaite dépuration du ſang qu'elle
ſe propoſe. Par-là je mettrois de pair
la Variole naturelle avec la Variole
inoculée, puiſque le bon ſuccés de cette
derniere ne peut jamais venir que de
ce qu'elle trouve le corps tout - à - fait
exempt de toute autre cauſe morbifique
que le levain varioleux. Mais ces préparations ne pouvant pas , pour l'ordi-

naire, avoir lieu pour la Variole naturelle, rien ne peut y suppléer, & remplir la même vue de rendre la maladie
sans danger que la méthode que je propose, pour l'avoir constamment éprouvé.

Parmi ces différentes méthodes d'i-
noculer, M. Gatti croit qu'*il n'y en a
qu'une qui soit sans danger pour le tems
de la maladie, & sans suite après la
maladie. Il y en a, dit-il, qui mettent
l'inoculé dans un danger véritable ou
qui le rendent grievement malade, qui
laissent après elles des incommodites,
quelquefois durables, & fâcheuses..... Il
y en a d'après lesquelles le rapport du
nombre de ceux qui périssent avec ceux à
qui l'inoculation est salutaire, est assez
grand pour effrayer la tendresse d'un pere
pour ses enfants, & l'homme courageux
pour lui-même.*

Je crois, avec M. G. qu'il y a une
bonne méthode, telle qu'il l'annonce.
Mais cette diversité de méthodes, dont
une seule est la bonne, doit toujours
faire craindre que celle qu'on va employer, ne soit pas celle-là, ou qu'on
ne la saisisse pas assez bien. Qui est-ce
même qui assurera qu'un inoculateur,
quelque heureux qu'il ait été pendant
un tems pour avoir suivi la bonne méthode, ne s'en écartera pas à la fin, soit
en y ajoutant quelque chose de parti-

-culier pour se faire distinguer de ceux qui suivront la même méthode , soit induit en erreur par certaines circonstances qui lui paroîtront l'exiger ?

J'ai été si bien persuadé que la Variole attaque tous les hommes , & que l'ayant eue une fois, on ne pouvoit plus la reprendre , que j'ai posé cette opinion, avouée de tout le monde , comme un principe sur lequel tout mon ouvrage est fondé. J'ai cru qu'elle avoit la condition de ce qui doit servir de principe, c'est-à-dire, l'évidence, & que ce seroit lui ôter cette évidence, que de vouloir en prouver la vérité. Cependant il s'en faut bien que ce soit une chose aussi certaine & aussi évidente que je l'ai cru, puisqu'on entreprend d'en faire voir la fausseté.

Il a paru depuis peu un ouvrage sur la nature & la cure de la Variole, entiérement opposé à celui-ci , quoiqu'il ait le même but , savoir la meilleure méthode de traiter & de détourner la maladie. On s'y propose d'établir ,, 1°. ,, Que nous n'avons ni semence ni venin ,, nés avec nous, qui venant à se deve- ,, lopper, produisent nécessairement la ,, Variole. 2°. Que la contagion de cette ,, maladie n'est que comme celle de la ,, gale 3°. Qu'il est faux que la plûpart ,, des hommes doivent avoir cette ma-

„ ladie, & que lorsqu'ils l'ont eue, ils
„ en soient exempts pour le reste le leur
„ vie 4°. Que le danger de la Variole
„ vient du pus resorbé dans le sang ,
„ où il fait naître la seconde fievre, & tou-
„ tes ses suites funestes: Qu'ainsi on évitera
„ tous ces dangers, si l'on peut empê-
„ cher la formation du pus , ou au
„ moins sa resorbtion 5°. Que la Variole
„ est une maladie épidémique , occa-
„ sionnée par les mêmes causes des
„ autres épidémies. 6°. Qu'il n'y a point
„ de spécifiques pour détruire ou pour
„ prévenir cette maladie , mais qu'il y
„ a une méthode , même très facile ,
„ pour guérir la premiere fievre de la
„ Variole ; que par ce moyen on n'aura
„ point de boutons varioleux. La mé-
„ thode qu'on emploie pour guérir les
„ fievres inflammatoires , combinée
„ avec le quinquina , remplira cette
„ vue. „

Toutes ces assertions se trouvent assez
refutées dans mon traité ; mais comme
ce qui en fait la refutation, y est épars,
j'ai jugé a propos de le rassembler ici en
peu de mots, & de le présenter sous un
même coup d'œil.

Si l'on a prouvé une fois que la Variole n'est pas une maladie inévitable,
qu'elle n'attaque pas tous les hommes
ou presque tous, & qu'on peut l'avoir

pluſieurs fois, en un mot qu'elle n'a rien que de commun , à tous ces égards, avec toute autre maladie , cela ſeul ſuffira pour démontrer qu'il n'y a ni ſemence , ni venin particulier innés avec nous , & que c'eſt une maladie occaſionnée par les mêmes cauſes des autres maladies.

On a cru qu'en confondant la Variole véritable avec la Variole volante ou lymphatique, avec je ne ſai quelle Variole ſans fievre, avec les autres maladies exanthémateuſes, comme la Rougeole , la fievre miliaire , pourprée, pétéchiale, la gale, &c. on viendroit à bout de perſuader que , comme on peut être exempt de ces maladies, & qu'on peut les avoir pluſieurs fois, on peut auſſi être exempt de la Variole, ou l'avoir pluſieurs fois. Mais peut-on ſe laiſſer prendre à ce raiſonnement ſous prétexte que ces maladies ont quelque analogie entre elles & avec la Variole ? On pourroit donc confondre tous les êtres , puiſqu'ils ſe tiennent tous par quelque analogie, ſoit plus prochaine , ou plus éloignée. Mais l'analogie ne fait pas une identité. Il eſt vrai que la Variole eſt une maladie exanthémateuſe , mais toute maladie exanthémateuſe n'eſt pas Variole. Il eſt vrai que les puſtules varioliques ſont phlegmo-

neufes , mais tout phlegmon n'eſt pas la
Variole. Elle ne pourroit être confondue
tout au plus qu'avec la Variole volante ,
ou lymphatique , encore ce ne ſeroit
que par des yeux peu clair voyans , ou
peu attentifs , n'y ayant pas plus de
rapport entre l'une & l'autre , qu'entre
elles , & la gale ou le pourpre. Les
puſtules ſont tout - à - fait différentes ,
ainſi que tous les ſymptomes qui accompagnent l'une & l'autre. Il n'y a que la
Variole volante qui ſoit pour l'ordinaire
ſans fievre. La véritable en a toujours ,
à moins qu'on ne veuille ne reconnoître
pour fievre que celle qui eſt des plus
fortes , ou qui eſt accompagnée de
ſymptomes les plus fâcheux. Mais on
voit tous les jours des gens qui ont
réellement la fievre , qui ſe manifeſte à
eux par quelque mal-être , quelque dérangement dans l'état parfait des fonctions , en un mot , par quelques ſymptomes , & aux connoiſſeurs par l'état du
pouls. Mais tout cela eſt ſi léger & le
tempérament ſi bon , que, ne ſe croyant
pas malades , les ſujets ſe conduiſent
tout comme s'ils ſe portoient bien. Cela
ſe voit non ſeulement dans ces fievres
légeres , éphemeres, ou de rhume, qui
diſparoiſſent dans vingt-quatre heures ,
ſans qu'on s'en ſoit preſque apperçu ,
mais encore dans le commencement de

certaines fievres qui deviennent enfuite fort ferieufes, dans lequel commencement bien des malades vaquent à leurs affaires comme s'ils ne l'étoient pas. Il en eft de même de certaines Varioles fi bénignes qu'elles paroiffent fans fievre aux yeux du vulgaire, mais où un Médecin expérimenté en trouvera toujours, furtout pendant l'ébullition, & jufqu'à la fin de l'éruption, où fouvent elle femble s'éteindre.

Toute Variole vraie eft caractérifée, outre l'efpece de puftules réellement phlegmoneufes, par quatre périodes, l'ébullition, l'éruption, la fuppuration & l'exficcation, avec de la fievre, quelque légere qu'elle foit. C'eft ce caractere qui la diftingue de toute autre maladie exanthemateufe ; & toute maladie qui n'a pas ce caractere n'eft point Variole ; & c'eft celle qui l'a, qu'on entend, quand on dit qu'elle attaque tous les hommes, & que, l'ayant eue une fois, on ne peut plus la reprendre. Et ce privilege particulier d'attaquer tous les hommes une feule fois dans la vie, qu'on a conftamment obfervé depuis qu'elle a pris naiffance, devient à fon tour un de fes principaux caracteres.

Elle attaque tous les hommes: le petit nombre qui en eft exempt ne peut détruire fon univerfalité, puifque, quant même cette univerfalité feroit démontrée, *à priori*, c'eſt-à-dire que l'exiſtence d'un levain univerſel propre à la produire, ſeroit évidente par elle-même, qu'il ſe montreroit à découvert, & qu'il vous diroit, je ſuis ici, n'en doutez point, il ne pourroit pas ſe faire que quelques-uns ne fuſſent exempts de la maladie: 1°. Parce que quelques-uns mourroient, même dans un âge aſſez avancé, avant qu'il ſût développé, puiſque nous voyons qu'il y en a qui ne prennent la Variole que dans un âge avancé. 2°. Parce qu'il peut ſe faire que quelques uns l'ont eue ſans le ſavoir, par-exemple au berceau, ſoit que perſonne n'y ait fait attention, ſoit que quelqu'un, comme la nourrice, s'en étant apperçu, le ſujet n'ait pas été enſuite à même d'en être inſtruit. Je ſai bien que je n'ai appris que de ma mere que j'avois eu la Variole, pour lui en avoir oui dire des circonſtances frappantes, & que, ſi je n'avois pas été à même de l'apprendre d'elle quand j'ai été dans l'âge de pouvoir m'en reſſouvenir, je ſerois dans le cas de croire que je ne l'ai pas eue 3°. Parce que la cauſe qui devoit la produire a pu ſe diſſiper par d'autres voies que celle de la ſuppuration, puiſqu'on a vu pluſieurs fois, ſans en pouvoir douter, qu'effectivement elle s'eſt diffipée par d'autres voies. Ainfi quelques uns peuvent en être exempts, foit réellement, foit en apparence, fans que cela porte aucune atteinte à fon univerfalité, qui d'ailleurs fe trouve démontrée, avec cette petite exception, par la plus conftante obfervation.

Quand on l'a eue une fois on ne peut plus la reprendre : s'il y a quelques exemples du contraire, ils font fi rares & fi douteux, qu'on doit les compter pour rien. Dans ce cas on a toujours pris la Variole volante pour la vraie Variole, deux maladies qui ne fe reffemblent en rien, fous quelques rapports qu'on les confidere. On veut encore qu'il y ait une Variole fans fievre qu'on peut avoir plus d'une fois. Mais une telle Variole n'eft pas la véritable ; elle ne porte pas tous les caracteres de celle dont perfonne n'eft exempt, & qu'on ne prend qu'une fois. On dit à cette occafion que la Variole inoculée reffemble tout-à-fait à la Variole volante & à celle qui eft fans fievre, que c'eft même ce qui en fait le grand avantage, & que cependant on ne laiffe pas de la regarder comme une véritable Variole. Comme mon ouvrage n'eft deftiné qu'à établir la meilleure méthode de traiter la maladie, fondée fur mes obfervations particu-

lieres, & que je ne parle de l'Inoculation qu'autant que la néceſſité m'y oblige
dans un traité de la Variole, je me ſuis
fait une loi de ne diſputer aucune choſe
de fait qui regarde cette pratique. Je
laiſſe donc à d'autres à diſcuter ſi la
Variole inoculée eſt de la même eſpece
que la Variole volante, ou la Variole
ſans fievre. J'ajouterai ſeulement par
occaſion que l'Inoculation auroit encore
une prérogative bien précieuſe qui eſt,
comme on l'aſſure, de garantir pour
toujours de la Variole. Que ſi elle n'a-
voit pas cette prérogative, comme naturellement elle ne devroit pas l'avoir,
ſi l'on pouvoit prendre pluſieurs fois la
Variole, elle deviendroit inutile.

Si l'on pouvoit prendre plus d'une fois
la Variole, d'où vient que dans une
épidémie varioleuſe on ne verroit que
ceux qui ne l'ont pas eue, qui la prennent ? Eſt-ce que l'épidémie n'agit que
ſur ceux-là ? Cela prouveroit toujours
qu'il faut qu'il y ait en eux ſeuls une
diſpoſition particuliere qui ne ſe trouve
pas dans les autres, & je demande ce
que c'eſt que cette diſpoſition. Mais on
en voit beaucoup qui prennent la maladie épidémique, ſans prendre la Variole, parce qu'ils l'ont déja eue. Pourquoi ne prendroient-ils pas auſſi la Variole puiſque l'épidémie agit auſſi bien

fur eux que fur ceux à qui elle donna la Variole?

On ne peut donc avoir la véritable Variole qu'une feule fois. Envain rapportera-t-on des exemples de Varioles communiquées de la façon de celle de cette dame qui allaitoit fon enfant pendant qu'il avoit la Variole. Ce font des cas extraordinaires de Varioles forcées, qui ne fauroient faire exception à une regle qui ne regarde que les Varioles ordinaires. Si cette dame n'avoit été expofée qu'à une épidémie, ou à une contagion ordinaire, furement elle n'auroit pas plus pris la Variole qu'une infinité d'autres qui, l'ayant déja eue comme elle, les affrontent impunément. D'ailleurs outre cette raifon, fi l'on examine de près ces fortes de Varioles forcées, on verra qu'elles n'ont pas tous les caracteres de la véritable Variole, mais feulement le mafque, qu'il eft aifé de lever.

Pour ce qui regarde la contagion, je crois qu'on ne peut pas eftimer au jufte le dégré d'activité des miafmes varioleux qui communiquent cette maladie; parce que tel qu'on croit la prendre par contagion, fi on en excepte l'infertion, peut ne la prendre que par l'épidémie; & celui qu'on croit l'avoir prife par la caufe épidémique, peut l'avoir reçue par contagion. Tout ce que l'auteur allegue, à l'occasion de la contagion, pour prouver que *le levain variolique est d'une nature extrêmement lente*, ne paroit pas concluant. Il le feroit cependant fi, conformement à fon opinion, la difpofition du fujet n'étoit pas requife pour favorifer l'action de l'épidémie ou de la contagion, & qu'il ne portât pas en lui une caufe particuliere qui doit concourir avec ces caufes externes pour produire la Variole, en un mot, que la Variole n'eût befoin, pour fe déclarer, que d'être communiquée. Mais cette opinion ne fera furement crue ni adoptée de perfonne. Que fi le pus communiqué par l'infertion ne produit fon effet que fort tard, & plus ou moins tard, que le pus de la playe d'un fujet qui n'a pu prendre la Variole, la donne cependant à un autre, cela prouve feulement que, quelque actif que foit le levain communiqué, il lui faut, pour produire fon effet, plus ou moins de tems fuivant la difpofition du fujet, & qu'il ne peut le produire, fi le fujet n'y a aucune difpofition. Et je demande toujours qu'on me dife ce que c'eft que cette difpofition. Elle paroit ne confifter que dans le développement d'une caufe interne & naturelle, produit uni-

quement par les forces vitales (*a*); puiſqu'il arrive quelquefois qu'un ſujet ,
après avoir été expoſé à une épidémie
ou à une contagion ſans avoir pris la
maladie , la prend enſuite ſans le concours apparent d'aucune cauſe étrangere , ce qu'on obſerve dans la production de ces Varioles iſolées qu'on ne
peut ſoupçonner avoir été excitées ni
par épidémie , ni par contagion , ni par
quelque autre cauſe morbifique , lors
qu'elles ſont des plus bénignes, comme
elles le ſont très - ſouvent. Depuis le
printems 1766 juſqu'à aujourd'hui à la
fin de Juin 1768 que j'écris ceci , il n'y
a point eu dans cette ville d'épidémie
variolique , & il y a eu une Variole que
j'ai vue au mois de Décembre .767, &
une autre dont j'avois ſeulement entendu
parler un an , à peu-près , auparavant ,
toutes deux de l'eſpece la plus bénigne,
quoique les puſtules fuſſent très nom-
breuſes , ſurtout dans celle que je vis.
Ces Varioles iſolées ſans épidémie ni
contagion , s'obſervent très - ſouvent.

Nous allons dire quelque choſe concernant les autres aſſertions : *le danger
de la Variole vient du pus reſorbé* , à
quoi il faut ajouter , & *de ſa rétention
dans le ſang ;* parce qu'on a vu pluſieurs

____

(*a*) V. ch. VI. p. 30.

fois le pus reſorbé ſans qu'il ait cauſé la mort, lorſqu'il a pu ſe donner paſſage par quelque couloir. Mais tout le danger de la Variole ne vient pas preciſément du pus reſorbé, ni de ſa rétention dans le ſang; il faut remonter a la ſource de cette reſorbtion : c'eſt la mauvaiſe qualité de la Variole, qui lui vient de quelque complication. Lorſqu'un malade meurt, la ſuppuration étant établie, ou parfaite, peu de tems avant la mort on voit les puſtules s'affaiſſer , & le pus rentrer, mais ce n'eſt pas parce qu'il rentre que le malade meurt, il rentre plutôt parce que le malade meurt, ou qu'il commence de mourir , & que la nature n'a plus la force de ſoutenir la ſuppuration.

On evitera le danger ſi l'on peut empêcher la formation du pus , & l'on peut détourner la Variole en gueriſſant la premiere fievre variolique. Je n'ai pas éprouvé le quinquina pour cet effet, mais j'ai éprouvé conſtamment que les évacuans donnés à propos, & pendant tout le cours de la maladie, s'ils n'empêchent pas la formation du pus, la diminuent beaucoup, & rendent la maladie ſans danger, parce qu'ils gueriſſent non ſeulement la fievre variolique, mais encore la fievre humorale qui s'y joint,

& qui feule fait le danger, fans negliger neanmoins les autres fecours que demandent les différentes indications.

FIN.

J'ai lu par ordre de Monfeigneur le Vice-Chancelier, un manufcrit qui a pour titre, *du Traitement & de l'extinction de la Variole & de la Rougeole, &c*; je n'y ai rien trouvé qui m'ait paru devoir en empêcher l'impreffion. Fait à Paris ce vingt Septembre 1767.

LEBEGUE DE PRESLE.

S

TABLE

DU DISCOURS AUX HOMMES *sur leur santé.*

a 3

SECONDE PARTIE.

Fin de la Table.

E R R A T A.

Page 58. ligne 6. de la note, *tabulis*, lifez tubulis, ligne 7. *oculi*, lifez occuli.

Pag. 72. l. 13. après le mot *dont* ajoutez il

Pag. 93. l. 26. après le mot *d'évacuer* mettez un point

Pag. 105. l. 28. *autaat*, lifez autant. Pag. 30. *cxofes*, lifez chofes.

Pag. 106. l. 15. de la note, *fluidi*, lifez fluvii

Pag. 108. l. 2. *s'affairent*, lifez s'affaifferent.

Pag. 113. l. 29. *au lieu de* pag. 29. lifez pag. 49.

Pag. 116. l. 8. *fa*, lifez la.

Pag. 117. l. 8. & 9. après le mot *vomir* mettez un point. lig. 13. *paftules*, lifez puftules. lig. 30. *purtales*, lifez puftules.

Pag. 119. l. 22. *travailler*, lifez traiter.

Pag. 155. l. pénultiéme, *ceffe*, lifez ceffa.

Pag. 266. à la note, *au lieu de* 105. lifez 192.

Pag. 287. l. 14. de la note, *alterius*, lifez ulteriùs.

Pag. 311. à la note, après ces mots, *V. ci-après*, ajoutez, p. 367.

Pag. 370. l. 70. *métuftafes*, lifez métaftafes.

Pag. 379. l. dern. *il n'eeft*, lifez il en eft.

Pag. 400. l. premiere, *donna*, lifez donne.

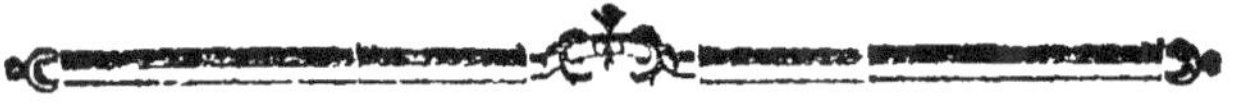

PRIVILEGE GÉNÉRAL.

N°. 1495.

LOUIS, PAR LA GRACE DE DIEU, ROI DE FRANCE ET DE NAVARRE: A nos amés & féaux Conseillers les gens tenans nos Cours de Parlement, Maîtres des Requêtes ordinaires de notre Hôtel, Grand Conseil, Prévôt de Paris, Baillis, Sénéchaux, leurs Lieutenans Civils & autres nos Justiciers qu'il appartiendra: SALUT. Notre amé le sieur GONTARD, Médecin à Villefranche, Nous a fait exposer qu'il desireroit faire imprimer & donner au public un ouvrage intitulé, *Du Traitement & de l'extinction de la Variole & de la Rougeole, avec un Discours aux Hommes sur leur santé*; s'il Nous plaisoit lui accorder nos Lettres de Privilége pour ce nécessaires. A CES CAUSES, voulant favorablement traiter l'Exposant, Nous lui avons permis & permettons par ces Présentes, de faire imprimer ledit ouvrage autant de fois que bon lui semblera, & de le vendre, faire vendre & débiter par tout notre Royaume pendant le tems de six années consécutives, à compter du jour de la date des Présentes. FAISONS défenses à tous Imprimeurs, Libraires, & autres personnes, de quelque qualité & condition qu'elles soient, d'en introduire d'impression étrangere dans aucun lieu de notre obéissance: comme aussi d'imprimer, faire imprimer, vendre, faire vendre, débiter, ni contrefaire ledit ouvrage, ni d'en faire aucun extrait sous quelque prétexte que ce puisse être, sans la permission expresse & par écrit dudit Exposant, ou de ceux qui auront droit de lui, à peine de confiscation des Exemplaires contrefaits, de trois mille livres d'amende contre chacun des contrevenans, dont un tiers à Nous, un tiers à l'Hôtel-Dieu de Paris, & l'autre tiers audit

Expofant , ou à celui qui aura droit de lui , & de
tous dépens , dommages & intérêts , A LA CHARGE
que ces Préfentes feront enrégiftrées tout au long fur
le regiftre de la Communauté des Imprimeurs &
Libraires de Paris, dans trois mois de la date d'icelles;
que l'impreffion dudit ouvrage fera faite dans notre
Royaume & non ailleurs, en beau papier & beaux
caracteres , conformément aux Réglemens de la
Librairie, & notamment à celui du dix Avril mil fept
cent vingt-cinq , à peine de déchéance du préfent
Privilége ; qu'avant de l'expofer en vente, le manufcrit qui aura fervi de copie à l'impreffion dudit ouvrage , fera remis dans le même état où l'approbation
y aura été donnée , ès mains de notre très-cher &
féal Chevalier , Chancelier de France , le fieur DE
LAMOIGNON , & qu'il en fera enfuite remis deux
Exemplaires dans notre Bibliothéque publique , un
dans celle de notre Château du Louvre , un dans
celle de notredit fieur DE LAMOIGNON , & un dans
celle de notre très-cher & féal Chevalier, Vice-Chancelier & Garde des Seaux de France , le fieur DE
MAUPEOU ; le tout à peine de nullité des préfentes;
du contenu defquelles vous MANDONS & enjoignons
de faire jouir ledit expofant & fes ayans caufes, plei-
nement & paifiblement , fans fouffrir qu'il leur foit
fait aucun trouble ou empêchement. VOULONS que
la copie des Préfentes qui fera imprimée tout au long,
au commencement ou à la fin dudit ouvrage , foit tenue
pour dûement fignifiée, & qu'aux copies collationnées
par l'un de nos amés & féaux Confeillers , Secrétai-
res , foi foit ajoutée comme à l'original. COMMAN-
DONS au premier notre Huiffier ou Sergent fur ce
requis , de faire pour l'exécution d'icelles , tous actes
requis & néceffaires , fans demander autre permiffion,
& nonobftant clameur de haro , charte normande &
lettres à ce contraires ; Car tel eft notre plaifir.
DONNÉ à Paris, le ving-troifieme jour du mois de
Juin , l'an de Grace mil fept cent foixante-huit ; &
de notre Régne le cinquante-troifiéme.

Par LE ROI, en fon Confeil.

LE BEGUE.